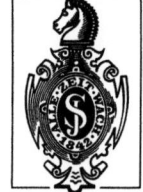

Das Harnblasenkarzinom

Epidemiologie, Pathogenese, Früherkennung

Herausgegeben von
K.-H. Bichler und R. Harzmann

Mit 129 Abbildungen

Springer-Verlag
Berlin Heidelberg New York Tokyo 1984

Professor Dr. KARL-HORST BICHLER
Lehrstuhl und Abteilung für Urologie
Eberhard-Karls-Universität Tübingen
Calwer Straße 7
D-7400 Tübingen 1

Professor Dr. ROLF HARZMANN
Abteilung für Urologie
Eberhard-Karls-Universität Tübingen
Calwer Straße 7
D-7400 Tübingen 1

ISBN-13:978-3-642-69536-0   e-ISBN-13:978-3-642-69535-3
DOI: 10.1007/978-3-642-69535-3

CIP-Kurztitelaufnahme der Deutschen Bibliothek
Das Harnblasenkarzinom: Epidemiologie, Pathogenese, Früherkennung/
hrsg. von K.-H. Bichler u. R. Harzmann. –
Berlin; Heidelberg; New York; Tokyo: Springer, 1984
 ISBN-13:978-3-642-69536-0

NE: Bichler, Karl-Horst [Hrsg.]

Das Werk ist urheberrechtlich geschützt. Die dadurch begründeten Rechte, insbesondere die der Übersetzung, des Nachdruckes, der Entnahme von Abbildungen, der Funksendung, der Wiedergabe auf photomechanischem oder ähnlichem Wege und der Speicherung in Datenverarbeitungsanlagen bleiben, auch bei nur auszugsweiser Verwertung, vorbehalten. Die Vergütungsansprüche des § 54, Abs. 2 UrhG werden durch die „Verwertungsgesellschaft Wort", München, wahrgenommen.

© by Springer-Verlag Berlin Heidelberg 1984
Softcover reprint of the hardcover 1st edition 1984

Die Wiedergabe von Gebrauchsnamen, Handelsnamen, Warenbezeichnungen usw. in diesem Werk berechtigt auch ohne besondere Kennzeichnung nicht zu der Annahme, daß solche Namen im Sinne der Warenzeichen- und Markenschutz-Gesetzgebung als frei zu betrachten wären und daher von jedermann benutzt werden dürften.

Produkthaftung: Für Angaben über Dosierungsanweisungen und Applikationsformen kann vom Verlag keine Gewähr übernommen werden. Derartige Angaben müssen vom jeweiligen Anwender im Einzelfall anhand anderer Literaturstellen auf ihre Richtigkeit überprüft werden.

Gesamtherstellung: Konrad Triltsch, Graphischer Betrieb, Würzburg.
2122/3130-543210

Mitarbeiterverzeichnis

Die Anschriften sind jeweils bei Beitragsbeginn angegeben

ADOLPHS, H.-D. 109, 145
ALTWEIN, J. E. 223
BAUER, H. W. 209
BICHLER, K.-H. 25, 124, 156, 195
BRUSSEE, J. A. M. 89
FLÜCHTER, ST. H. 25
FRIEDRICHS, R. 160
GERICKE, D. 25, 195
GROETSCH, H. 195
HARZMANN, R. 25, 195
HELPAP, B. 109
HOFSTÄDTER, F. 136
JAKSE, G. 136
JONAS, U. 89
JÜNGST, D. 185
KORN, S. 156
KUNZE, E. 37
LUTZEYER, W. 160
MIHATSCH. M. J. 14

NELDE, H. J. 124
NORPOTH, K. 1
OEHR, P. 145
PETER, ST. 74
PLOEM, J. S. 89
RIST, M. 14
RÜBBEN, H. 160
RUTISHAUSER, G. 14
SCHELVIS-KNEPFLE,
 C. F. H. M. 89
SCHUBERT, G. E. 63
SCHWABE, H. W. 109
STUHLSATZ, H. W. 160
TANKE, H. J. 89
TAUBER, R. 185
VAN DER BURG, M. J. M. 89
VAN DRIEL-KULKER, A. M. J. 89
ZIMMERMANN, A. 98

Vorwort

Erhebliche Fortschritte in der transurethralen OP-Technik des Harnblasenkarzinoms bzw. die daraus resultierende klare Indikationsstellung zur Zystektomie haben in der Behandlung dieses Tumors verbesserte Bedingungen geschaffen. So kann bei niedriger T-Kategorie des Harnblasenkarzinoms dem Patienten Aussicht auf Heilung bei Erhaltung der Harnblase in Aussicht gestellt werden. Bedingung dafür ist jedoch die konsequente Anwendung einer tumoradaptierten Resektionsstrategie, die exakte Aussagen zur Ausbreitung und Tiefeninfiltration liefert. Hinzu kommt die Information über den Malignitätsgrad. Wenn somit durch verbesserte Operationsmethoden bzw. pathologisch-anatomische Auswertung in den frühen Tumorstadien T_A bzw. T_1 die Überlebensraten bei 80–90% liegen, so wird verständlich, daß die urologische Onkologie mit größtem Nachdruck Probleme der Früherkennung, der Epidemiologie und der Karzinogenese angeht. Festzuhalten ist hierbei, daß Erkenntnisse zur Karzinogenese des Harnblasenkarzinoms immerhin größer sind als bei einer Reihe anderer bösartiger Tumoren des menschlichen Körpers. Eine von uns in Tübingen initiierte Arbeitstagung von Arbeitsmedizinern, Pathologen, Statistikern, Onkologen und Urologen hat versucht, den derzeitigen Stand dieses Wissensgebietes aufzuzeigen. Die wichtigsten Beiträge hieraus werden in diesem Buch vorgestellt.

Auffällig sind erhebliche Unterschiede in den Sterblichkeitsraten des Harnblasenkarzinomes beim Vergleich auf internationaler Ebene. Sie sind am höchsten in Großbritannien und am niedrigsten in den asiatischen Ländern. Man beobachtet fernerhin Unterschiede in der Häufigkeit des Auftretens dieses Karzinoms zwischen Frauen und Männern. Die höhere Rate bei Männern wird z. T. durch berufsbedingte Kontakte mit Karzinogenen und durch Rauchergewohnheiten erklärt. Silverberg nahm an, daß ungefähr 35 000 neue Fälle von Harnblasenkrebs in den USA im Jahre 1980 zu erwarten seien, wobei etwa 26 000 bei Männern und 9500 bei Frauen auftreten würden. Die von ihm angenommene Zahl an Todesfällen infolge Harnblasenkrebs von 10 300 läßt ebenfalls eine Aufteilung in etwa 7000 Männer und 3300 Frauen erwarten. Leider stehen uns epidemiologische Zahlen aus Deutschland kaum zur Verfügung.

Für die Ätiologie, Behandlung und Prognose des Harnblasenkarzinoms ist es von Bedeutung, daß häufig bei Urothelkarzinomen neben den maligne entarteten Zellarealen an anderen Stellen der Harnblase abnormale Epithelzellen zum gleichen Zeitpunkt feststellbar sind. Diese Bereiche stellen Entwicklungsstufen der Neoplasie dar. Es sind multiple Ausgangsorte dieses Tumors zu vermuten. Eine derartige Multiplizität könnte mit einer chemischen oder virologischen Genese übereinstimmen. Bisherige Untersuchungen lassen vermuten, daß bei der Mehrheit der Patienten mit Harnblasenkarzinomen eine chemische Induktion von Bedeutung ist. Eine Reihe von Untersuchungen zur Ätiologie wurde bisher durchgeführt. Bei allen diesen Studien fällt auf, daß ein Zusammenhang zwischen der Erkrankung und wenigstens zwei Risikofaktoren beschrieben wird. Der Beschäftigung in bestimmten Industrien, insbesondere in denen die Arbeiter in Kontakt mit organischen Chemikalien gelangen, kommt besondere Bedeutung für die Pathogenese zu. In diesem Zusammenhang ist es von Interesse, daß in den USA die höchste Sterberate des Harnblasenkarzinoms in stark industrialisierten Gegenden auftritt. In einer Untersuchung, die in einem solchen Gebiet (Massachusetts) durchgeführt wurde, zeigte sich, daß die Risikorate des Harnblasenkarzinoms verbunden mit dem beschäftigungsbedingten Umgang mit Chemikalien 18% betrug. Der entsprechende Wert bei Frauen war 6%. Ein anderer Faktor, der immer wieder mit einem erhöhten Risiko in Verbindung gebracht wird, ist das Zigarettenrauchen.

Die neueste und gründlichste Studie epidemiologischer und ätiologischer Beziehungen beim Harnblasenkarzinom wurde von G. R. Howe und Mitarbeitern vorgelegt. Diese Untersuchung stellt eine Zusammenfassung der Ergebnisse einer kontrollierten Fallstudie des Harnblasenkarzinoms in drei kanadischen Provinzen zwischen 1974 und 1976 dar. Als wichtigste Risikofaktoren wurden genannt: Rauchen, Staub- und Rauchexposition in der Industrie, Nitrosamine in der Nahrung, Harnblasen- und Niereninfektionen, Gebrauch von Analgetika- bzw. Süßstoff und Kaffeekonsum. Der bei weitem wichtigste Einzelfaktor in der Howe-Studie ist das Zigarettenrauchen. Es wurde gezeigt, daß 61% der Männer mit Harnblasenkarzinom Zigarettenraucher waren und 26% der Frauen. Diese kanadische Untersuchung zeigt, daß die Kombination von verschiedenen Risikofaktoren wie Staub- und Rauchexposition in der Industrie und z. B. Zigarettenrauchen das Risiko für Männer bis zu 90% erhöht, für die Frauen finden sich hier interessanterweise günstigere Werte, nämlich 27%. Wir glauben, daß die auf der Tübinger Arbeitstagung gehaltenen Vorträge bzw. Diskussionen eine wertvolle Information über den derzeitigen Stand der Forschung zur Epidemiologie und der Karzinogenese des Harnblasenkarzinoms geben und insbesondere die Methoden zeigen, die hierzu verwendet werden. Von großer Wichtigkeit ist die Erkennung und Erforschung der pathologisch-anatomischen Veränderungen des Urothels im licht- und elektronenmikroskopischen Bereich. Wenn von dem Harnblasenkarzinom bekannt ist, daß bei einer frühen Erkennung der Tumor bei Erhaltung der Harnblase entfernt werden kann, so gewinnen alle Methoden der Früherkennung des Karzinoms größte Bedeutung. Den pathologisch-anatomischen Beiträgen kommt daher eine große Bedeutung für die Forschungsarbeit in diesem Felde zu.

Vorwort

Wie oben ausgeführt, spielen Karzinogene eine große Rolle bei der Entstehung des Harnblasenkarzinoms. Methoden des Nachweises wie z. B. der AMES-Test gewinnen an Bedeutung und werden hier in grundlegenden Ausführungen vorgestellt.

Wenn auch ähnlich wie bei den meisten anderen Karzinomen ein eigentlicher Tumormarker für das Harnblasenkarzinom nicht bekannt ist, so sind doch, aus den aufgezeigten Konsequenzen alle Bemühungen, die frühzeitige Erkennung des Harnblasenkarzinoms zu verbessern, von größter Tragweite. Hierzu gehören Untersuchungen über die Bedeutung von Glykosaminglykanen, Cholesterinausscheidung sowie die Bestimmung von Enzymen im Urin. Von unbestrittener klinischer Relevanz für die Diagnostik des Harnblasenkarzinoms ist die Urinzytologie. Trotz aller Anstrengung auf diesem Feld muß jedoch festgehalten werden, daß hierbei eine Grauzone, insbesondere in den frühen Stadien besteht, also genau in der Phase der Tumorentwicklung, die operationstechnisch bzw. unter Anwendung additiver konservativer Therapien am besten behandelbar ist. Aus diesem Wissen heraus sind die Anstrengungen zur Verbesserung der Zytologie auch mit immunologischen Mitteln zu verstehen, die deshalb neben der Rationalisierung der bisher bekannten zytologischen Methoden hier vorgestellt werden.

In dem intensiven Bemühen der wissenschaftlichen Urologie, auch die Prinzipien der Tumorimmunologie in das strategische Konzept bei Erkennung und Behandlung des Harnblasenkarzinom einzubeziehen, wird über den Stand der Immundiagnostik berichtet. Die Arbeit der immunologischen Arbeitsgruppen gilt vor allem der Suche nach tumorassoziierten Antigenen und der Bedeutung monoklonaler Antikörper. Wenn sich auch die Forschung in diesem Bereich derzeit in einer Flaute befindet und die Suche nach neuen tumorspezifischen immunologischen Reaktionen bislang nicht von Erfolg gekrönt war, so wäre es doch außerordentlich gefährlich, diesen Wissensbereich nicht mehr intensiv zu bearbeiten. Es erschien uns deshalb besonders wichtig, auch dieses Arbeitsgebiet anzusprechen und über den derzeitigen Stand zu informieren.

Zuletzt, aber deshalb nicht weniger wichtig, werden die Methoden der instrumentellen Diagnostik aufgezeigt, die von großer Wichtigkeit für die möglichst genaue Erfassung des Tumorstaging und Grading sind.

Weitere Erfolge in der Behandlung des Harnblasenkarzinoms sind schicksalhaft geknüpft an Erkenntnisse der Epidemiologie, Karzinogenese und Früherkennung des Tumors. Wir versuchen, in dieser Veröffentlichung einen Überblick über den derzeitigen Stand in diesen Forschungsgebieten und Anregungen für weitere Forschungen zu geben.

Tübingen
K. H. BICHLER
R. HARZMANN

Inhaltsverzeichnis

Grundlagen der Prävention bösartiger Urotheltumoren
K. Norpoth (Mit 4 Abbildungen) 1

Tumoren der Harnwege bei Analgetika-Abusus
G. Rutishauser, M. J. Mihatsch und M. Rist
(Mit 4 Abbildungen) 14

Möglichkeiten der Labordiagnostik zur Erfassung von Harnblasenkarzinogenen
R. Harzmann, D. Gericke, St. H. Flüchter und K.-H. Bichler
(Mit 9 Abbildungen) 25

Die multifaktorielle Mehrstufenkarzinogenese am Harnblasenurothel
E. Kunze (Mit 16 Abbildungen) 37

Präinvasive Befunde des Harnblasenurothels
G. E. Schubert (Mit 8 Abbildungen) 63

Die Ultrastruktur der Membranen des Urothels und des Urothelkarzinoms
St. Peter (Mit 9 Abbildungen) 74

Automatisierte Urin-Zytologie mit Hilfe des LEYTAS Bildanalysesystems
H. J. Tanke, J. A. M. Brussee, C. F. H. M. Schelvis-Knepfle,
A. M. J. van Driel-Kulker, M. J. M. van der Burg, J. S. Ploem
und U. Jonas (Mit 4 Abbildungen) 89

Impulszytophotometrie
A. Zimmermann (Mit 5 Abbildungen) 98

Das proliferative Verhalten von Harnblasenkarzinomen und urothelialen Dysplasien
B. Helpap, H. W. Schwabe und H.-D. Adolphs
(Mit 7 Abbildungen) 109

Immunzytologie in der Diagnostik des Harnblasenkarzinoms
H. J. Nelde und K.-H. Bichler (Mit 9 Abbildungen) 124

Nachweis von Blutgruppen-Isoantigenen bei normalem
und präneoplastischem Urothel und beim Übergangszellkarzinom
der Harnblase
G. Jakse und F. Hofstädter (Mit 1 Abbildung) 136

Bedeutung der Serum- und Urin-CEA- und -TPA-Bestimmung
für die Diagnose des Harnblasenkarzinoms
H.-D. Adolphs und P. Oehr (Mit 6 Abbildungen) 145

Glykosaminoglykan-Diagnostik bei Blasenkarzinomen
K.-H. Bichler und S. Korn (Mit 4 Abbildungen) 156

Glykosaminoglykane in Harnblasenkarzinomen
H. Rübben, R. Friedrichs, H. W. Stuhlsatz und W. Lutzeyer
(Mit 15 Abbildungen) 160

Urincholesterinbestimmung im Rahmen der Früherkennung
und Verlaufskontrolle von Harnblasentumoren
R. Tauber und D. Jüngst (Mit 7 Abbildungen) 185

Urin-Marker beim Harnblasenkarzinom: Stellenwert der Urin-
enzymdiagnostik
R. Harzmann, D. Gericke, H. Groetsch und K.-H. Bichler
(Mit 8 Abbildungen) 195

Immundiagnostik beim Harnblasenkarzinom
H. W. Bauer (Mit 7 Abbildungen) 209

Instrumentelle Früherkennung
J. E. Altwein (Mit 6 Abbildungen) 223

Sachverzeichnis 233

Grundlagen der Prävention bösartiger Urotheltumoren

K. NORPOTH[1]

Bösartige Neubildungen der ableitenden Harnwege sind überwiegend bedingt durch vermeidbare Risiken und daher eine Herausforderung an die präventive Onkologie. Zahlreiche ätiologische Prinzipien, die in der Vergangenheit wirksam waren, sind heute bekannt. Nach wie vor stellt sich aber die drängende Forderung, Ursachen bösartiger Harnwegstumoren zu identifizieren und zu eliminieren und gefährdete Personen und Gruppen mit geeigneten Mitteln zu überwachen. Soweit Erfahrungen zurückliegender Jahrzehnte für die Gegenwart aufschlußreich sind, weisen sie hinsichtlich der Hauptrisiken hin auf den beruflichen Sektor, auf Inhaltsstoffe verbreiteter Genußmittel und Nahrungsmittelzusätze, auf medizinische Diagnostik und Therapie, auf Einflüsse infektiöser Erkrankungen, schließlich auch auf mögliche Mechanismen endogener Krebsinduktion.

Beruflich bedingte Harnwegstumoren

Wesentliche Erkenntnisse hinsichtlich der Bedeutung exogener Ursachen verdanken wir der Berufskrebsforschung. Aromatische Amine vom Typ des 2-Naphthylamins, des Benzidins und des 4-Aminobiphenyls, deren kanzerogene Wirkung im Tierversuch nachweisbar ist (Literatur-Übersicht: IARC, 1972, 1974), induzierten bei exponierten Arbeitnehmern überwiegend Harnblasenkarzinome (Rehn 1895; Case et al. 1954; Melick et al. 1955; Melamed et al. 1960; Case 1966; Hueper 1969; Melick 1971) und Blasenpapillome, welche früher als benigne Tumoren galten, heute aber überwiegend als Frühstadien des Blasenkarzinoms angesehen werden (Ruckstuhl 1969; Cole 1975). Auch 4,4'-Methylen-bis-(2-chloranilin) (MOCA) ist dieser Gruppe von Arbeitsstoffen zuzuordnen, obwohl dies bisher nur aus positiven Tierversuchen (Grundmann u. Steinhoff 1970, 1971; Russfield et al. 1975; Stula et al. 1971; Stula et al. 1975), nicht aber aus der epidemiologischen Evidenz begründet werden kann.

Tabelle 1 läßt erkennen, wieviele Blasentumoren zwischen 1952 und 1964 in verschiedenen Industrieländern auf aromatische Amine zurückgeführt wurden. Hervorzuheben ist, daß ihr Auftreten in den meisten betroffenen Betrieben durch wirksame Maßnahmen der Primärprävention, d.h. durch weitgehende oder vollständige Elimination des auslösenden Agens schließlich unterbunden werden konnte. Anthony und Thomas gelangten aber noch 1970 aufgrund einer „case control"-Studie an 1030 Blasenkrebsfällen zu dem Ergebnis, daß bei Männern 30% auf berufliche Exposition zurückzuführen seien. Cole schätzte 1975 den beruflich bedingten Anteil

---

[1] Institut für Hygiene und Arbeitsmedizin, Universitätsklinikum der Gesamthochschule Essen, Hufelandstraße 55, D-4300 Essen

Tabelle 1. Inzidenzen beruflich bedingter Tumoren der Harnwege in verschiedenen Ländern bis 1964 (E. Gross 1967 in Anlehnung an I. G. Temkin 1963)

Land	Anzahl der Erkrankten	Stand des Jahres
Deutschland	431	1964
England	563	1957
Frankreich	92	1959
Italien	90	1952
Polen	11	1957
Schweiz	191	1957
USA	100	1957
UdSSR	157	1954

bei Männern auf bis zu 25%, bei Frauen auf bis zu 10%. Obwohl die Analysen, auf die sich diese Kalkulationen stützen, bei mittleren Latenzzeiten von 18 (Case et al. 1954), 23 (Ruckstuhl 1969) und 45 Jahren (Cole et al. 1972) auf weit zurückliegende Gefahrenkonstellationen bezogen werden müssen, besteht kein Grund zu der Annahme, daß der beruflich bedingte Blasenkrebs als solcher der Vergangenheit angehört. Signifikant häufiger fand er sich bei Arbeitern der Farbstoff- und Chemikalienherstellung, der Herstellung von Pigmenten und Anstrichmitteln, der Gummi-Industrie, der Kabelfertigung, in Textilfärbereien, in der Lederverarbeitung, der Steinkohlenteerindustrie und bei Gasarbeitern (Übersicht bei Tola 1979). Auch Tätigkeiten in der Kunststoff-Industrie werden neuerdings mit der Induktion von Blasenkrebs in Zusammenhang gebracht (Najem et al. 1982). Ob Uroheltumoren bei Beschäftigten im Friseurhandwerk gehäuft auftreten, läßt sich wegen widersprüchlicher Mitteilungen in der neueren Literatur vor allem über kanzerogene Risiken beim Umgang mit Haarfärbemitteln (Clemessen 1981) noch nicht sicher beurteilen.

Die Epidemiologie berufsbedingter Harnwegstumoren belegt, daß mit erhöhter Tumorhäufigkeit in den betroffenen Risikogruppen die altersabhängigen Inzidenzen sich zu Lasten jüngerer Altersgruppen verschieben (Hueper 1969; Abb. 1). Stärkere Unterschiede als der in Abb. 1 dokumentierte wurden von Case und Mitarbeitern (1954) gefunden. Das Alter der höchsten Tumorinzidenz betrug bei 180 Arbeitnehmern der britischen Farbstoffindustrie 45 Jahre und war damit um ca. 20 Jahre vorverlegt. Nach Hoover und Cole ist die Häufigkeit des Harnblasenkarzinoms nach Einwirken aromatischer Amine stark vom Alter zu Beginn der Exposition abhängig, wobei die kritische Grenze bei 25 Lebensjahren liegt. Begann die Exposition später, so war kein höheres Erkrankungsrisiko nachzuweisen (Hoover u. Cole 1973). Dieselben Autoren belegen, daß sich bei zunehmender Expositionsdauer die Latenzzeiten verkürzen können, ohne daß das Karzinomrisiko der Exponierten insgesamt weiter ansteigt (Hoover u. Cole 1971). Entsprechend der Sonderrolle, welche der Klasse der aromatischen Amine bei der Induktion beruflich bedingter Uroheltumoren zugeschrieben wird, richten sich Überlegungen zur Prävention gegenwärtig auf die Ermittlung bisher nicht beachteter oder möglicherweise unterschätzter Expositionsbereiche. Wahrscheinlich führen Pyrolyseprozesse, bei denen aus organischen Materialien kanzerogene polyzyklische Aromaten entstehen, immer

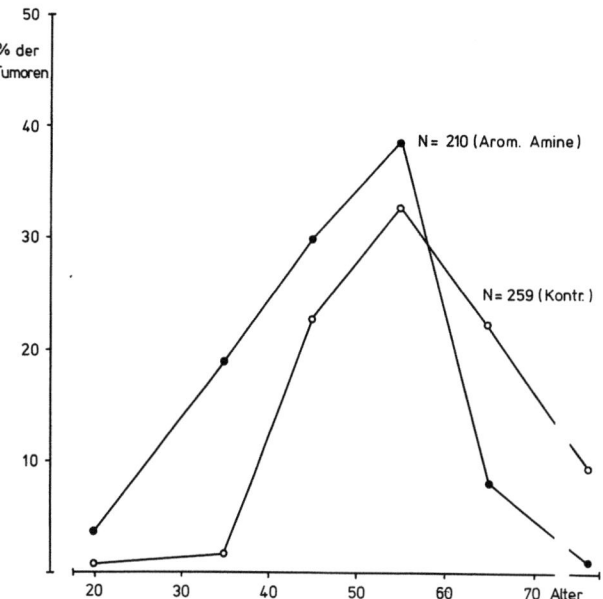

Abb. 1. Shift in der Altersverteilung bei Patienten mit Harnblasentumoren nach beruflicher Exposition gegenüber aromatischen Aminen. (Nach Hueper 1964)

auch zur Freisetzung kanzerogener N-Heterozyklen vom Typ des 2-Naphthylamins. Die gleichzeitige Häufung bronchialer und urothelialer Tumorerkrankungen bei Arbeitnehmern bestimmter Beschäftigungszweige (Manz 1976) wie auch bei Rauchern (s. u.) ließe sich dadurch erklären. Daß bei Rauchern eine potenzierte Wirkung beruflich einwirkender, auf das Urothel gerichteter Kanzerogene beobachtet wurde (Cartwright u. Glashan 1981), könnte durch Pyrolyseprodukte bedingt sein, die nicht nur der Klasse der Arylamine zugehören und evtl. nur als Promotoren Bedeutung haben. Diese für die Prävention beruflich bedingter Harnwegstumoren wichtige Frage bedarf intensiver Forschungsanstrengungen. Eine Auswertung der zahlreichen in letzter Zeit erschienenen Mitteilungen zur Epidemiologie bösartiger Harnwegstumoren für die Praxis der betrieblichen Prävention erscheint dringlich. Als Autoren, die den beruflichen Aspekt direkt oder indirekt ansprechen seien beispielhaft erwähnt: Wynder u. Goldsmith 1977; Tola 1979; Adolphs et al. 1980; Checkoway et al. 1981; Glashan u. Cartwright 1981; Matanoski u. Elliot 1981; Najem et al. 1981; Skrabanek u. Walsh 1981; Bollak et al. 1982; Cartwright 1982; McLaughlin 1982; Rubino et al. 1982; Suillivan 1982; Winz 1982.

Harnblasenkrebs bei Rauchern

Unter den gesicherten außerberuflichen Ursachen der Harnwegstumoren dominiert das Zigarettenrauchen (Cole et al. 1971; Cole 1975; Wynder u. Goldsmith 1977). Der durch diesen Faktor verursachte Anteil an Urotheltumoren beträgt schätzungsweise 33% (Cole et al. 1971). Das bei Zigarettenrauchern in etwa verdoppelte Risiko (Cole 1975; Wynder u. Goldsmith 1977) kann bei zusätzlicher beruflicher Gefährdung offenbar überadditiv gesteigert werden (Cartwright u. Glashan 1981; Vineis et al. 1981). Die Tumorinzidenzen sind nach bisher vorliegenden Befunden sowohl mit dem Teergehalt der bevorzugten Zigaretten (Vutuc u. Kunze 1979) wie auch mit der Zahl der täglich gerauchten Zigaretten (Miller 1977; Wynder u. Goldsmith 1977) und mit der Dauer des Zigarettenrauchens (Wynder u. Goldsmith 1977) positiv korreliert. Die letztgenannten Autoren stellen heraus, daß das Tumorrisiko nach mehr als 20 Jahren kontinuierlichen Zigarettenkonsums erheblich anstieg und bei Ex-Rauchern nach etwa 12–15 Jahren auf das Niveau des Nichtrauchers zurückging. Neuerdings wurde im Harn von Zigarettenrauchern ein Metabolit des 2-Naphthylamins, das 2-Amino-7-naphthol, nachgewiesen, und zwar in wesentlich höherer Konzentration als 2-Naphthylamin selbst (Connor et al. 1983). Fortschritte in der Motivation zum Verzicht auf das Zigarettenrauchen versprechen zweifellos die größte durch Präventivmaßnahmen derzeitig erreichbare Absenkung des Blasenkrebsrisikos. Bei realistischer Einschätzung der Chancen wird man gleichzeitige Anstrengungen zur Verminderung der Konzentration krebserzeugender und tumorpromovierender Komponenten im Tabakrauch fordern.

Harnwegstumoren anderer Ätiologie

Iatrogen verursachte Harnblasentumoren wurden dem Cyclophosphamid (Schmähl et al. 1977), Bestrahlungen der Beckenregion (Cole 1975) sowie insbesondere dem Phenacetin (Bengtsson et al. 1968; Angervall et al. 1969; Güller u. Dubach 1972; Johansson et al. 1974; Küng 1976; Leistenschneider u. Nagel 1977; Harzmann et al. 1982; Mihatsch et al. 1983) zugeschrieben. Schmähl und Mitarbeiter (1977) nehmen an, daß Phenacetin nur bei genetisch prädisponierten Individuen kanzerogen wirkt. Demgegenüber sind tierexperimentelle Befunde zur tumorpromovierenden Wirkung des Phenacetins (Nakanishi et al. 1978) zu erwähnen. Auch Cyclamat und Sacharin haben im Tierversuch die Wirkung des Kanzerogens N-methyl-N-nitrosoharnstoff auf die Blasenschleimhaut bei der Ratte verstärkt (Hicks et al. 1978) und damit eindeutige Promotorwirkungen erkennen lassen. Ob diese Süßstoffe darüber hinaus schwache Initiatorwirkungen besitzen (Bryan u. Ertürk 1970; Price et al. 1970; Bryan et al. 1970) ist zur Zeit offen. Als weitere mutmaßliche Kanzerogene, die das Harnblasenkrebsrisiko erhöhen, gelten Inhaltsstoffe der gerösteten Kaffeebohne (Cole 1975; Clayson 1976; Wynder u. Goldsmith 1977) hoher Nitratgehalt im Trinkwasser (Tacacs und Gomori 1981) Haloalkane, die im Trinkwasser durch Chlorung erzeugt werden (Cantor et al. 1978) sowie Schistosoma haematobium, der Erreger der Bilharziose (Cole 1975; Brand 1982; Mee 1982).

Metabolismus aromatischer Amine

Die als Induktoren bösartiger Harnblasentumoren bekannten aromatischen Amine werden auf verschiedenen Stoffwechselwegen – vorzugsweise in der Leber – in ulti-

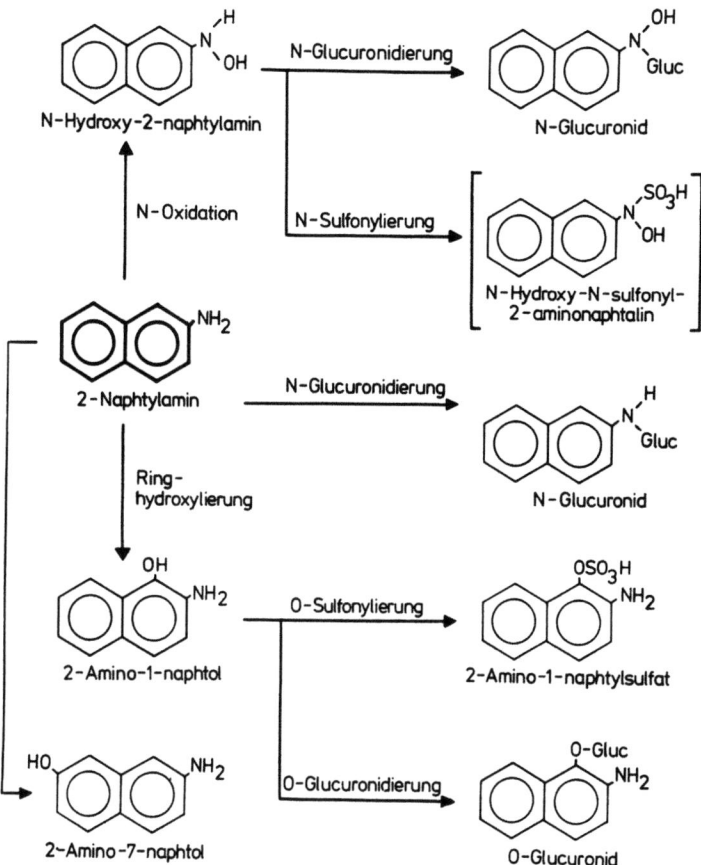

Abb. 2. Stoffwechselwege des 2-Naphtylamins nach neueren Mitteilungen (s. Text)

male Kanzerogene umgewandelt. Bei tierexperimentellen Untersuchungen mit 2-Naphthylamin konnten mit Hilfe der HPLC-Technik neben dem als ultimales Kanzerogen angesehenen N-Hydroxy-2-aminonaphthalin 12 weitere Metabolite identifiziert werden (Kadlubar et al. 1981). Sie entstehen durch Umwandlungsreaktionen, die in Abb. 2 verdeutlicht sind. Zwischen der Möglichkeit der primären N-Acetylierung mit nachfolgender N-Hydroxylierung einerseits und der primären N-Hydroxylierung mit nachfolgender N-Glukuronidbildung besteht offenbar eine kritische Balance (Lower u. Bryan 1976; Kadlubar et al. 1977; Poupko et al. 1979; Beland et al. 1983). Spezies wie die meisten Nager, welche die primäre N-Acetylierung bevorzugen, entwickeln vorzugsweise Lebertumoren. Blasenkarzinome werden dagegen bei Hunden erzeugt, bei denen die N-Acetylierung gegenüber der primären N-Hydroxylierung zurücktritt (Poirier et al. 1963, Lower u. Bryan 1973, 1973). Die Acetylierung kanzerogener Arylamine unterliegt beim Menschen einer ausgeprägten genetischen Variabilität, die das Risiko, unter der Einwirkung aromatischer Amine Harnblasenkrebs zu entwickeln, wesentlich beeinflussen dürfte (Lower u. Bryan 1976; Glowinsky et al. 1978; Lower et al. 1979; Cartwright et al. 1982). Als ein weiterer intervenierender Faktor wird der im Blasenharn vorherrschende pH-Wert angesehen. Werden die krebserzeugenden N-Hydroxyderivate durch Glukuronidbildung zunächst entgiftet und als wasserlösliche Konjugate in der Harnblase angereichert, so können sie dort bereits bei leicht saurem Milieu unter Freisetzung der ultimalen kanzerogenen N-Hydroxy-Verbindungen schnell hydrolysiert werden (Kadlubar et al. 1977; Poupko et al. 1979; Kadlubar et al. 1981a). Daß Ratten im Gegensatz zu Mensch, Affe und Hund praktisch keine Blasentumoren unter der Wirkung aromatischer Amine entwickeln, könnte auch in der vergleichsweis geringen Acidität des Rattenharns eine Erklärung finden (Kadlubar et al. 1981a). Neben den genannten Glukuroniden dürften auch Sulfatester der N-Hydroxyarylamine, welche bereits bei pH 7 der Hydrolyse in wäßrigen Medien unterliegen (Irving 1970; Mulder et al. 1978), zur Freisetzung der ultimalen kanzerogenen Metabolite in den ableitenden Harnwegen beitragen (Mulder u. Meermann 1983). Reagieren die freien N-Hydroxylamine, welche nach Protonierung unter Wasserabspaltung in elektrophile Arylnitreniumionen übergehen, mit nukleophilen Gruppen der DNA, so entstehen Basenaddukte, die sich im Tierexperiment wie auch in vitro nachweisen lassen (Abb. 3 nach Kadlubar et al. 1981 b; Kadlubar et al. 1981 c; Martin et al. 1982; Beland et al. 1983). Auch Metabolite des Benzidins und N-Acetylbenzidins reagieren mit Nukleinsäuren unter Bildung typischer Basenaddukte (Martin et al. 1982).

Neuere Untersuchungsergebnisse deuten darauf hin, daß aromatische Amine auch unter Mitwirkung des Enzyms Prostaglandin-Endoperoxid-Synthetase in den für die Krebserzeugung empfindlichen Geweben selbst in ultimale Kanzerogene umgewandelt werden können (Zenser et al. 1980; Kadlubar et al. 1982; Oglesby et al. 1983). Eine der wichtigsten Neuerkenntnisse aus den Stoffwechselforschungen der jüngsten Zeit betrifft die Gruppe der Nitroaromaten. Diese können im Säugeorganismus – vielleicht unter wesentlicher Beteiligung der Darmbakterien – reduktiv in Arylamine umgewandelt werden (Kadlubar et al. 1981). Sie stellen damit eine weitere Klasse von Verbindungen dar, bei der mit der Induktion bösartiger Urotheltumoren zu rechnen ist, wenn sie in den Säugeorganismus gelangen.

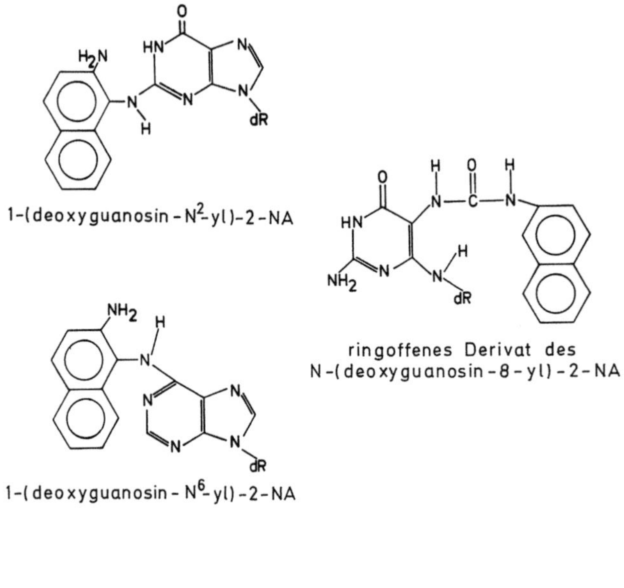

Abb. 3. Nachgewiesene Basenaddukte, hervorgegangen aus der Reaktion alkylierender Metabolite des 2-Naphtylamins mit Nukleinsäuren. (Nach Kadlubar et al. 1981 b, c; Martin et al., 1982; Beland et al. 1983)

1-(deoxyguanosin-N^2-yl)-2-NA

ringoffenes Derivat des N-(deoxyguanosin-8-yl)-2-NA

1-(deoxyguanosin-N^6-yl)-2-NA

Fortschritte der tierexperimentellen Krebsforschung

In jüngerer Zeit haben sich Hinweise aus Tierversuchen ergeben, daß weitere aromatische Amine mutmaßliche Humankanzerogene sind. Es handelt sich um N,N-bis(2-chlorethyl)-2-naphthylamin und N-Phenyl-2-naphthylamin, ortho-Anisidin, 4-chlor-ortho-Phenylendiamin, para-Cresidin, 2,4-Diaminoanisol, 4,4′-Thiodianilin und ortho-Toluidin. Wertvolle Hinweise ergaben sich aus Kurzzeit-Mutagenese-Untersuchungen mit Hilfe des Enterobacteriacea-Oxigenase-Tests. Aufgrund positiver Ergebnisse mit 4,4′-Methylen-bis(N,N-dimethyl)benzylamin, 1,5-Naphthalendiamid, 5-Nitro-ortho-anisidin, 2,2′-5,5′-Tetrachlorbenzidin, Trimethylanilin und 2-Methyl-1-nitroanthrachinon ist ein deutliches Defizit an tierexperimentellen Daten erkennbar. Die hier angesprochenen Untersuchungen sind in den IARC-Monographien zur Evaluierung des Karzinomrisikos durch auf den Menschen einwirkende chemische Verbindungen ausführlich dokumentiert (IARC 1972, 1974, 1982). Hicks (1980) verdanken wir einen Überblick über neuere Tierexperimentelle Befunde zur Mehrstufenhypothese der Entstehung von Urotheltumoren sowie über Syn- und Antagonismen bei der Erzeugung derartiger Tumoren im Tierexperiment. Hicks et al. (1982) konnten neuerdings zeigen, daß mit 2-Naphthylamin unter bestimmten Voraussetzungen auch bei der Ratte Blasenkrebs erzeugt wird. Steinhoff (1980) ersetzte die Aminogruppen des Benzidins durch Nitrogruppen. Es gelang ihm, mit 4,4′-Dinitrobiphenyl bei der männlichen Ratte überwiegend Harnblasenkarzinome zu induzieren (s. Abb. 4). Wesentliche neue Erkenntnismöglichkeiten haben sich mit der Nutzung des Salmonella-Oxygenase-Tests zum Nachweis mutagener Harnmetabolite chemischer Verbindungen im Tierversuch – aber auch beim Menschen – eröffnet.

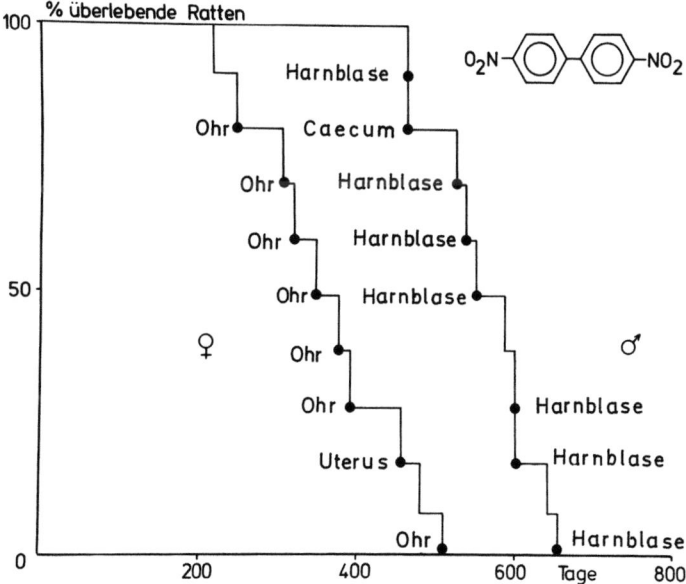

Abb. 4. Erzeugung bösartiger Harnblasentumoren bei männlichen Ratten durch 4,4′-Dinitrobiphenyl. (Nach Steinhoff 1980)

Mutagenitätsuntersuchungen

Schon 1975 berichteten McCann und Ames über die Möglichkeit, Glukuronsäure-Derivate, die nach Gabe von N-Acetylaminofluoren im Rattenharn erscheinen, enzymatisch zu spalten und durch eine Gewebeoxygenase in vitro in aktive Mutagene zu überführen. 1977 belegten Yamasaki und Ames die deutlich erhöhten mutagenen Aktivitäten im Harn des Zigarettenrauchers. Sie schlugen vor, künftig auch bei der Erprobung neuer Arzneimittel grundsätzlich Harnproben auf mutagene Inhaltsstoffe zu untersuchen. Solche Aktivitäten im Harn wurden später nachgewiesen nach Behandlung von Ratten mit aromatischen Aminen (Bos et al. 1980, 1981), Aflatoxin (Suit et al. 1977), Amaranth (Münzner 1979), Praziquantel (Obermeier u. Frohberg 1977), INH (Miller u. Stoltz 1978), sowie nach Behandlung von Mäusen mit Metronidazol (Connor et al. 1977). Mutagene Aktivität im Hundeharn wurde nachgewiesen nach Gaben des Glukuronsäurekonjugates von N-Hydroxy-4-aminobiphenyl sowie von 2-Formylamin-4-(5)-nitro-2-furylthiazol (FANFT) (Gericke et al. 1977; Harzmann et al. 1980). Die Möglichkeit, mutagene Aktivität in menschlichen Harnproben bei exponierten Arbeitnehmern nachzuweisen, wurde belegt durch Untersuchungen an Beschäftigten der Gummiindustrie (Falk et al. 1980), an Arbeitnehmern, welche vorübergehend der Einwirkung von Epichlorhydrin ausgesetzt waren (Kilian et al. 1978), an Krankenschwestern, welche zytostatische Medikamente auszuteilen hatten (Falk et al. 1979; Bos et al. 1982), sowie an Anästhesisten (McCoy et al. 1978). Keine erhöhte Mutagenität fand sich im Harn von Frauen, welche Haarfärbemittel benutzten (Burnet et al. 1979). Die hier nur unvollständig belegte stürmische Entwicklung eines vielversprechenden neuen Instruments der Krebsprävention sei ergänzt durch Hinweise auf Untersuchungen an Arbeitern bei der Kohleelektroden-Herstellung (Pasquini et al. 1982), bei beruflichem Kontakt mit Mineralölen und Eisenoxidpartikeln (Laires et al. 1982; Rueff et al. 1982), bei Raffineriearbeitern (Inamasu et al. 1981) und bei Kokereiarbeitern (Kriebel et al. 1983). Die Empfindlichkeit der Methode scheint so groß zu sein, daß selbst Passivraucher sich durch höhere Mutagenitätswerte von Kontrollkollektiven unterscheiden lassen (Bos et al. 1983). Ob Patienten mit Harnblasenkarzinomen sich generell durch erhöhte mutagene Aktivität im Harn auszeichnen (Garner et al. 1982) bedarf der Bestätigung. Man wird von der weiteren Entwicklung dieses methodischen Ansatzes erhoffen, daß Kanzerogene, deren Zielgewebe das Urothel ist, von anderen in einem modifizierten Verfahren unterschieden werden können.

Biological Monitoring

Mit einem derartig modifizierten Verfahren könnten die Möglichkeiten der Überwachung potentiell gefährdeter Gruppen wesentlich verbessert werden. Die Praxis der biologischen Überwachung durch Harnanalysen war in der Vergangenheit gekennzeichnet durch Anwendung einfacher Farbtests mit Chromogenen von geringer Spezifität (Linch 1974; Ehrlicher 1978). Derartige Farbtests werden wohl auf absehbare Zeit noch unentbehrlich sein. An ihre Seite treten werden jedoch hochspezifische Nachweise der Metabolite einzelner Kanzerogene und möglicherweise auch der durch die aktiven Prinzipien erzeugten Basenaddukte im Harn. Bereits verfügbar ist die Methode, Nanogrammengen der reaktiven Metabolite verschiedener aromatischer Amine nach deren Bindung an das Erythrozytenhämoglobin hochspezifisch zu erfassen (Neumann 1982). Gerade diese Aspekte berechtigen zu der Hoffnung, in Zukunft nicht nur die Ursachen bösartiger Urotheltumoren wesentlich besser als bisher bekämpfen, sondern auch den Erfolg der präventiven Bemühungen wesentlich wirksamer als bisher kontrollieren zu können.

Literatur

Adolphs HD, Thiele J, Vahlensieck W (1980) Epidemiologie und Pathogenese des Harnblasenkarzinoms. Onkologie 5:214–224

Angervall L, Bengtsson U, Zetterlund CG, Zsigmond M (1969) Renal pelvic carcinoma in a Swedish district with abuse of a phenacetin-containing drug. Br J Urol 41:401–405

Anthony HM, Thomas GM (1970) Tumors of the urinary bladder: An analysis of the occupations of 1030 patients in Leeds, England. J Natl Cancer Inst 45:879–895

Armeli G (1968) CIS 69-886 Renal neoplasia following exposure to beta-naphthyl-amine. Med Lav 59:450–454

Beland FA, Beranek DT, Dooley KL, Heflich RH, Kadlubar FF (1983) Arylamine – DNA adducts in vitro and in vivo: their role in bacterial mutagenesis and urinary bladder carcinogenesis. Environ Health Perspect 49:125–134

Bengtsson U, Angervall L, Ekmann H, Lehmann L (1968) Transitional cell tumors on the renal pelvis in analgesic abusers. Scand J Urol Nephrol 2:145

Bollack C, Goldschmidt P, Schaffer P (1982) Epidemiology of tumors of the urinary bladder. Helv Chir Acta 49:285–292

Bos RP, Brouns RME, Van Doorn R, Theuws JLG, Henderson PT (1980) The appearance of mutagens in urine of rats after the administration of benzidine and some other aromatic amines. Toxicology 16:113–122

Bos RP, Brouns RME, Van Doorn R, Theuws JLG, Henderson PT (1981) Involvement of non-oxidative enzymes in mutagenic activation of urine from rats, given benzidine and some other aromatic amines. Toxicology 21:223–233

Bos RP, Leenaars AO, Theuws JLG, Henderson PT (1982) Mutagenicity of urine from nurses handling cytostatic drugs, influence of smoking. Int Arch Occup Environ Health 50:359–369

Bos RP, Theuws JLG, Henderson PT (1983) Excretion of mutagens in human urine after passive smoking. Cancer Lett 19:85–90

Brand KG (1982) Cancer associated with asbestosis, schistosomiasis foreign bodies, and scars. In: Becker FF (ed) Cancer – a comprehensive treatise Vol. 1 etiology – chemical and physical carcinogenesis, second edition. New York, Plenum Press, pp 714

Bryan GT, Ertürk E (1970) Production of mouse urinary bladder carcinomas by sodium cyclamate. Science 167:996–998

Bryan GT, Ertürk E, Yoshida O (1970) Production of urinary bladder carcinomas in mice by sodium saccharin. Science 168:1238–1240

Burnett CM, Fuchs CM, Corbett JF (1979) Mutagenicity studies on urine concentrates from female users of dark hair color products. Drug Chem Toxicology 2 (3):283–293

Cantor KP, Hoover R, Mason TJ, McCabe LJ (1978) Association of cancer mortality with halomethanes in drinking water. J Natl Cancer Inst 61:979

Cartwright R (1982) Occupational bladder cancer and cigarette smoking in west Yorkshire. Scand J Work Environ Health 8:79–82

Cartwright RA, Glashan RW (1981) Epidemiology of industrial bladder cancer in west yorkshire (meeting abstract). Br J Cancer 44:277

Cartwright RA, Glashan RW, Rogers HJ, Ahmad RA, Barham-Hall D, Higgins E, Kahn MA (1982) Role of n-acetyltransferase phenotypes in bladder carcinogenesis: a Pharmacogenetic epidemiological approach to bladder cancer. Lancet 1982:842–845

Case RAM (1966) Tumours of the urinary tract as an occupational disease in several industries. Ann R Coll Surg Engl 39:213–235

Case RAM, Hosker ME, McDonald DB, Pearson JT (1954) Tumors of the urinary bladder in workman engaged in the manufacture and use of certain dyestuff intermediates in the British chemical industry. Part I. The role of aniline, benzidine, alpha-naphtylamine. Br J Ind Med 11:75–104

Checkowway H, Smith AH, McMichael AJ, Jones FS, Monson RR, Tyroler HA (1981) A case-control study of bladder cancer in the united states rubber and tyre industry. Br J Ind Med 38:240–246

Clayson DB (1976) Occupational bladder cancer. Prev Med 5:228–244

Clemmesen J (1981) Epidemiological studies into the possible carcinogenicity of hair dyes. Mutat Res 87:65–79

Cole P (1975) Lower urinary tract. In: Schottenfeld D (ed) Cancer epidemiology and prevention. Thomas, Ill., p 233–262

Cole P, Hoover R, Friedell GH (1972) Occupation and cancer of the lower urinary tract. Cancer 29:1250–1260

Cole P, Monson RR, Haning H, Friedell GH (1971) Smoking and cancer of the lower urinara tract. N Engl J Med 284:129–134

Connor TH, Stoeckel M, Evrard J, Legator MS (1977) The contribution of metronidazole and two metabolites to the mutagenic activity detected in urine of treated humans and mice. Cancer Res 37:629–633

Connor TH, Ramanujam VMS, Wardt JB Jr, Legator MS (1983) The identification and characterization of a urinary mutagen resulting from cigarette smoke. Mutat Res 113:161–172

Ehrlicher H (1978) Einfacher Hinweis von aromatischen Amino- und Nitroverbindungen im Harn. Zentralbl Arbeitsmed Arbeitsschutz Prophyl 28:140–142

Falck K, Gröhn P, Sorsa M, Vainio H, Heinonen E, Holsti LR (1979) Mutagenicity in urine of nurses handling cytostatic drugs. Lancet 8128:1250–1251

Falck K, Sorsa M, Vainio H, Kilpikari I (1980) Mutagenicity in urine of workers in rubber industry. Mutat Res 79:45

Garner RC, Mould AJ, Smith VL, Cartwright RA, Richards B (1982) Mutagenis urine from bladder cancer patients. Lancet 8294:389

Gericke D, Grötsch H, Harzmann R, Bichler KH (1977) Carcinogen control in the urine of dogs during bladder carcinogenesis. Naturwissenschaften 64:392

Glashan RW, Cartwright RA (1981) Occupational bladder cancer and cigarette smoking in West Yorkshire. Br J Urol 53:602–604

Glowinski IB, Radtke HE, Weber WW (1978) Genetic variation in N-acetylation of carcinogenic arylamines by human and rabbit liver. Mol Pharmacol 14:940–949

Gross E (1967) Berufskrebs. Bericht über die frühere Kommission für Berufskrebs der Deutschen Forschungsgemeinschaft. Bad Godesberg, S 196–203

Grundmann E, Steinhoff D (1970) Leber und Lungentumoren nach 3,3'-Dichlor-4,4'-diaminodiphenylmethan bei Ratten. Z Krebsforsch 74:28

Güller R, Dubach UC (1972) Tumoren der Harnwege nach regelmäßiger Einnahme Phenacetinhaltiger Arzneimittel. Helv Med Acta 36:247

Harzmann R, Gericke D, Altenähr E, Bichler K-H (1980) Induction of a transplantable urinary bladder carcinoma in dogs. Invest Urol 18:24–28

Harzmann R, Gericke D, Bichler K-H (1982) Praeventive Onkologie beim Harnblasenkarzinom: Karzinogenerfassung im Urin. Helv Chir Acta 49:409–414

Hicks RM (1980) Multistage carcinogenesis in the urinary bladder. Br Med Bull 36, No 1:39–46

Hicks RM, Wright R, Wakefield J (1982) The induction of rat bladder cancer by 2-naphthylamine. Br J Cancer 46:646–661

Hoover R, Cole P (1971) Population trends in cigarette smoking and bladder cancer. Am J Epidemiol 94:409

Hoover R, Cole P (1973) Temporal aspects of occupational bladder carcinogenesis. N Engl J Med 288:1040–1043

Hueper WC (1969) Occupational and environmental cancers of the urinary system. Yale Univ. Press. New Haven, Conn, p 276
IARC (1972) Monographs on the evaluation of carcinogenic risk of chemicals to man. International Agency for Research on Cancer, Lyon, Vol 1
IARC (1974) Monographs on the evaluation of carcinogenic Risk of chemicals to man. Some aromatic amines, hydrazine and related substances, N-nitroso compounds and miscellaneous alkylating agents. International Agency for Research on Cancer, Vol 4
IARC (1982) Monographs on the evaluation of the carcinogenic risk of chemicals to humans. Some aromatic amines, anthraquinones and nitroso compounds, and inorganic fluorides used in drinking-water and dental preparations. International Agency for Research on Cancer, Lyon, Vol 27
Inamasu T, Kitamori S, Ishizawa M, Hisanaga A, Ishinichi N (1981) A mutagenicity assay of urine of workers in a refinery. Sangyo Igaku 23:640–641
Irving CC (1971) Metabolic activation of N-hydroxy compounds by conjugation. Xenobiotica 1:387–398
Johannson S, Angervall L, Bengtsson U, Wahlqvist L (1974) Uroepithelial tumors of the renal pelvis associated with abuse of phenacetin-containing analgesics. Cancer 33:743–753
Kadlubar FF, Miller JA, Miller EC (1977) Hepatic microsomal N-glucuronidation and nucleic acid binding of N-hydroxy arylamines in relation to urinary bladder carcinogenesis. Cancer Res 37:805–814
Kadlubar FF, Unruh LE, Flammang TJ, Sparks D, Mitchum RK, Mulder GJ (1981a) Alteration of urinary levels of the carcinogen, N-hydroxy-2-naphtylamine, and its N-glucuronide in the rat by control of urinary pH, inhibition of metabolic sulfation, and changes in biliary excretion. Chem Biol Interact 33:129–147
Kadlubar FF, Anson JF, Dooley KL, Beland FA (1981b) Formation of urothelial and hepatic DNA adducts from the carcinogen 2-naphthylamine. Carcinogenesis 2:467–470
Kadlubar FF, Melchior WB, Flammang TJ, Gaglianao AG, Yoshida H, Geacintov NE (1981c) Structural consequences of modification of the oxygen atom of guanine in DNA by the carcinogen N-hydroxy-1-naphthylamine. Cancer Res 41:2168–2174
Kadlubar FF, Unruh LE, Beland FA, Straub KM, Evans FE (1980/1981d) Formation of DNA adducts by the Carcinogen n-hydroxy-2-naphtylamine. Presented at the international conference on carcinogenic and mutagenic n-substituted aryl compounds, rockville, maryland, november 7–9, 1979. This paper has been published in part in Carcinogenesis 1:139–150; 2:467–470
Kadlubar FF, Melchior WB, Flammang TJ, Gagliano AG, Yoshida H, Geacintov NE (1981e) Structural consequences of modification of the oxygen atom of guanine in DNA by the Carcinogen n-hydroxy-1-naphthylamine. Cancer Res 41:2168–2174
Kadlubar FF, Frederick CB, Weis CC, Zenser TV (1982) Prostaglandin endoperoxide synthetase-mediated metabolism of carcinogenic aromatic amines and their binding to DNA and Protein. Biochem Biophys Res Commun 108:253–258
Kilian DJ, Pullin TG, Conner TH, Legator MS, Edwards HN (1978) Mutagenicity of epichlorohydrin in the bacterial assay system: Evaluation by direct in vitro activity and in vivo activity of urine from exposed humans and mice. Mutat Res 53:72
Kriebel D, Commoner B, Bollinger D, Bronsdon A, Gold J, Henry J (1983) Detection of occupational exposure to genotoxic agents with a urinary mutagen assay. Mutat Res 108:67–79
Küng LG (1976) Hypernephroides Karcinom und Karzinom der ableitenden Harnwege nach Phenacetinabusus. Schweiz Med Wochenschr 106:47–51
Laires A, Borba H, Rueff J, Gomes MI, Halpern M (1982) Urinary mutagenicity in occupational exposure to mineral oils and iron oxide particles. Carcinogenesis 3:1077–1079
Leistenschneider W, Nagel R (1977) Uroheltumoren und Phenacetinabusus. Therapiewoche 27:4221
Linch AL (1974) Biological monitoring for industrial chemical exposure control. CRC Press, Cranwood Parkway, Cleveland, Ohio
Lower GM Jr, Bryan GT (1973) Enzymatic N-acetylation of carcinogenic aromatic amines by liver cytosol of species displaying different organ susceptibilities. Biochem Pharmacol 22:1581–1588
Lower GM Jr, Bryan GT (1976) Enzymatic deacetylation of carcinogenic arylacetamides by tissue microsomes of the dog and other species. J Toxicol Environ Health 1:421–432

Lower GM Jr, Nilsson T, Nelson CE, Wolf H, Gamsky TE, Bryan GT (1979) N-Acetyltransferase phenotype and risk in urinary bladder cancer: approaches in molecular epidemiology. Preliminary results in Sweden and Denmark. Environ Health Perspect 29:71–79

Manz A (1976) Harnwegskarzinome bei Beschäftigten der Gasindustrie. Munch Med Wochenschr 118:65–68

Martin CN, Beland FA, Roth RW, Kadlubar FF (1982) Covalent binding of benzidine and n-acetylbenzidine to DNA at the C-8 atom of deoxyguanosine in vivo and in vitro. Cancer Res 42:2678–2696

Metanoski GM, Elliott EA (1981) Bladder cancer epidemiology. Epidemiol Rev 3:203–229

McCann J, Ames BN (1975) Discussion Paper: The detection of mutagenic metabolites of carcinogens in urine with the salmonella/microsome test. New York Academy of sciences, 269:21–25

McCoy EC, Hankel R, Robbins K, Rosenkranz HS, Ginffrida JG, Bizzari DV (1978) Presence of mutagenic substances in the urines of anesthesiologists. Mutat Res 53:71

McLaughlin JK (1982) Epidemiology of renal cell and renal pelvis cancers in the minneapolis-st. paul metropolitan area 1974–1979. Diss Abstr Int(B) 43:105

Mee AD (1982) Aetiological aspects of bladder cancer in urinary bilharzia. Saudi Med J 3:123–128

Melamed MR, Koss LG, Ricci A, Whitmore SF (1960) Cytohistological observations on developing carcinoma of urinary bladder in man. Cancer 13:67

Melick WF, Escue HM, Naryka JJ, Mezera RN, Wheeler EP (1955) The first reported cases of human bladder tumors due to a new carcinogen-xenylamine. J Urol 74:760–766

Melick WF, Naryka JJ, Kelly RE (1971) Bladder cancer due to exposure to para-aminodiphenyl: A 17 year follow-up study. J Urol 106:220–226

Mihatsch MJ, Manz T, Knüsli C, Hofer HO, Guetg R, Rutishauser G, Zollinger HU (1980) Phenacetinabusus III. Maligne Harnwegtumoren bei Phenacetinabusus in Basel 1963–1977. Schweiz Med Wochenschr 110:255–264

Miller AB (1977) The etiology of bladder cancer from the epidemiologic viewpoint. Cancer Res 37:2939

Miller CT, Stoltz DR (1978) Mutagenicity induced by lyophilization or storage of urine from isoniazid-treated rats. Mutat Res 56:289–293

Münzner R (1979) Letter to the Editor. Mutagenicity testing of the urine of rats treated with amaranth. Fd Cosmet Toxicol 17:563

Mulder GJ, Hinson JA, Gillette JR (1978) Conversion of the N,O-glucuronide and N,O-sulfate conjugates of N-hydroxyphenacetin to reactive intermediates. Biochem Pharmacol 27:1641–1649

Najem GR, Louria DB, Thind IS, Seebode JJ (1981) Lifetime occupational and bladder cancer (meeting abstract). 109th Annual Meeting of the American Public Health Assocation, November 1–5, 1981, Los Angeles, California, American Public Health Association, pp 390

Najem GR, Louria DB, Seebode JJ, Thind IS, Prusakowski JM, Ambrose RB, Fernicola AR (1982) Life time occupation, smoking, caffeine, saccharine, hair dyes and bladder carcinogenesis. Int J Epidemiol 11:212–217

Nakanishi K, Fukushima S, Shibata M, Shirai T, Ogiso T, Ito N (1978) Zitiert nach Hicks HM, 1980. Gann 69:395–400

Neumann HG (1982) Covalent binding of metabolites to hemoglobin for biomonitoring aromatic amine exposure. Proceedings, 13th International Cancer Congress, Seattle, Abstract 558

Obermeier J, Frohberg H (1977) Mutagenicity studies with praziquantel, a new anthelmintic drug: Tissue-, host-, and urine-mediated mutagenicity assays. Arch Toxicol (Berl) 38:149–161

Oglesby L, Hix-Baker C, MacNair P, Sieg M, Snow L, Langenbach R (1983) Activation of aromatic amines to mutagens by bovine bladder and liver cells. Environ Health Perspec 49:147–154

Pasquini R, Monarca S, Sforzolini GS, Conti R, Fagioli F (1982) Mutagens in urine of carbon electrode workers. Int Arch Occup Environ Health 50:387–395

Poirier LA, Miller JA, Miller EC (163) The N- and ring-hydroxylation of 2-acetylaminofluorene and the failure to detect N-acetylation of 2-aminofluorene in the dog. Cancer Res 23:790–800

Poupko JM, Hearn WL, Radomski JL (1979) N-Glucuronidation of N-hydroxy amromatic amines: a mechanism for their transport and bladder specific carcinogenicity. Toxicol Appl Pharmacol 50:479–484

Price JM, Biava CG, Oser BL, Vogin EE, Stinfield J, Ley HL (1970) Bladder tumors in rats fed cyclohexylamine or high doses of a mixture of cyclamate and saccharin. Science 167:1131–1132

Rehn L (1895) Blasengeschwülste bei Anilinarbeitern. Ann Klin Chir 50:588–600

Rubino GF, Scansetti G, Piolatto G, Pira E (1982) The carcinogenic effect of aromatic amines: an epidemiological study on the role of O-toluidine and 4,4-Methylene-bis-(2-methylaniline) in inducing bladder cancer in man. Environ Res 27:241–254

Ruckstuhl J (1969) Die Gewerbetumoren in der Schweiz. Inaugural-Dissertation. Juris Druck und Verlag Zürich

Rueff J, Laires A, Gomes MI, Borba H, Magalhaes J, Halpern M (1982) Mutagenicity in urine of workers in naval industry. Mutagens in our environment, p 443–452

Russfield AB, Homburger F, Boger E, Weisburger EK, Weisburger JH (1975) The carcinogenic effect of 4,4'-methylene-bis(2-chloro-aniline) in mice and rats. Toxicol Appl Pharmacol 31:47

Schmähl D, Thomas C, Auer R (1977) Iatrogenic carcinogenesis. Springer, Berlin Heidelberg New York

Skrabanek P, Walsh A (1981) Bladder cancer. UICC Tech Rep Ser 60:192

Steinhopf D (1980) Possibilities for an adequate stepwise carcinogenicity testing procedure. In: Norpoth KH, Garner RC (Hrsg) Short-term test systems for detecting carcinogens. Springer, Berlin Heidelberg New York

Steinhoff D, Grundmann E (1971) Zur cancerogen Wirkung von 3,3'-Dichlor-4,4'-diaminodiphenylmethan bei Ratten. Naturwissenschaften 58:578

Stula EF, Sherman H, Zapp JA Jr (1971) Experimental neoplasia in ChR-CD-rats with the oral administration of 3,3'-dichlorbenzidine, 4,4'-methylene-bis(2-chloraniline), and 4,4'-methylene-bis(2-methyl-aniline). Toxicol Appl Pharmacol 19:380

Stula EF, Sherman H, Zapp JA Jr, Clayton JW Jr (1975) Experimental neoplasia in rats from oral administration of 3,3'-dichloro-benzidine, 4,4-methylene-bis(2-chloraniline) and 4,4'-methylene-bis(2-methylaniline). Toxicol Appl Pharmacol 31:159

Suit JL, Rogers AE, Jetten MER, Luria SE (1977) Effects of diet on conversion of aflatoxin B1 to bacterial mutagen(s) by rats in vivo and by rat hepatic microsomes in vitro. Mutat Res 46:313–323

Sullivan JW (1982) Epidemiologic survey of bladder cancer in greater New Orleans (meeting abstract). 77th Annual Meeting of the american Urological Association, Inc., May 16–20, 1982, Kansas City, Missouri, American Urological Association, pp 254

Tacacs S, Gomori A (1981) Nitrate content of drinking water and malignant tumors of the digestive Organs and urinary bladder. Egeszssegtudomany 25:235–247

Temkin IG (1963) Industrial bladder carcinogenesis. Pergamon Press Ltd., Oxford

Tola S (1979) Occupational cancer of the urinary bladder. In: Vaino H, Sorsa M, Hemminki K (eds) Occupational cancer and carcinogenesis. Hemisphere Publishing Corporation, Washington New York London

Vineis P, Segnan N, Costa G, Terracini B (1981) Evidence of a multiplicative effect between cigarette smoking and occupational exposures in the etiology of bladder cancer. Cancer Lett 14:285–290

Vutuc C, Kunze M (1979) Rauchgewohnheiten von Blasenkrebspatienten. Versuch zur Quantifizierung der Schadstoffexposition. Akt Urol 10:159

Winz R (1982) Epidemiology of urological tumors. Therapiewoche 32:439–440, 443

Wynder EL, Goldsmith R (1977) The epidemiology of bladder cancer. A second look. Cancer 40:1246–1268

Yamaski E, Ames BN (1977) Concentration of mutagens from urine by adsorption with the nonpolar resin XAD-2: Cigarette smokers have mutagenic urine. Proc Natl Acad Sci USA 74:3555–3559

Zenser TV, Armbrecht MB, Davis BB (1980) Metabolism of N-(4-(5-nitro-2-furyl)-2-thiazolyl) formamide by prostaglandin endoperoxide synthetase. Cancer Res 40:114–118

Tumoren der Harnwege bei Analgetika-Abusus

G. RUTISHAUSER [1], M. J. MIHATSCH [2] und M. RIST [1]

Einleitung

Zwölf Jahre nach der Erstbeschreibung der chronischen interstitiellen Nephritis [1] bei Abusern phenacetinhaltiger Analgetica (im folgenden ‚Phenacetinabuser') durch Spühler u. Zollinger (1953), haben Hultgren et al. (1965) über Nierenbeckentumoren bei solchen Patienten berichtet [2]. Bereits 3 Jahre später konnten Bengtsson et al. (1968) in einer prospektiven Studie den Zusammenhang zwischen Phenacetinabusus und Nierenbeckentumoren beweisen [3].

Mehr als 10 Jahre vergingen, bis bei dieser Patientengruppe auch eine Häufung von Ureter- und Harnblasentumoren beschrieben wurde [4] und dieser Zusammenhang statistisch gesichert werden konnte [5, 6].

Diese schwerwiegenden Feststellungen wurden in der Folge durch Publikationen aus allen Ländern, in denen phenacetinhaltige Analgetica auf dem Markt sind, bestätigt [5, 6, 29]. Auch aus der Bundesrepublik liegen entsprechende Berichte vor [7, 11].

Trotz dieser Tatsache und der Feststellung, daß bei ca. 5% der Patienten, die in der Bundesrepublik eine Nierenersatz-Therapie benötigen, der Niereninsuffizienz eine Analgetica-Nephropathie zugrunde liegt [12], wird den Auswirkungen des Analgeticaabusus zu wenig Aufmerksamkeit geschenkt, obschon dieser nun zuverlässig diagnostiziert werden kann.

Heute ist es in der Klinik durch einfache Urinuntersuchungen möglich festzustellen, ob bestimmte Patienten regelmäßig Analgetica zu sich nehmen [26]. Am Präparat erlaubt der histologische Nachweis einer Kapillarosklerose ebenfalls die zuverlässige Diagnose [27]. Diese Kapillarosklerose kommt im Bereiche der ganzen ableitenden Harnwege vor und betrifft ausschließlich die unter dem Urothel liegenden Kapillaren. Sie ist charakterisiert durch eine Verdickung der kapillären Basalmembran, die so ausgeprägt sein kann, daß es zum vollständigen Verschluß der Gefäßlumina kommen kann (Abb. 1). In Fällen mit schwerer Kapillarosklerose besteht häufig gleichzeitig auch eine makroskopisch deutlich erkennbare Gelbbraun-Verfärbung der Schleimhaut der ableitenden Harnwege, die auf einen Analgeticaabusus hinweist [28].

Die nun folgenden Angaben und Überlegungen zur Epidemiologie der analgetica-induzierten Geschwülste basieren auf einer Analyse von Autopsien und Biopsien des Instituts für Pathologie in Basel aus den Jahren 1953–1977 (Tabelle 1).

---

1 Urologische Klinik des Departements Chirurgie der Universität Kantonsspital, CH-4031 Basel
2 Institut für Pathologie der Universität Kantonsspital, CH-4031 Basel

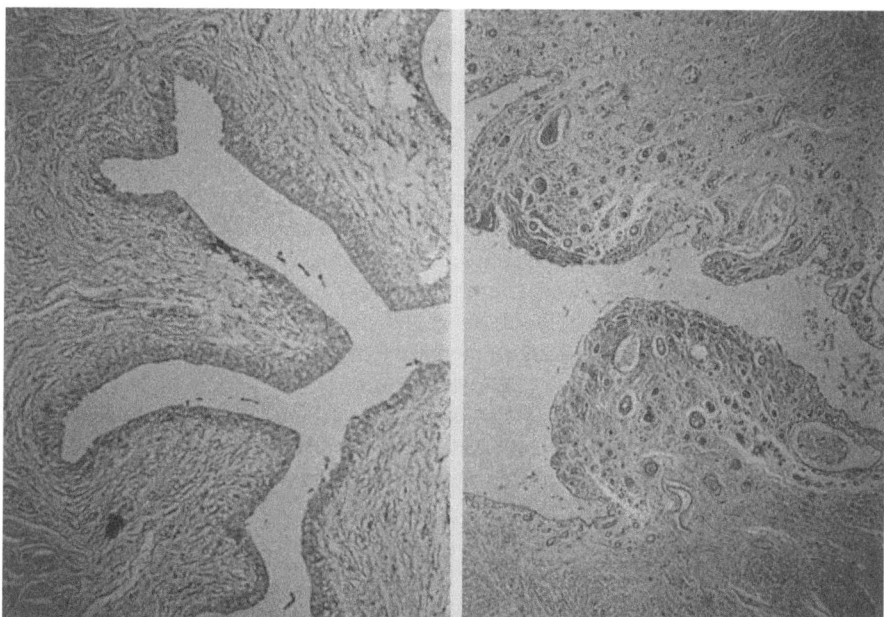

Abb. 1. Histologische Charakteristica des Analgetikaabusus. *Links:* Normale Harnwegsschleimhaut. *Rechts:* Harnwegsschleimhaut bei Analgetikaabusus: Ausgeprägte Kapillarosklerose der suburothelialen Kapillaren

Tabelle 1. Urothelkarzinom und Phenacetinabusus in Basel (Überblick über die verarbeiteten Daten)

Autopsien (1953 – 1977)	29 226
Urothelkarzinome	409
Phenacetinabuser	513
Biopsien (1963 – 1977)	
Urothelkarzinome	451
20jährige und ältere Einwohner von Basel	176 590
Phenacetinabuser (geschätzt)	2 700

Häufigkeit

8,6% aller Phenacetinabuser (n = 513) einer *Autopsiestudie* [6], die den Zeitraum von 1953–1977 umfaßt, hatten einen invasiven oder nicht invasiven Harnwegstumor. In der Kontrollgruppe (n = 28,713) betrug der Anteil der Tumorträger nur 1,27%.

Im Untersuchungszeitraum stieg der Anteil von Tumorträgern unter den Phenacetinabusern von 3,8% (1953–1966) auf 11,8% (1967–1977) (Tabelle 2) [6].

Ein ähnlicher Trend konnte auch in einer *Autopsiestudie* [5] festgestellt werden, in der nur invasive Harnwegstumoren berücksichtigt wurden. Aufgrund dieser Studie wurde die Häufigkeit von Harnwegstumoren bei Phenacetinabusern auf 185 pro 100 000 Erwachsene geschätzt (zum Vergleich Kontrollgruppe: 14 pro 100 000).

Harnwegstumoren aller Lokalisationen kommen bei Phenacetinabusern rund 9mal (Autopsiestudie 1967–1977) bis rund 13mal (Biopsiestudie 1963–1977) häufiger vor als im Kontrollkollektiv [5, 6]. Maligne Tumoren anderer Organe wurden bei Phenacetinabusern bisher nicht gehäuft beobachtet [6].

Die makroskopisch erkennbaren bzw. klinisch manifesten Tumoren bilden jedoch nur die Spitze eines Eisberges. Bei systematischer histologischer Untersuchung der Harnwegsschleimhaut nach Nephroureterektomie, etwa vor einer Transplantation, konnten in rund 60% der Fälle präkanzeröse Epithelveränderungen nachgewiesen werden [13], also Epithelveränderungen, aus denen sich bei ausreichend langer Latenz klinisch manifeste Karzinome entwickeln könnten. Ein bilateraler Befall ließ sich in etwa einem Drittel der Fälle nachweisen [13].

In einer eigenen Beobachtung fanden sich in Stufenschnitten eines Ureters 17 verschiedene Tumoren, teils Carcinomata in situ, teils invasive Urothelkarzinome. Im kontralateralen Ureter waren eine schwere Dysplasie und ein Carcinoma in situ vorhanden [14].

Tabelle 2. Urothelkarzinome und Phenacetinabusus in Basel (Urothelkarzinome in % der Autopsiefälle). Während in der früheren Periode bis 1966 die Urotheltumoren bei Abusern 3mal häufiger waren als in einer Kontrollgruppe, stieg dieser Faktor bis 1977 auf 9mal

1953–1966	Kontrollen:	1,17%	3×[a]
	Abuser:	3,83%	
1967–1977	Kontrollen:	1,39%	9×[a]
	Abuser:	11,84%	

[a] Fisher Test p < 0,001

Alters- und Geschlechtsverteilung

Harnwegstumoren bei Analgeticaabusern zeigen keine Geschlechtsprädilektion. Das starke Überwiegen der Frauen unter den Tumorträgern (Phenacetinabuser: Männer : Frauen = 1 : 1,5–1,75; Kontrollen: Männer : Frauen = 2,8–3 : 1) reflektiert ausschließlich das Überwiegen der Frauen im Kollektiv der Phenacetinabuser (Männer : Frauen = 1 : 2–2,5) [5, 6].

Zum Zeitpunkt der Tumormanifestation wie auch zum Zeitpunkt des Todes sind männliche Phenacetinabuser mit Harnwegstumoren durchschnittlich 4–5 Jahre, weibliche Phenacetinabuser 9–10 Jahre jünger als Patienten, bei denen kein Analgeticaabusus bekannt ist (Kontrollgruppe: Männer rund 72 Jahre, Frauen rund 70 Jahre). Phenacetinabuser mit Nierentumoren bzw. Harnblasentumoren sind annähernd gleich alt [5, 6].

Lokalisation

Im Kontrollkollektiv entfallen 88–90% aller Harnwegstumoren auf die Harnblase, 2–3% auf den Ureter und 5–7% auf das Nierenbecken. Bei Phenacetinabusern dagegen kommen 30–40% der Harnwegstumoren im Nierenbecken, 6–15% im Ureter und rund 52% in der Harnblase vor [5, 6]. Urethrakarzinome sind bei Phenacetinabusern ebenfalls beschrieben worden [5, 11, 14].

Diese Zahlen zeigen eine massive Verschiebung in der Häufigkeitsverteilung der Harnwegstumoren bei Phenacetinabusern zu Gunsten der Nierenbeckentumoren. Es darf dabei aber nicht übersehen werden, daß trotzdem mehr als 50% der Harnwegstumoren in der Harnblase lokalisiert sind.

In Abhängigkeit von der Lokalisation resultieren daraus unterschiedliche Risikofaktoren: Nierenbeckentumoren sind bei Phenacetinabusern in der Autopsiestudie 57mal, Harnblasentumoren 6mal häufiger als im normalen Kontrollkollektiv. Für die Biopsiestudie lauten die entsprechenden Zahlen 77mal für die Nierenbeckentumoren, 7mal für die Harnblasentumoren (Tabelle 3).

Tabelle 3. Urothelkarzinom und Phenacetinabusus in Basel (Lokalisation und vergleichende Häufigkeit). Nierenbeckentumoren bei Abusern 57–77mal, Blasentumoren 6–7mal häufiger als in einer Kontrollgruppe. In der massiven Häufung von Mehrfachtumoren im Biopsiematerial kommt die Tatsache zum Ausdruck, daß Urothelkarzinomträger heute ihren Zweit- bzw. Drittumor sehr häufig erleben

	Autopsie	Biopsie
Nierenbecken	57×	77×[a]
Blase	6×	7,2×
Mehrfachtumoren	37×	243×

[a] × häufiger bei Abusern (Fisher Test, $p < 0,001$)

Multiple Tumoren

Bei Nicht-Abusern findet man multiple Harnwegstumoren bei 0,5–2% der Patienten, bei Abusern dagegen bei rund 14%, in einzelnen Serien sogar bis zu 22% der Patienten [4, 15]. Multiple Tumoren kommen somit bei Phenacetinabusern 36mal (Autopsiestudie) bzw. 240mal (Biopsiestudie) häufiger vor als bei Nicht-Abusern [5, 6]. Alle Patienten mit multiplen Tumoren hatten Nierenbeckentumoren, entweder bilateral oder gefolgt von Ureterentumoren (z. B. im Ureterstumpf nach Nephrektomie) bzw. Harnblasentumoren. Bei Patienten mit multiplen Harnwegstumoren wurden diese teils gleichzeitig diagnostiziert, teils traten sie 1–7 Jahre nach der Behandlung des Ersttumors auf [6] (Tabelle 3).

Tumortyp

Harnwegstumoren bei Phenacetinabusern sind im allgemeinen Urothelkarzinome. Eine besondere Häufigkeit von Pflasterzellkarzinomen oder Adenokarzinomen wurde nicht beobachtet. Auch bezüglich des morphologischen Tumorcharakters (papillär, solid) läßt sich zwischen Abusern und Kontrollen kein sicherer Unterschied feststellen.

Sarkome vom Typ der Leiomyosarkome und undifferenzierte Sarkome sind bei Phenacetinabusern vermehrt anzutreffen. Es läßt sich jedoch nicht ausschließen, daß es sich zumindest in Einzelfällen bei diesen Sarkomen um sarkomatös entdifferenzierte Karzinome, also sogenannte Pseudosarkome handelt [5, 6].

Harnwegstumoren bei Phenacetinabusern sollen eine geringere Metastasierungstendenz aufweisen als bei Kontroll-Patienten [4]. Im Autopsiegut von Abusern kommen lymphogene und hämatogene Metastasen in der Tat etwas seltener vor; der Unterschied ist jedoch nicht signifikant [6]. Die Veränderungen in der Häufigkeit der Metastasen sind durchaus verständlich, wenn man in Betracht zieht, daß zahlreiche Patienten nicht an ihrem Tumor, sondern an ihrer Analgetica-Nephropathie sterben, zum Teil lange bevor sich Metastasen entwickelt haben. Vergleicht man ausschließlich Tumortodesfälle von Abusern mit solchen von Nicht-Abusern, so läßt sich bezüglich der Metastasen-Häufigkeit kein Unterschied ausmachen.

Tumorinduktionszeit und Phenacetindosis

Die Tumorinduktionszeit beträgt aufgrund verschiedener Untersuchungen für Nierenbeckentumoren rund 20, für Harnblasentumoren rund 27 Jahre [4, 6, 15] (Abb. 2). Sie ist somit etwa gleich lang wie bei anderen bekannten Harnwegskarzinogenen, z.B. aromatische Amine (20 Jahre) oder Thorotrast (28 Jahre) [16, 17].

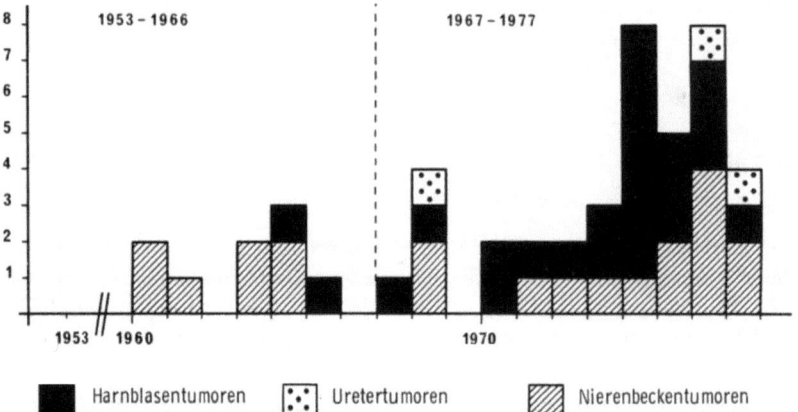

Abb. 2. Historisch gestaffeltes Auftreten von Uroheltumoren verschiedener Lokalisation bei Analgetikaabusus (im Basler Autopsiegut). Nierenbeckentumoren wurden bereits 1960 festgestellt, Harnblasentumoren erst Ende der 60er Jahre, gehäuft sogar erst anfangs der 70er Jahre

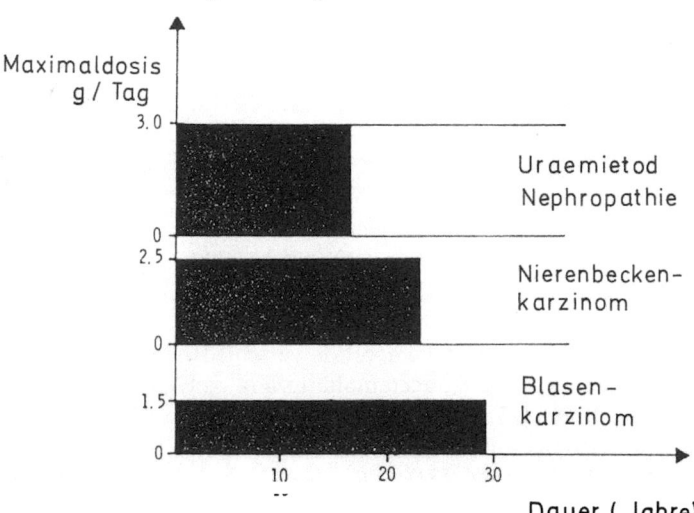

Abb. 3. Nephropathie und Urothelkarzinome bei Analgetikamißbrauch. Tagesdosis und Latenzzeit. Nierenbeckentumorpatienten haben täglich rund doppelt so viel Phenacetin zu sich genommen als Blasentumorpatienten. Bei einem gegebenen Gesamtkonsum entwickelt sich umso eher eine Analgetikanephropathie, je mahr Phenacetin pro Tag zugeführt wird

Die Ursache für die längere Induktionszeit für Harnblasenkarzinome im Vergleich zu Nierenbeckenkarzinomen ist bislang ungeklärt. Die Hypothese, daß Phenacetinabuser mit Nierenbeckentumoren eine größere Gesamtmenge von Phenacetin eingenommen haben als Patienten mit Harnblasenkarzinomen, kann nicht überzeugen. Eindrucksvoller als Unterschiede für die Gesamtmenge sind die Variationen bezüglich der Tagesdosis (Abb. 3). Patienten mit Nierenbeckentumoren konsumieren eine etwa doppelt so hohe Tagesdosis (rund 2,5 g Phenacetin pro Tag) wie Patienten mit Harnblasentumoren (rund 1,25 g Phenacetin pro Tag). Die Tagesdosis von Patienten, die zufolge chronisch interstitieller Nephritis in der Urämie versterben, ist eher noch höher als diejenige von Patienten mit Nierenbeckentumoren. Die Dauer des Abusus ist jedoch kürzer als bei Patienten, bei denen sich Harnwegstumoren entwickeln, so daß die Gesamtmenge des zugeführten Phenacetins für beide Gruppen mit rund 14 kg etwa gleich groß ist [6].

Aufgrund der derzeit verfügbaren Daten läßt sich die minimale Tagesdosis/Abususdauer, bei der noch Nierenbeckentumoren beobachtet werden, mit 0,5 g Phenacetin pro Tag für minimal 5 Jahre und bei der noch Harnblasentumoren zu befürchten sind, mit 0,25 g Phenacetin pro Tag für minimal 10 Jahre schätzen. Eine Tagesdosis von 0,25–0,5 g entspricht etwa 1–2 Tabletten der beliebtesten Analgetica [6].

Ätiologie

Die dargelegten Befunde legen die Annahme nahe, Phenacetin oder einer seiner Metaboliten, sei ein Karzinogen. Zu dieser Vermutung trägt der Umstand bei, daß einzelne Metaboliten des Phenacetins bezüglich ihrer Struktur durchaus aromatischen Aminen ähneln [18].

Ob Phenacetin tatsächlich ein Karzinogen ist oder eher ein Co-Karzinogen, daran scheiden sich aber die Geister. Es wird auch diskutiert, ob zusätzliche Faktoren, z. B. Papillennekrosen, Nikotinabusus oder andere Komponenten in den Mischanalgetica von größerer Bedeutung seien, als das Phenacetin selbst [19].

Es gilt somit für die Harnwegstumoren das gleiche wie für andere Manifestationen des Analgeticasyndroms: Im Tierexperiment gelingt es nicht oder nur unvollkommen, durch Verfütterung von Phenacetin und seinen Metaboliten eine signifikante Anzahl von Harnwegstumoren zu erzeugen. Es fällt zwar auf, daß bei Labortieren nach Phenacetinfütterung vermehrt Tumoren in verschiedenen Organen auftreten – wesentlich häufiger als nach Paracetamolfütterung –, Harnwegstumoren kommen aber nur vereinzelt vor [20]. Man nimmt aufgrund dieser Überlegungen heute an, daß Phenacetin selbst oder der(die) verantwortliche(n) Metabolit(en) eher als Co-Karzinogen zu betrachten ist(sind) [21].

Papillennekrosen spielen unseres Erachtens als Co-Faktoren in der Karzinogenese keine entscheidende Rolle, da Harnwegstumoren bei Phenacetinabusern mit oder ohne Papillennekrosen gehäuft vorkommen. Bestenfalls vermögen sie, wenn sie eine Harnabflußstörung verursachen, die Lokalisation zukünftiger Tumoren zu beeinflussen, indem die Kontaktzeit des Karzinogens mit der Schleimhaut des gestauten Bereichs verlängert wird.

Dem gleichzeitigen Nikotinabusus wird von vielen Untersuchern erhebliche Bedeutung beigemessen. In unseren retrospektiven Untersuchungen konnten wir – im Vergleich zu einem Kontrollkollektiv – keine Häufung von Nikotinabusus nachweisen. Männer mit Phenacetinabusus rauchen 3mal häufiger als Frauen. Das Risiko für Frauen, an einem Harnwegtumor zu erkranken ist jedoch größer als bei Männern [6].

Eine gleichzeitige Exposition mit bekannten industriellen Karzinogenen ließ sich in unseren retrospektiven Untersuchungen ausschließen. Mehr als drei Viertel der Phenacetinabuserinnen mit Harnwegstumoren waren im übrigen Hausfrauen, bei denen eine Exposition mit industriellen Karzinogenen entfällt.

Zusammenfassend muß man festhalten, daß die Bedeutung des Phenacetins in der Karzinogenese von Harnwegstumoren bis heute nicht völlig geklärt ist. In welchem Maße auch phenacetinfreie Analgetica das Tumorrisiko erhöhen, bleibt abzuklären [19].

Analgeticanephropathie und Todesursache bei Analgeticaabusus

Früher galt die Regel, daß Harnwegstumoren bei Analgeticaabusern stets auch von einer Analgeticanephropathie begleitet sind. Unter Berücksichtigung sämtlicher bisher bekannter Untersuchungsserien kommt die Analgeticanephropathie bei 86% der Nierenbeckentumor-Patienten (hohe Tagesdosis) und bei 59% der Harnblasentumor-Patienten (niedrige Tagesdosis) vor [6]. Bei etwa der Hälfte der Patienten ist die Nephropathie vor der Manifestation des Tumors bereits bekannt. Bei den übrigen wird sie teils gleichzeitig, teils nach der Tumordiagnose festgestellt. Dieses zeitliche

Verhalten ist für Siebteste von Bedeutung. Berücksichtigt man alle Patienten – also auch diejenigen ohne Analgeticanephropathie – so kann man sagen, daß die Nephropathie nur bei etwa einem Drittel vor dem Tumorleiden diagnostiziert wird.

Je rund 20% der Analgeticaabuser sterben in Urämie an der Analgeticanephropathie *oder* aber am abususbedingten Tumorleiden. Etwa 30% an Analgeticanephropathie *und* Tumor, die übrigen an konkommittierenden Erkrankungen [6].

Tumorfrüherkennung

Aufgrund des hohen Risikos der Phenacetinabuser, an Harnwegstumoren zu erkranken, muß man diskutieren, ob die Einführung eines Tumorfrüherkennungs-Programmes sinnvoll wäre [22]. Ein Auswahlkriterium für besonders gefährdete Patienten, z.B. Analgeticanephropathie, gibt es nicht. Deshalb müßten alle Patienten mit gesichertem Abusus bzw. dringendem Verdacht in ein Früherkennungsprogramm aufgenommen werden. Als Filtertest empfehlen wir zytologische Untersuchungen des Spontanurins entweder alle 6 Monate oder 3mal in wöchentlichen Abständen alle Jahre. Die zytologische Urinuntersuchung scheint uns die einzige, auch unter ökonomischen Aspekten vertretbare ‚prophylaktische' Maßnahme [23].

Spezielle Probleme bei Transplantatträgern und Hämodialyse-Patienten

Nierentransplantation und chronische Hämodialyse haben die Lebenserwartung von Patienten mit Analgeticanephropathie entscheidend verbessert. Das bedeutet aber anderseits, daß Analgeticaabuser an der Dialyse oder mit Nierentransplantaten die Realisation ihrer Harnwegstumoren nun erleben, während sie früher oft vor der Tumorerstmanifestation verstarben [13, 14, 24].

Harnwegstumoren bei Analgeticaabusern unter chronischer Hämodialyse bzw. mit Nierentransplantaten sind genau so häufig (10%) wie bei Abusern ohne diese Nierenersatztherapie [14]. Das heißt also: die Nierentransplantation oder die Hämodialyse per se erhöhen das Risiko für Harnwegstumoren nicht. Je länger indessen ein Analgeticaabuser mit einem Transplantat bzw. mit chronischer Hämodialysebehandlung lebt, desto höher wird sein Risiko, an einer Harnwegsgeschwulst zu erkranken. Dieser Tatsache muß die Klinik in dem Sinne Rechnung tragen, daß alle Phenacetinabuser, die mit Hämodialyse behandelt werden bzw. ein Nierentransplantat erhalten, von einem Tumorfrüherkennungsprogramm erfaßt werden. Die prophylaktische Nephroureterektomie wäre zwar die ‚Tumorprophylaxe' der Wahl, verbietet sich aber – insbesondere bei Dialysepatienten – wegen ihrer Folgen (fehlender Restnierenfunktion, Anämie). In Tabelle 4 stellen wir unseren Vorschlag zur Diagnostik und Therapie von Harnwegstumoren bei Dialysepatienten und Transplantatträgern zur Diskussion.

Tabelle 4. Betreuung der Patienten mit phenacetin-bedingter Niereninsuffizienz in bezug auf die Früherkennung von Urotheltumoren

Diagnose der Nephropathie	möglichst genaue aetiologische Abklärung wenn Analgeticaabusus ausgeschlossen – kein Tumorfrüherkennungsprogramm
Vor Dialyse oder Transplantation	zytologische Untersuchung des Urins an drei aufeinanderfolgenden Tagen
Kein Tumorverdacht	alle 6 Monate: Urinsediment und Urinzytologie
Bei Tumorverdacht	Zystoskopie, ev. retrograde Ureteropyelographie, ev. Urinzytologie im Separatharn, ev. Biopsie im tumorverdächtigen Bereich
Makroskopisch kein Tumor nachweisbar	Tumorabklärung alle 6 Monate wiederholen
Makroskopisch Tumor nachgewiesen	*Dialysepatienten:* chirurgische Tumorentfernung, auf das betroffene Organ beschränkt
	Nierentransplantatträger:
	Tumor der oberen Harnwege — Nephro-ureterektomie beidseits
	Harnblasenpapillom bzw. nicht invasives Harnblasenkarzinom — Resektion des Tumors
	invasives Harnblasenkarzinom — Exstirpation des gesamten eigenen Urothels, Anlegen einer Harnumleitung

Schlußbetrachtungen

Der Abusus phenacetinhaltiger Analgetica spielt heute – vom Zigarettenrauchen einml abgesehen – in der Ätiologie der Harnwegstumoren eine weitaus größere Rolle, als jeder andere bekannte ätiologische Faktor. Aufgrund der vorliegenden Untersuchungen beträgt das Verhältnis für die bekannten Harnwegskarzinogene bzw. Co-Karzinogene: Phenacetin : aromatische Amine : Thorotrast = 5 : 1 : 0,05 [5, 6].

Aufgrund der außerordentlich langen Induktionszeit für Harnwegstumoren bei Analgeticaabusern wird uns das Problem ‚Phenacetintumoren' sicher noch jahrzehntelang beschäftigen. Die Einführung der Rezeptpflicht für alle phenacetinhaltigen Analgetica wird zwar im Verlaufe eines Jahrzehnts zu einer Abnahme von Patienten mit Analgeticanephropathie führen, die einer Nierenersatztherapie bedürfen. Aufgrund der verbesserten Lebenserwartung der ‚verhinderten' Analgeticaabuser wird aber die Zahl der Harnwegstumoren eher noch zunehmen [13]. Allein in Basel leben zur Zeit 1500–3000 Personen, die einen Analgeticaabusus betreiben oder betrieben haben. In der ganzen Schweiz sind es zwischen 20 000 und 40 000 Menschen [25]. Für Basel gilt, wenn von den Autopsien ausgegangen wird, daß bei der Obduktion von Abusern in rund 12% der Fälle ein Urothelkarzinom zu erwarten ist. Nimmt man anderseits die anläßlich einer Autopsie oder Biopsie gefundenen

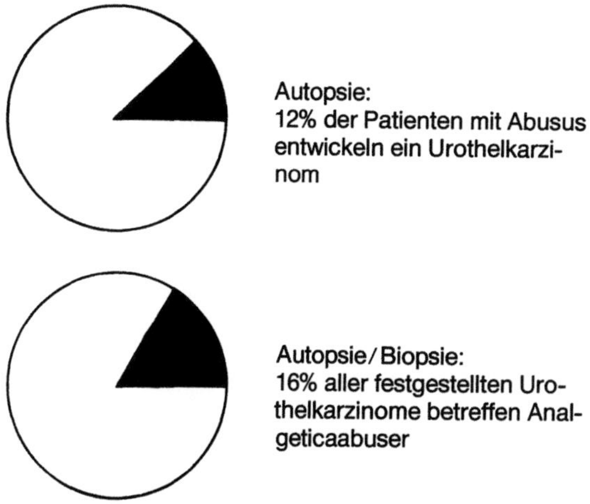

Abb. 4. Urotheltumoren und Analgetikaabusus in Basel

Autopsie:
12% der Patienten mit Abusus entwickeln ein Urothelkarzinom

Autopsie/Biopsie:
16% aller festgestellten Urothelkarzinome betreffen Analgeticaabuser

Urothelkarzinome als 100%, so kann man davon ausgehen, daß rund 16% davon durch Phenacetinabusus induziert sind (Abb. 4).

Aufgrund der vorliegenden Untersuchungen sind folgende Empfehlungen gerechtfertigt:
1. Rezeptpflicht für alle phenacetin- und paracetamolhaltigen Mischanalgetica,
2. Tumorfrüherkennungsprogramm für Dialysepatienten und Nierentransplantatträger wegen Analgeticanephropathie (eventuell für alle bekannten Phenacetinabuser),
3. Weitere epidemiologische Untersuchungen über Häufigkeit und sozialmedizinische Aspekte des Analgeticaabusus.

Literatur

1. Spühler O, Zollinger HU (1953) Die chronische interstitielle Nephritis. Z Klin Med 151:1–50
2. Hultengren N, Lagergren C, Ljungqvist A (1965) Carcinoma of the renal pelvis in renal papillary necrosis. Acta Chir Scand 130:314–320
3. Bengtsson U, Angerwall L, Ekman H, Lehmann L (1968) Transitional-cell tumours of the renal pelvis in analgesic abusers. Scand J Urol Nephrol 2:145–150
4. Johansson S, Wahlqvist I (1977) Tumors of urinary bladder and ureter associated with abuse of phenacetin-containing analgesics. Acta Pathol Microbiol Scand A 83:768–774
5. Mihatsch MJ, Manz T, Knüsli C, Hofer HO, Rist M, Guetg R, Rutishauser G, Zollinger HU (1980) Phenacetinabusus III. Maligne Harnwegstumoren bei Phenacetinabusus, Basel 1963–1977. Schweiz Med Wochenschr 110:255–264
6. Mihatsch MJ, Knüsli C (1982) Phenacetin abuse and malignant tumors. Klin Wochenschr 60:1339–1349
7. Bock KD, Hogrefe J (1972) Analgetika-Abusus und maligne Tumoren der ableitenden Harnwege. Munch Med Wochenschr 114:645–652
8. Bock KD (1973) Analgetika-Abusus und maligne Nierenbeckentumoren. In: Hascheck H (Hrsg) Probleme des Phenacetin-Abusus. H. Egermann, Wien S 227–233
9. Leistenschneider W, Nagel R (1977) Urotheltumoren und Phenacetinabusus. Therapiewoche 27:4221–4230

10. Rathert P, Melchior HJ, Lutzeyer W (1972) Abus de phénacetine et tumeurs de la voie excrétaire urinaire. J Urol Néphrol (Paris) [Suppl] 78:230–234
11. Rathert P, Melchior HJ, Lutzeyer W (1975) Phenacetin: A carcinogen for the urinary tract? J Urol 113:653–657
12. Combined report on regular dialysis and transplantation in Europe, X, 1979
13. Blohme J, Johansson S (1981) Renal pelvic neoplasmas and atypical urothelium in patients with end-stage analgesic nephropathy. Kidney Int 20:671–675
14. Mihatsch MJ, Brunner FP, Korteweg E, Rist M, Dalquen P, Thiel G (1982) Phenacetinabusus VII, Harnwegstumoren bei Dialyse-Patienten und Nierentransplantationen. Schweiz Med Wochenschr 112:1468–1472
15. Johansson S, Angerwall L, Bengtsson U, Wahlqvist L (1974) Uroepithelial tumors of the renal pelvis associated with abuse of phenacetin-containing analgesics. 33:743–753
16. Clayson DB (1976) Environmental and industrial causes of bladder tumors. In: Williams DJ, Chisholm GD (eds) Scientific foundations of urulogy. W. Heinemann, London, Vol 2, S 315
17. Donhuijsen K, Heidemann H, Richter HJ (1979) Thorostrastose und Thorotrastkarzinom der Niere. Schweiz Med Wochenschr 109:1230–1234
18. Bengtsson U, Johansson S, Angerwall L (1978) Malignancies of the urinary tract and their relation to analgesic abuse. Kidney Int 13:107–113
19. McCredie M, Ford JM, Taylor JS, Stewart JH (1982) Analgesics and cancer of the renal pelvis in New South Wales. Cancer 49:2617–2625
20. Johansson SL (1981) Carcinogenicity of analgesics: Long term treatment of Sprague-Dawley rats with Phenacetin, Phenazone, Caffeine and Paracetamol (Acetamidophen). Int J Cancer 27:521–529
21. Kunze E, Wöltjen HH, Albrecht H (1982) Absence of a complete carcinogenic effect of phenacetin on the quiescent and proliferating urothelium stimulated by partial cystectomy. A 2 year feeding study in rats. Zur Publikation eingereicht
22. Bengtsson U (1974) Phenacetin and renal pelvic carcinoma. Clin Nephrol 2:123–126
23. Dalquen P, Fasel J, Mihatsch MJ, Rist M, Rutishauser G (1980) Phenacetinabusus IV. Sind zytologische Harnuntersuchungen in der Tumorvorsoge bei Phenacetinabusern erfolgversprechend und anwendbar? Schweiz Med Wochenschr 110:302–306
24. Bengtsson U, Angerwall L (1970) Analgesic abuse and tumors of renal pelvis. Lancet I:305
25. Mihatsch MJ, Hofer HO, Gutzwiler F, Brunner FP, Zollinger HU (1980) Phenacetinabusus I: Häufigkeit, Pro-Kopf-Verbrauch und Folgekosten. Schweiz Med Wochenschr 110:108
26. Dubach UC (1967) P-amino-phenol-Bestimmung im Urin als Routinemethode zur Erfassung der Phenacetineinnahme. Dtsch Med Wochenschr 92:211–213
27. Mihatsch MJ, Torhorst J, Steinmann E, Hofer H, Stickelberger M, Bianchi L, Berneis K, Zollinger HU (1979) The morphologic diagnosis of analgesic (phenacetin) abuse. Pathol Res Pract 164:68–73
28. Hofer HO, Mihatsch MJ, Torhorst J, Knüsli C, Rist M, Rutishauser G, Zollinger HU (1979) Veränderungen der ableitenden Harnwege bei Analgetika (Phenacetinabusus). Urologie B 19:131–133
29. Prescott LF (1982) Analgesic nephropathy: A reassessment of the role of phenacetin and other analgesics. Drugs 23:75–179

Möglichkeiten der Labordiagnostik zur Erfassung von Harnblasenkarzinogenen

R. Harzmann[1], D. Gericke[2], St. H. Flüchter[1] und K.-H. Bichler[1]

Die parenterale oder perorale Zufuhr des Nitrofurantoinderivates *Formyl-Amin-Nitro-Furyl-Thiazol* (FANFT) führt bei Mäusen und Ratten nach minimalen Latenzperioden von 7 bzw. 9 Monaten zu infiltrierend wachsenden Urothelkarzinomen der Harnblase. Bei Hunden beträgt die Induktionsphase bis zum Nachweis *präinvasiver* Karzinome bei Anwendung herkömmlicher Induktionstechniken mindestens 24 Monate. Die Induktionssicherheit liegt bei 100% (Bryan 1977; Etürk et al. 1970). Durch eine chronische Irritation des Urothels, wie sie beispielsweise mit Hilfe künstlicher Harnblasensteine vorgenommen werden kann, können auch ohne Anwesenheit eines Karzinogens Harnblasenkarzinome unterschiedlicher Differenzierung induziert werden. Allerdings beträgt hier – zumindest für die Verhältnisse beim Hund – die Latenzperiode minimal fünf Jahre (Harzmann et al. 1983). Die Kombination beider Induktionstechniken – Karzinogenapplikation und simultane chronische Urothelirritation – bewirkt ein wesentlich schnelleres Tumorwachstum bzw. eine Verkürzung der Induktionsphase von 34 auf 12 Monate Versuchsdauer bis zum Nachweis *invasiver* Karzinome (Harzmann et al. 1980). Diese Ergebnisse der Grundlagenforschung bestätigen die Erfahrungen zahlreicher epidemiologischer Studien, die einerseits Zusammenhänge zwischen Karzinogenexposition und Karzinomentstehung für mehr als 30% aller Harnblasenkarzinomfälle diskutieren (Tola et al. 1980), andererseits aber auch auf die Rolle der chronischen Urothelirritation verweisen. Auf diesen Fakten beruht unter anderem die in den vergangenen 20 Jahren beobachtete drastische Zunahme der Harnblasenkarzinommorbidität insbesondere in den hochindustrialisierten Ländern. Demgegenüber spielt dieser Tumor in den Ländern der Dritten Welt nur eine untergeordnete Rolle. Auszunehmen sind hier Gebiete, in denen die Bilharziose endemisch ist. Bei diesem Krankheitsbild werden in Fällen von Harnblasenbeteiligung Plattenepithelkarzinome der Harnblase in ungewöhnlicher Häufigkeit beobachtet (Ghoneim, Awaad 1980). Als Ursache gilt die infektbedingte chronische Urothelirritation, die in ähnlicher Weise für die überdurchschnittlich große Häufigkeit dieses Tumortyps bei Patienten mit neurogener Harnblasenentleerungsstörung angeschuldigt wird (Broecker et al. 1981). Die chronische Irritation beruht hier auf der jahrelangen Anwendung von internen Urindrainagesystemen (transurethrale und suprapubische Katheter).

Epidemiologische Untersuchungen haben verschiedene Substanzen zweifelsfrei als Harnblasenkarzinogene ausgewiesen. Ein Beispiel ist das beta-Naphthylamin, das in der Reifen-, Kabel- und Gasherstellung angewandt wird. In der Farb-, Druck- und Textilindustrie spielen para-Aminodiphenyl und seine Derivate, in der

---

1 Abteilung für Urologie, Eberhard-Karls-Universität Tübingen, Calwer Straße 7, D-7400 Tübingen
2 Hoechst AG, D-6230 Frankfurt/Höchst

Druckindustrie und Photochemie Benzidin bzw. amino- und nitro-Acenaphthen eine Rolle. Alles spricht dafür, daß in verschiedenen Bereichen der Industrie eine bisher nicht abschätzbare Belastung des Arbeitsplatzes mit Substanzen erfolgt, deren karzinogene Wirkung auf das Harnblasenurothel bisher noch nicht erfaßt werden konnte.

Neben der Karzinogenbelastung am Arbeitsplatz ist die karzinominduzierende Wirkung von Pharmazeutika von besonderem Interesse. Als gesichert gilt das – verglichen mit der Harnblasenkarzinominzidenz der Normalbevölkerung – um den Faktor 45 höhere Risiko von Zyklophosphamid-Patienten, an einem Harnblasenkarzinom zu erkranken (Fuchs et al. 1981). Analoges wird für Imidazolderivate, die als Radiosensitizer verwandt werden, und Ifosphamid beschrieben. Daneben werden Metaboliten des Phenacetin als pathogenetisch wirksame Faktoren in der Genese des Harnblasenkarzinoms angesehen. Hier besitzt die Arbeitsgruppe aus Basel die umfassendsten Erfahrungen (Mihatsch et al. 1980). Danach zeigen nicht nur Nierenbecken- und Harnleiterkarzinome, sondern vor allem auch Harnblasenkarzinome zweifelsfreie Zusammenhänge mit dem Phenacetin-Langzeit-Abusus. Für diese Tumoren beträgt die mittlere Tumorinduktionszeit 28 Jahre. Da die Spitzenwerte des Phenacetinabusus in der Schweiz zwischen 1955 und 1978 liegen, muß für die unmittelbare Zukunft ein sprunghaftes Ansteigen der Harnblasenkarzinommorbidität insbesondere für jüngere Altersgruppen und Frauen erwartet werden. Hinzu kommen Zigarettenrauchen, Opiumderivate und Süßstoffe, die als Harnblasen-Kokarzinogene gelten.

Bisher ist nicht gesichert, inwieweit eine endogene Tryptophan-Entstehung Zusammenhänge mit dem Harnblasenkarzinom aufweist (Grossman 1980). Dabei hat die Prävention der Tryptophananreicherung durch Pyridoxin klinisch bisher nicht überzeugen können (Grossman 1980). Als weiteres endogenes Harnblasenkarzinogen wird Nitrosamin diskutiert. Bekannt sind erhöhte Nitrosaminwerte bei der Achlorhydrie des Magens und bei der Bilharziose der Harnblase. Beide Krankheitsbilder sind mit einer ungewöhnlichen Häufung von Karzinomen verbunden. Nach Stewart et al. 1981 beruht auch die in den letzten Jahren beobachtete Zunahme von Adenokarzinomen des Sigma nach bei benigner Grunderkrankung durchgeführter Ureterosigmoidostomie (Latenzperiode 21 Jahre und mehr) auf einer endogenen Nitrosaminsynthese nach bakterieller Reduktion von Urin-Nitraten.

Diese Daten lassen es notwendig erscheinen, über Techniken verfügen zu können, die im Vorfeld der Entstehung eines Harnblasenkarzinoms eine seiner wichtigsten Ursachen – das Harnblasenkarzinogen – erfassen können. Dies würde die Möglichkeit eröffnen, nach näherer Identifizierung einer solchen auf diesem Wege gefundenen Substanz für deren Eliminierung am Arbeitsplatz zu sorgen und damit einen Beitrag zur Senkung der Harnblasenkarzinom-Morbidität zu leisten.

Die onkogene Potenz einer Substanz wurde bisher nahezu ausnahmslos im Tierversuch untersucht. Dies hat gerade bei Fragestellungen in Zusammenhang mit dem Harnblasenkarzinom den Nachteil erheblicher Latenzperioden. Weiterhin macht eine statistisch einwandfreie Absicherung der Ergebnisse große Versuchstierzahlen erforderlich. Beides führt – ganz abgesehen von der zeitlichen Verzögerung – zu unvertretbar hohen Kosten. Als Alternative bieten sich Kurzzeittests an, die in der Lage sind, die mutagene bzw. karzinogene Wirkung einer Substanz zu erfassen. Wichtigste Aufgaben dieser Testverfahren sind: die Erfassung des letztlich wirksa-

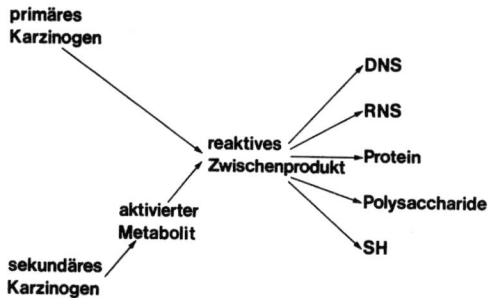

Abb. 1. Wirkungsprinzip von primären und sekundären Karzinogenen

men Karzinogens in Gemischen mit karzinogener Wirkung, die Aufklärung karzinogener Mechanismen und die Identifizierung der Karzinogenmetaboliten. Insbesondere sollen solche Testverfahren dazu dienen, die potentiell onkogene Wirkung tierexperimentell nicht ausreichend untersuchter Substanzen zu kontrollieren und im Einzelfall die Weichen für die Durchführung des Tierversuches zu stellen. Dabei gilt als grundsätzliche Forderung, daß diese Testverfahren die Möglichkeit bieten sollten, unmittelbar wirkende, d. h. primäre Karzinogene ebenso wie sekundäre Karzinogene zu erfassen. Abbildung 1 zeigt im Schema die Wirkungsweise primärer und sekundärer Karzinogene. Letztere entfalten – wie das Zyklophosphamid – erst nach metabolischer Umwandlung beispielsweise durch mikrosomale Leberenzyme ihre karzinogene Wirkung. Daraus ergibt sich die Notwendigkeit, im Test selbst den Metabolismus eines erst sekundär wirkenden Karzinogens nachzuahmen. Derzeit existieren eine Reihe von Testverfahren, die letztlich Karzinogene über deren mutagene Wirkung erfassen. Die Verwendung von Zell- bzw. Bakterienkulturen bietet dabei anders als der Tierversuch die Möglichkeit, die zu beurteilende Substanz an einer großen Zahl von Einzelindividuen untersuchen und somit statistisch zweifelsfreie Ergebnisse zu erhalten. Tabelle 1 nennt die derzeit wichtigsten Labortechniken zur Erfassung karzinogener Substanzen.

Die vorliegende Untersuchung befaßt sich insbesondere mit der experimentellen und klinischen Anwendung des von Ames et al. 1975 entwickelten bakteriellen Lebermikrosomen-Tests.

Tabelle 1. Labormethoden zur Erfassung mutagener bzw. karzinogener Substanz

Nicht-metabolisierende Testsysteme
1. Bakterienkulturen
2. Lymphozytenkulturen
3. Fibroblasten, Hamsterembryonen u.a.

Metabolisierende Testsysteme
1. „Dominant lethal"-Test
2. Zytogenetische Methoden (Knochenmark- oder Mikronukleolus-Test)
3. Host mediated assay
4. In-vitro-Systeme:
   a) Säugetierzellen + Feeder Cells
   b) Bakterien + Lebermikrosomen
5. Zelltransformation (Peritonealzelltest)

Methodik

Der Ames-Test verwendet durch Genmanipulation entwickelte histidinabhängige Mutanten von Salmonella thyphimurium, die bei Anwesenheit eines Karzinogens in den histidinunabhängig wachsenden Wildtyp des gleichem Keims rückmutieren. Dementsprechend wachsen diese sogenannten Revertanten karzinogeninduziert auf histidinfreien Nährböden zu makroskopisch zählbaren Kolonien aus. Demgegenüber zeigen die Zuchtmutanten im histidinfreien Medium kein Wachstum. Abbildung 2 zeigt im Schema das Konzept dieser Untersuchungstechnik. Da sich die Karzinogene hinsichtlich ihres Ansatzpunktes unterscheiden, wurden von Ames et al. 1975, Teststämme mit unterschiedlichen Charakteristika entwickelt. Übliche Teststämme sind TA 98, 100, 1535, 1537, 1538 u. a. Um auch sekundäre Karzinoge-

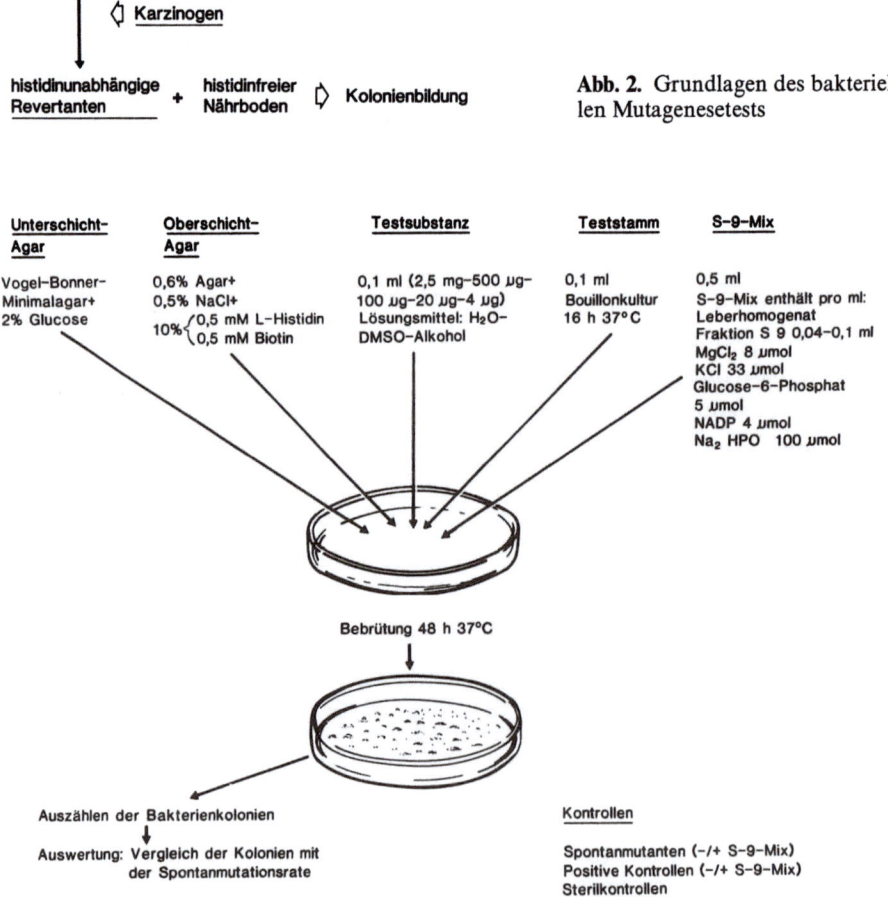

Abb. 2. Grundlagen des bakteriellen Mutagenesetests

Abb. 3. Schematische Darstellung des Salmonella typhimurium Mutagenesetests

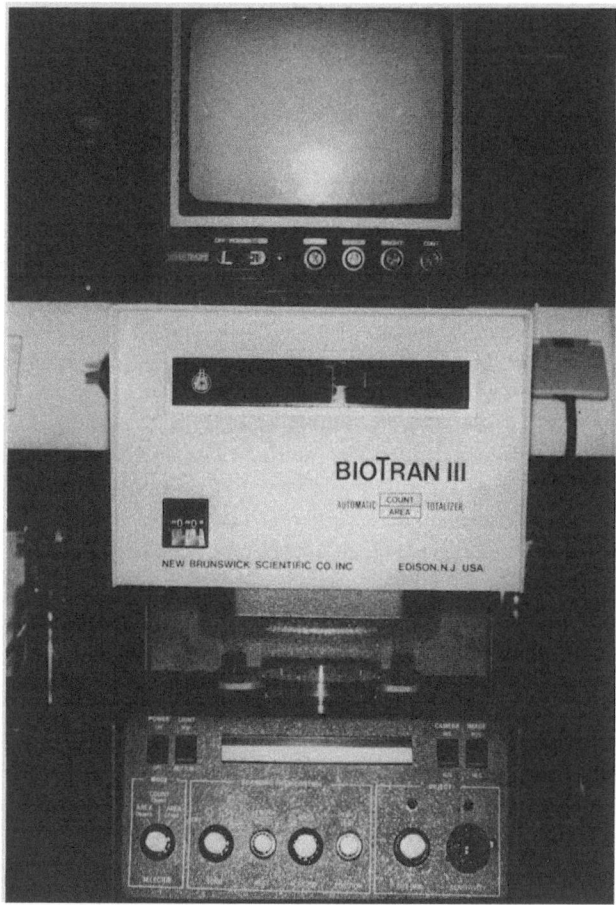

Abb. 4. Elektronisches Kolonien-Auswertungsgerät (Biotronik, D-8031 Puchheim)

ne, also erst nach Metabolisierung wirksame Substanzen erfassen zu können, wird jeder Test mit und ohne Imitation der Leberpassage durchgeführt. Diesem Zweck dient eine mit Hilfe von Arochlor induzierte Rattenlebermikrosomenpräparation, der S-9-Mix. Im direkten Vergleich mit dem Karzinogen werden Standardkarzinogene wie Aflatoxin untersucht und Sterilkontrollen durchgeführt (Gericke et al. 1977 und 1982). Nach Nährbodenbebrütung werden die auch im Normalfall auftretenden Spontanmutantenkolonien-Zahlen denen der Revertanten-Kolonien gegenübergestellt. Abbildung 3 faßt Details des Untersuchungsprogramms schematisch zusammen. Da die Auszählung der Revertanten- bzw. Spontanmutantenkolonien sehr zeitaufwendig ist, empfiehlt sich die Anwendung eines mit Videokontrolle arbeitenden Automaten (Harzmann et al. 1980, Harzmann et al. 1982), der die Auswertung elektronisch durchführt (Abb. 4). Erwähnenswert ist weiterhin, daß die Probe in verschiedener Verdünnung mit und ohne S-9-Mix untersucht wird.

Im Stoffwechselkäfig gewonnene Urine von 36 Hunden, die unterschiedlichen Behandlungsmodalitäten unterlagen, wurden untersucht. Vier dieser Tiere blieben unbehandelt (Gruppe 5), 10 Tiere erhielten mittels transurethraler Applikation einen künstlichen Harnblasenstein (Gruppe 1) aus rasch polymerisierenden Methylmethacrylaten (Harzmann et al. 1983). Sechs Hunde erhielten neben einem künstlichen Harnblasenstein 30 mg/kg Körpergewicht Orthoaminodiphenyl (Gruppe 2) in Form von subcutanen Injektionen. Acht Hunden mit künstlichen Harnblasensteinen wurden 25 mg/kg Körpergewicht FANFT zweimal pro Woche injiziert (Gruppe 3), weiteren acht Steintieren je 20 mg/kg Körpergewicht OADP und FANFT ebenfalls zweimal pro Woche (Gruppe 4). Verschiedene Urinquantitäten dieser Versuchstiergruppe wurden in unterschiedlicher Verdünnung mit und ohne S-9-Mix untersucht.

Analog wurde der Salmonella thyphimurium-Test auch bei Phenacetinabusern (n = 16) und Kettenrauchern (n = 21) angewandt. Parallel dazu erfolgte die Untersuchung von Urinproben in Fällen von Harnblasenkarzinomen der Stadien T_2-T_4 (n = 16). Das Alter der Patienten lag zwischen 52 und 73 Jahren, da Verhältnis von Männern zu Frauen bei 2,5 zu 1. Untersucht wurden jeweils 24 Stunden-Sammelurine, wobei nach Möglichkeit darauf geachtet wurde, daß die Patienten zum Zeitraum der Sammelperiode keine Medikamente zu sich nahmen. Auch diese Sammelurine wurden in verschiedener Verdünnung mit und ohne Zusatz von S-9-Mix untersucht.

Ergebnisse

Zunächst wurden 24-Stundenurine aller Hunde der fünf verschiedenen Versuchsgruppen mit Hilfe des bakteriellen Mutagenesetests unter Verwendung des Testerstammes TA 100 mit und ohne S-9-Mix untersucht. Das Urinvolumen betrug jeweils 0,1 ml bei einer Verdünnung von 1 : 3. Tiere, die Injektionen von OADP, FANFT oder beiden Substanzen erhalten hatten, wurden jeweils drei Tage nach der letzten Injektion in die Untersuchung einbezogen. Abbildung 5 zeigt, daß bei den unbehandelten Kontrolltieren (Gruppe 5), den allein mit Pellets behandelten (Gruppe 1) und den zusätzlich mit OADP therapierten Tieren (Gruppe 2) kein signifikanter An-

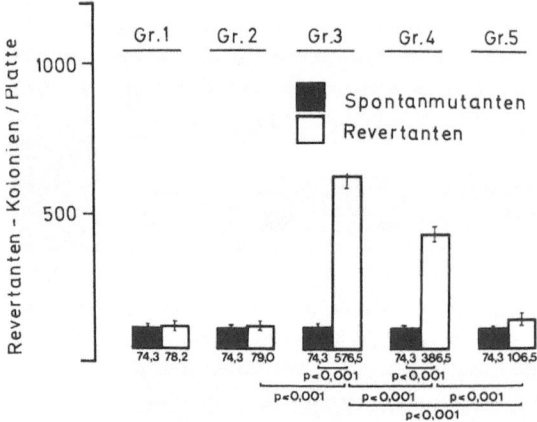

Abb. 5. Bakterieller Mutagenesetest im Urin im Rahmen der Harnblasenkarzinominduktion beim Hund (n = 36). Spontanmutantenkolonienzahl und Revertantenkolonienrate pro Platte bei Anwendung des Teststammes *FA 100*. Urinvolumen 0,1 ml, Urinverdünnung 1 : 3, Befund drei Tage nach Karzinogeninjektion (Gruppe *2, 3, 4*)

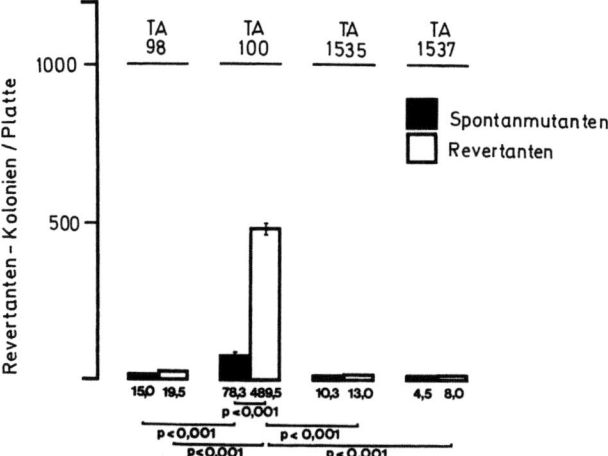

Abb. 6. Bakterieller Mutagenesetest im Urin im Rahmen der Harnblasenkarzinominduktion beim Hund (n = 36). Spontanmutantenkolonienzahl und Revertantenkolonienrate bei Verwendung der Stämme *TA 98, TA 100, TA 1535, TA 1537*. Urinvolumen 0,1 ml, Urinverdünnung 1 : 3. Befund drei Tage nach Karzinogeninjektion, Versuchsgruppe 3 (FANFT, Pellets)

stieg der Zahl der Revertantenkolonien pro Platte festzustellen war. Demgegenüber zeigte sich ein offensichtlich dosisabhängiger Effekt in den mit FANFT behandelten Gruppen 3 und 4. Die Rate der Revertantenkolonienzahl lag dabei entsprechend der höheren Injektionsmenge an FANFT in Gruppe 3 höher als bei Tieren der Gruppe 4.

Da diese Untersuchungen gezeigt hatten, daß eine Ausscheidung mutagener Substanzen lediglich in den Gruppen 3 und 4 zu erwarten war, wurden weitere Untersuchungen ausschließlich an Tieren dieser beiden Gruppen durchgeführt. Die zunächst untersuchte Empfindlichkeit verschiedener Teststämme gegenüber Metaboliten von FANFT ergab eine hohe Empfindlichkeit bei Verwendung des Teststammes 100. Demgegenüber war mit Hilfe der Stämme 98, 1535 und 1537 der Nachweis mutagener Substanzen im Urin dieser Tiere nicht zu führen. Abbildung 6 zeigt die Ergebnisse des Tests ohne Verwendung von S-9-Mix. Die Kontrollen mit S-9-Mix zeigten keine Änderung der Befunde. Im übrigen entsprachen die Versuchsbedingungen exakt denen der orientierenden Erstuntersuchung (Urinvolumen 0,1 ml, Verdünnung 1 : 3, Abb. 5).

Sammelurine von Tieren der Gruppe 3 wurden auch hinsichtlich des Einflusses der Urinverdünnung untersucht. Die Verdünnung erfolgte im Verhältnis 1 : 2, 1 : 5 und 1 : 10. Dabei zeigte sich, daß im konzentrierten Urin die bakteriostatische bzw. bakterizide Wirkung des Nitrofurantoinderivates FANFT voll zum Tragen kommt: die Revertantenrate lag bei maximal 100 Revertantenkolonien pro Platte. Demgegenüber wurden hohe Kolonienzahlen mit Werten um 1200 gefunden bei Verdünnungen des Urins im Verhältnis 1 : 5 bzw. 1 : 10. Hier überwiegt die mutagene Wirkung von FANFT den bakteriotoxischen Effekt. Abbildung 7 zeigt die ebenfalls mit und ohne S-9-Mix erzielten Befunde. Auch hier konnte keine Ergebnisänderung bei Nachahmung der Leberpassage mit Hilfe von S-9-Mix festgestellt werden.

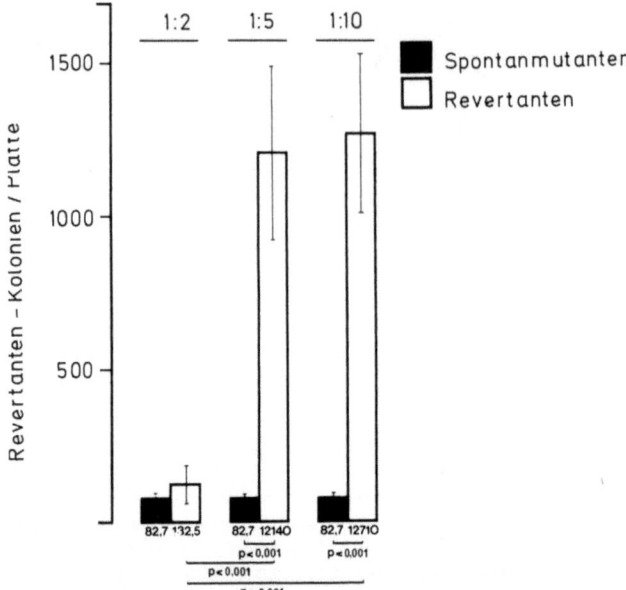

Abb. 7. Einfluß der Urinverdünnung auf das Ergebnis des bakteriellen Mutagenitätstests im Rahmen der Harnblasenkarzinominduktion beim Hund (n=36). Die Revertantenkolonienzahl pro Platte liegt infolge FANFT-induzierter toxischer Effekte bei geringer Verdünnung bei Werten um 100 Kolonien, während die Verdünnung 1 : 5 bis 1 : 10 die volle mutagene Effektivität der Substanz erkennen läßt. Urinvolumen 0,1 ml, Urin von Tieren der Versuchsgruppe 3, Befund drei Tage nach Karzinogeninjektion, Teststamm *TA 100*

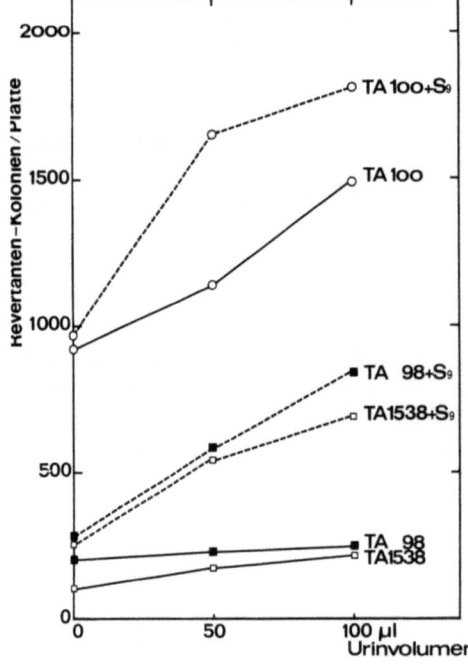

Abb. 8. Bakterieller Mutagenesetest im Urin von Phenacetinabusern (n=16). Die Verwendung unterschiedlicher Urinvolumina zeigt bei Verwendung des Teststammes *TA 100* mit und ohne S-9-Mix hohe Revertantenkolonienzahlen pro Platte. *TA 98* und *TA 1538* reagieren nur bei zusätzlicher Anwendung des S-9-Mix

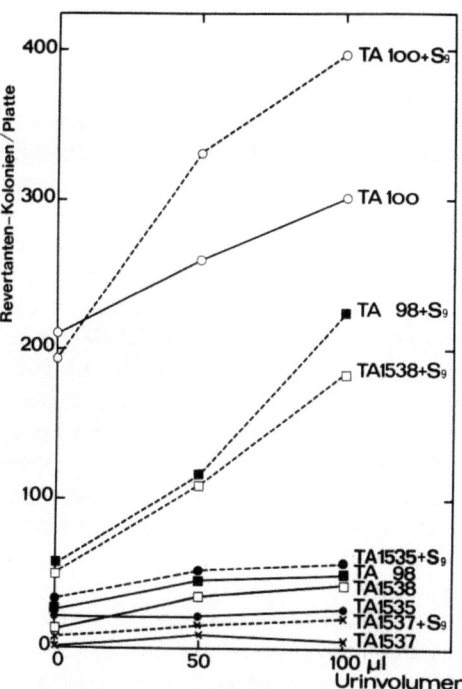

Abb. 9. Bakterieller Mutagenesetest im Urin von Kettenrauchern (n=21). Unterschiedliche Urinvolumina zeigen für den Teststamm *TA 100* mit und ohne S-9-Mix Revertantenkolonienzahlen von 280–390 Kolonien pro Platte. *TA 98* und *TA 1538* reagieren nur bei Anwendung des S-9-Mix-Testes, *TA 1535* und *TA 1537* zeigen keinen Mutagennachweis

Die Untersuchung verschiedener Urinvolumina von 24-Stundenurinen von Patienten mit Phenacetinabusus zeigte in Übereinstimmung mit dem Tierversuch eine hohe Empfindlichkeit des Teststammes TA 100 gegenüber den Metaboliten des Phenacetin. Wesentlich erscheint, daß die Revertanten-Kolonienzahl pro Platte bei zusätzlicher Verwendung des S-9-Mix deutlich höher lag als bei S-9-Mix-freien Testansätzen. Die Empfindlichkeit von TA 98 und TA 1538 war spontan gering, zeigte jedoch bei Anwendung des S-9-Mix eine deutliche Steigerung der Revertantenrate. Diese Befunde lassen vermuten, daß neben metabolisierten Mutagenen auch unveränderte sekundäre Mutagene bzw. Karzinogene ausgeschieden werden (Abb. 8).

Die Ergebnisse bei Kettenrauchern (n=21) zeigen ähnliche Verhältnisse. Auch hier bestehen eine hohe Empfindlichkeit bei Anwendung des Teststammes TA 100 und eine Steigerung der Revertantenkolonienzahl pro Platte bei Anwendung des S-9-Mix. Die Revertantenkolonienzahl pro Platte war jedoch signifikant niedriger als bei Verwendung von Urin bei Phenacetinabusus. Die Stämme TA 98, 1535, 1537 und 1538 reagierten ohne S-9-Mix nicht. Die Simulierung der Leberpassage führte lediglich bei Verwendung des Teststammes 1538 zu einer signifikanten Steigerung der Revertantenkolonienzahl pro Platte (Abb. 9).

Die Untersuchung des Urins von Harnblasenkarzinompatienten (n=16) ergab bei Anwendung der Teststämme TA 98, TA 100, TA 1535, TA 1537, TA 1538 mit und ohne S-9-Mix keine signifikant über der Spontanmutantenrate liegenden Kolonienzahlen.

Diskussion

Ausgehend von den experimentell und klinisch gewonnenen Erfahrungen kann festgestellt werden, daß der bakterielle Mutagenesetest geeignet ist, im Urin entsprechend exponierter Tiere bzw. Personen mutagene Substanzen bzw. Karzinogene nachzuweisen. Dabei konnte gezeigt werden, daß es notwendig ist, zur kompletten Erfassung unterschiedlicher mutagener Substanzen mehrere Teststämme mit und ohne S-9-Mix zu verwenden. Im Tierversuch ergab sich darüberhinaus neben einer Dosisabhängigkeit auch ein bemerkenswerter Einfluß der Urinverdünnung auf das Testergebnis. Ausgehend von den experimentellen Befunden ist bei FANFT-behandelten Tieren im Urin zweifelsfrei die Anwesenheit eines Mutagens bzw. Karzinogens festzustellen. Dies trifft nicht zu für Tiere, die mit OADP behandelt wurden. Somit kann der mehrfach publizierten Ansicht, Orthoaminodiphenyl sei ein Harnblasenkarzinogen, nicht zugestimmt werden. Dies deckt sich auch mit der eigenen experimentellen Erfahrung (Harzmann et al. 1980), daß die OADP-Langzeitbehandlung bei gleichzeitiger Anwesenheit eines künstlichen Harnblasensteins nicht zum Harnblasenkarzinom führt, während FANFT- und Pellet-Behandlung Harnblasenkarzinome in kurzer Zeit induzieren.

Die anhand epidemiologischer Studien getroffene Feststellung, Phenacetinabusus erhöhe nicht nur das Risiko, an einem Nierenbecken- und Harnleiterkarzinom, sondern auch an einem Harnblasenkarzinom zu erkranken, wird im Mutagenesetest nachdrücklich bestätigt. Hier finden sich insbesondere bei Anwendung des Teststammes TA 100 hohe Revertantenkolonienzahlen pro Platte als Ausdruck der Anwesenheit mutagener Substanzen. Ganz offensichtlich handelt es sich dabei nicht um das Phenacetin selbst, sondern um seine Metaboliten. Somit muß Phenacetin als sekundäres Mutagen bzw. Karzinogen eingestuft werden. Seine karzinogene Wirkung wird offensichtlich erst über Metaboliten, das Hydroxy- bzw. das Azetyl-Phenacetin entfaltet (Shudo et al. 1979). Dabei ist allerdings festzustellen, daß der Nachweis mutagener Substanzen im Urin noch nichts über die Chemie dieser Substanz aussagt. Erst die Erfassung sämtlicher Phenacetinmetaboliten und deren direkte Untersuchung im bakteriellen Mutagenesetest kann dies ermöglichen. Die gleiche Aussage gilt für die beim Kettenraucher erhobenen Befunde. Der Nachweis mutagener Substanzen im Urin sagt auch hier primär nichts über die Chemie dieses Mutagens. Auch ist festzustellen, daß offensichtlich nur geringe Quantitäten an mutagenen Substanzen ausgeschieden werden.

Die Tatsache, daß Patienten mit Harnblasenkarzinom keinen einheitlich positiven Mutagenesetest aufweisen, erscheint zunächst überraschend. Da jedoch die Latenzphase bis zur Entwicklung eines Harnblasenkarzinoms zwischen 20 und 30 Jahren liegt, muß diskutiert werden, daß das primär wirksame Karzinogen nicht mehr einwirkt (Änderung des Arbeitsplatzes, Pensionierung), dennoch aber als primärer Induktor des Harnblasenkarzinoms in Frage kommt. Somit ist der Schluß, daß das negative Mutageneseergebnis beim Harnblasenkarzinom für diese Fälle einen Zusammenhang mit einem Harnblasenkarzinogen ausschließt, nicht zulässig.

Kritisch ist für den Gesamtkomplex Mutagenesetestverfahren anzumerken, daß Mutagen und Karzinogen einander weitgehend entsprechen, jedoch nicht deckungsgleich sind. Dies ist eine wesentliche Schwachstelle des bakteriellen Mutagenesetests, der somit im Einzelfall durchaus der weiteren Abklärung mit Hilfe des Tierversuchs bedarf.

Die bisherigen Erfahrungen mit dem bakteriellen Mutagenesetest lassen es berechtigt erscheinen, dieses Testverfahren bei entsprechend exponierten Risikogruppen anzuwenden. Der breiten Anwendung des Tests steht bisher seine personelle und zeitliche Aufwendigkeit entgegen. Eine weitergehende Automatisierung des Untersuchungsprogramms kann hier Abhilfe schaffen. Gerade auf diesem Gebiet eröffnen sich Möglichkeiten einer besonders effektiven Zusammenarbeit zwischen Arbeitsmedizinern, Epidemiologen und Urologen. Es erscheint denkbar, daß bei Optimierung einer solchen Zusammenarbeit ein Konzept der präventiven Onkologie gerade im Hinblick auf das Harnblasenkarzinom zu realisieren wäre.

Zusammenfassung

Die in den Industrienationen beobachtete Häufigkeitszunahme des Harnblasenkarzinoms wird überwiegend Umweltfaktoren angelastet. Bekannt ist die karzinogene Wirkung von beta-Naphthylamin, para-Aminodiphenyl und Amino- bzw. Nitroazenaphthen. Darüberhinaus werden Nitrofurantoinderivate und Phenacetinmetaboliten als Harnblasenkarzinogene diskutiert. An Stelle von kosten- und zeitintensiven Tierversuchen erscheinen in-vitro-Testverfahren, wie der bakterielle Mutagenesetest (Salmonella thyphimurium) als Möglichkeit, mutagene bzw. karzinogne Substanzen im Urin nachzuweisen.

36 Hunde, die mit verschiedenen Karzinogenen parenteral behandelt worden waren, wurden mit Hilfe des Salmonella thyphimurium-Tests hinsichtlich der Karzinogenausscheidung im Urin untersucht. Dieses Testverfahren erwies sich als eine Methode, mit deren Hilfe der Nachweis von mutagenen bzw. karzinogenen Substanzen im Urin gelingt. Bei 16 Phenacetinabusern und 21 Kettenrauchern wurden im Urin ebenfalls mutagene Substanzen nachgewiesen. Untersuchungen von Bevölkerungsgruppen mit entsprechendem Arbeitsplatzrisiko könnten mit Hilfe des Mutagenesetestverfahrens im Vorfeld der Entstehung eines Harnblasenkarzinoms Aufschlüsse über den aktuellen Gefährdungsgrad liefern und damit eine Betreuung dieser Bevölkerungsgruppen im Sinne einer präventiven Onkologie möglich machen.

Literatur

Ames BN, Mc Cann J, Yamasaki E (1975) Methods for detecting carcinogens and mutagens with Salmonella/mammalian microsome mutagenicity test. Mutat Res 31:347–364

Broecker BH, Klein FA, Hackler RH (1981) Cancer of the bladder in spinal cord injury patients. J Urol 125:196–197

Bryan GT (1977) The pathogenesis of experimental bladder cancer. Cancer Res 37:2813–2816

Ertürk E, Atassi SA, Yoshida O, Cohen SM, Price JM, Bryan GT (1970) Comparative urinary and gall bladder carcinogenicity of N-(4-(5-Nitro-2-furyl)-2-Thiazolyl)-formamide and N-(4-(5-Nitro-2-Furyl)-2-Thiazolyl)-Acetamide in the dog. J Natl Cancer Inst 45:535–542

Fuchs EF, Kay R, Poole R, Barry JM, Pearse HD (1981) Uroepithelial carcinoma in association with cyclophosphamide ingestion. J Urol 126:544–545

Gericke D (1982) Zur Problematik der mikrobiellen Mutagenitätstests. Onkologie 5:30–35

Gericke D, Harzmann R, Bichler K-H, Grötsch H (1977) Carcinogen control in the urine of dogs during bladder carcinogenesis. Naturwissenschaften 64:392

Ghoneim MA, Awaad HK (1980) Results of treatment in carcinoma of the bilharzial bladder. J Urol 123:850–852

Grossman HB (1980) Das Blasenkarzinom. Extr Urol 3:55–84

Harzmann R, Gericke D, Altenähr E, Bichler K-H (1980) Induction of a transplantable urinary bladder carcinoma in dogs. Invest Urol 18:24–28

Harzmann R, Gericke D, Altenähr E, Bichler K-H (1980) Chemische Induktion transplantabler Harnblasenurothelkarzinome des Hundes. Urol Int 35:340–356

Harzmann R, Gericke D, Bichler K-H (1980) Evidence of urinary bladder carcinogens in the urine: experimental and clinical studies. Urol Res 8:242

Harzmann R, Gericke D, Bichler K-H (1982) Praeventive Onkologie beim Harnblasenkarzinom: Karzinogenerfassung im Urin. Helv Chir Acta 49:409–414

Harzmann R, Schubert GE, Gericke D, Altenähr E, Bichler K-H (1983) Morphology of the urinary bladder following long-term experimental irritation of the urothelium. Urol Int 38:166–172

Mihatsch MJ, Manz T, Knüsli C, Hofer HO, Rist M, Guetg R, Rutishauser G, Zollinger HU (1980) Phenacetinabusus III. Maligne Harnwegstumoren bei Phenacetinabusus in Basel 1963–1977. Schweiz Med Wochenschr 110:255–264

Shudo K, Ohta T, Orihara Y, Okamoto T, Nogao M, Takahashi Y, Sigimura T (1979) Mutagenicities of phenacetin and its metabolites. Mutat Res 58:367–370

Stewart M, Hill MJ, Pugh RCB, Williams JP (1981) The role of N-nitrosamine in Carcinogenesis at the ureterocolic anastomosis. Br J Urol 53:115–118

Tola S, Tenko M, Korkala ML, Jaervinen E (1980) Cancer of the urinary bladder in Finland: association with occupation. Int Arch Occup Environ Health 46:43–51

Die multifaktorielle Mehrstufenkarzinogenese am Harnblasenurothel

E. KUNZE[1]

Allgemeine Betrachtungen zur kausalen und formalen Genese von Harnblasentumoren

Über die Ätiologie von Harnblasenneoplasien ist im Vergleich zu anderen Organtumoren durch intensive epidemiologische Untersuchungen seit Rehn (1895) relativ viel bekannt. So sind bis heute vier chemische Verbindungen – das β-Naphthylamin, Benzidin, 4-Aminodiphenyl und Chlornaphazin – als sichere Karzinogene für die menschliche Harnblase identifiziert worden (Literaturübersicht vergl. Temkin 1963; Wolf et al. 1969; Hueper 1969; Sarma 1969; Clayson 1975; Wynder u. Goldsmith 1977; Skrabanek u. Walsh 1981). Weitere Substanzen wie z.B. das Auramin, Magenta, Dianisidin und o-Toluidin werden als potentielle Urothelkarzinogene diskutiert. Ferner sind eine ganze Reihe von Berufen bekannt, die mit einem erhöhten Risiko für die Entwicklung eines Harnblasentumors einhergehen, wobei es allerdings bisher nicht gelungen ist, die zugrundeliegenden karzinogenen Mechanismen genauer aufzuklären. Dazu gehören insbesondere Beschäftigte in der Farben-, Gummi-, Textil-, Metall- und kohleverarbeitenden Industrie sowie im Druckereigewerbe (Case u. Hosker 1954; Tsuji 1962; Hueper 1962; Temkin 1962; Wynder et al. 1963; King u. Bailar 1966; Hueper 1969; Wolf et al. 1969; Anthony u. Thomas 1970; Guira 1971; Cole et al. 1972; Veys 1974; Oyasu u. Hopp 1974; Fox et al. 1974; Tsuchiya 1975; Wynder u. Goldsmith 1977). Berufe wie z.B. Ingenieure, Elektriker, Schneider, Friseure, Krankenschwestern, Köche sowie Arbeiter in der Kabel-, Glas- und lederverarbeitenden Industrie sind ebenfalls mit einer Erhöhung des relativen Risikos verbunden (Wynder et al. 1963; Davies 1965; Dunham et al. 1968; Anthony u. Thomas 1970; Veys 1974; Fox et al. 1974; Schafer u. Schafer 1976; Wynder u. Goldsmith 1977). Schließlich gilt die Assoziation zwischen einer Bilharziose und Entwicklung von Tumoren in der Harnblase als erwiesen (Literaturübersicht vergl. Wolf et al. 1969; Skrabanek u. Walsh 1981; El-Bolkainy u. Chu 1981). Nachdem jahrzehntelang der Schwerpunkt epidemiologischer Studien bei der Erfassung karzinogener Noxen in der Arbeitsumwelt gelegen hat, kristallisiert sich heute immer klarer heraus, daß außerberufliche Umwelteinflüsse und bestimmte Lebensgewohnheiten wie z.B. das Rauchen, ein Analgetikaabusus und das Kaffeetrinken eine große Rolle spielen.

Die bisher gewonnenen Erkenntnisse sollten jedoch nicht darüberhinwegtäuschen, daß die Ätiologie von etwa 80% der Harnwegtumoren nach wie vor unbekannt ist. Dies legt die Vermutung nahe, daß die Urothelkarzinogenese wesentlich komplexer abläuft, als man sich dies lange Zeit vorgestellt hat, und deswegen kau-

---

[1] Zentrum Pathologie der Universität Göttingen, Robert-Koch-Str. 40, D-3400 Göttingen (Mit Unterstützung der Deutschen Forschungsgemeinschaft und der Büttner-Stiftung Göttingen)

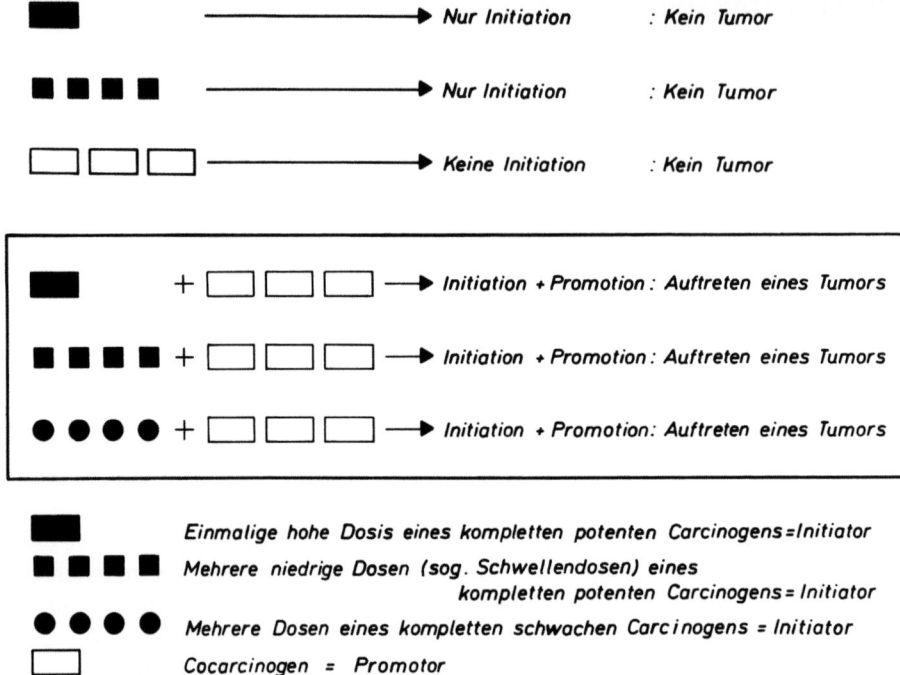

Abb. 1. Verschiedene Möglichkeiten einer multifaktoriellen Mehrstufenkarzinogenese am Urothel der ableitenden Harnwege

salgenetisch schwer zu analysieren ist. Eine Reihe von Argumenten spricht dafür, daß die Mehrzahl der Harnblasentumoren nicht durch ein allein wirksames potentes *Karzinogen* im Rahmen einer Solitärkarzinogenese, sondern durch die synergistische Wirkung mehrerer, unterschiedlich zu bewertender kausaler Faktoren im Sinne einer multifaktoriellen *Mehrstufenkarzinogenese* induziert wird (Literaturübersicht vergl. Berenblum 1974; Cohen 1979; Farber u. Cameron 1980; Hecker 1975; Sivak 1979; Hecker 1981; Hicks 1981). Das Prinzip der plurifaktoriellen *Karzinogenese* beinhaltet eine vielschichtige Problematik mit schwer überschaubaren Zusammenhängen und macht verständlich, daß in letzter Zeit trotz intensiver Forschung nur relativ bescheidene Fortschritte in der Aufklärung der Ätiologie von Harnblasentumoren gemacht wurden.

Die Theorie der multifaktoriellen Mehrstufenkarzinogenese, die in ihren Grundzügen auf die klassischen Experimente von Berenblum an der Haut zurückgeht (Literaturübersicht bei Berenblum 1974), besagt, daß primär ein komplettes *Karzinogen* die entscheidende maligne Zelltransformation verursacht und in einem zweiten Schritt bzw. mehreren, aufeinanderfolgenden Schritten durch nicht-karzinogene, meist proliferationsstimulierende Kokarzinogene das Tumorwachstum erst realisiert wird. Der erste Vorgang wird als Initiation, der zweite Prozeß als Promotion bezeichnet. Die Initiation kann im Tierexperiment durch eine einmalige hohe Dosis oder mehrere sogenannte Schwellendosen eines potenten Karzinogens oder durch Einwirkung mehrerer Dosen eines primär schwachen Karzinogens in die Wege geleitet werden (Abb. 1). Im Gegensatz zur Solitärkarzinogenese reicht bei einer multifaktoriellen Karzinogenese der komplette karzinogene Reiz jedoch allein nicht zur Induktion eines Tumors aus. Erst das Hinzukommen promovierender Kokarzinogene führt zu einem overten Tumorwachstum. Danach kommt den nicht-karzinogenen Promotoren als Realisatoren möglicherweise eine wichtigere Rolle bei der Tumorinduktion als den eigentlichen Karzinogenen zu. Während ein initiierendes komplettes Karzinogen nur kurzfristig einzuwirken braucht, muß der Promotor über einen längeren Zeitraum einwirken, damit der initiierte karzinogene Prozeß fortgesetzt und vollendet wird. Im Gegensatz zur Initiation, die irreversibel ist – es sei denn, daß Repariermechanismen die geschädigte DNA beseitigen (Harbers 1978; Roberts 1980) – kann die Promotion nach Wegfall des Reizes zum Stillstand kommen und sogar reversibel sein.

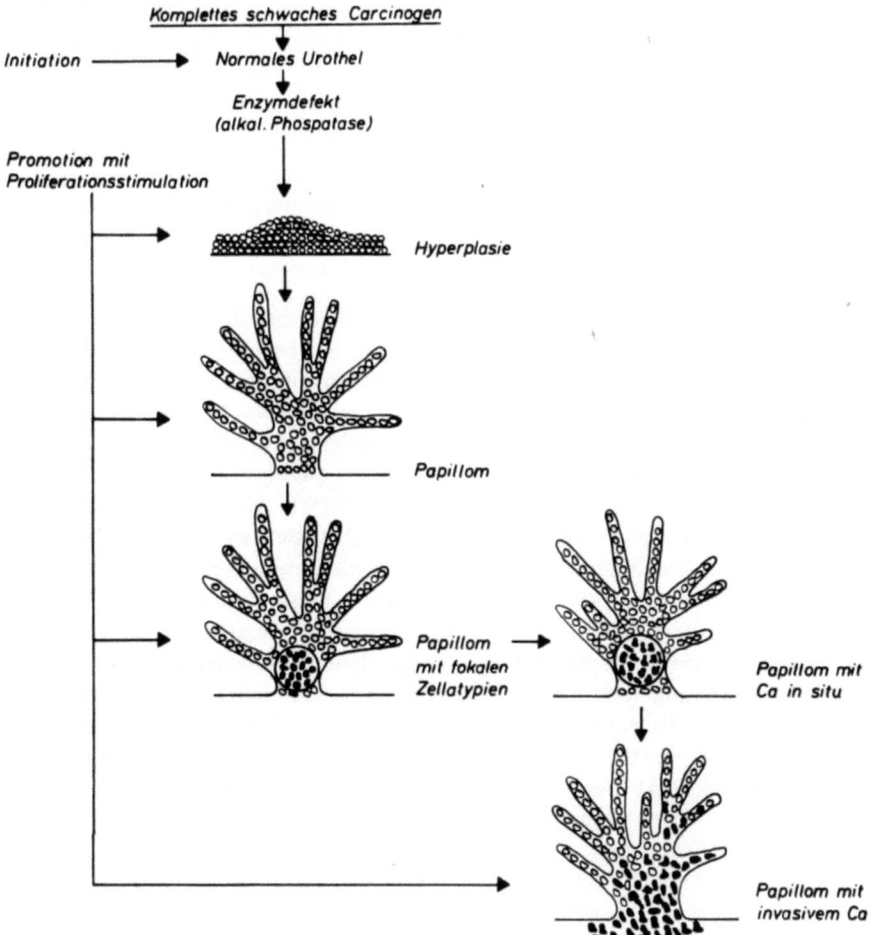

Abb. 2. Entwicklung von Harnblasenkarzinomen über verschiedene, sukzessiv aufeinanderfolgende Transformationsstadien im Sinne einer Mehrstufenkarzinogenese

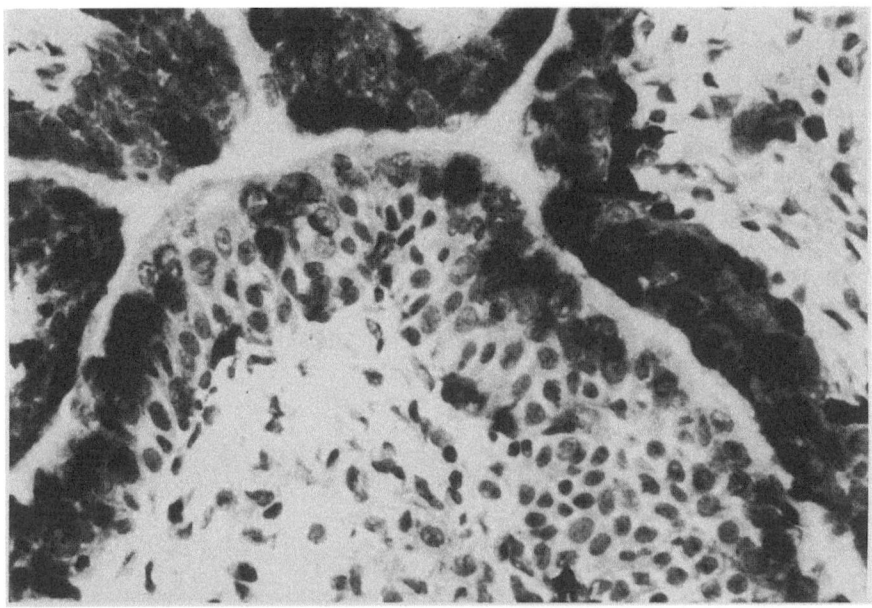

Abb. 3. Präneoplastischer Enzymdefekt der alkalischen Phosphatase an der Harnblasenscheimhaut der Ratte nach Applikation von Di-N-Butyl-nitrosamin (positive Reaktionsniederschläge *schwarz*)

Mit welchen Schwierigkeiten die Suche nach kausal beteiligten Faktoren einer multifaktoriellen Urothelkarzinogenese verbunden ist, beweist die Tatsache, daß viele chemische Verbindungen nicht direkt karzinogen wirken, sondern erst nach einer Metabolisierung karzinogene Eigenschaften erhalten wie z. B. urothelkarzinogene aromatische Amine (Literaturübersicht vergl. Miller u. Miller 1969; Miller u. Miller 1979; Miller u. Miller 1981) und Nitrosamine (Krüger 1972; Blattmann u. Preussmann 1974). Darüber hinaus gibt es eine Anzahl von Karzinogenen und Kokarzinogenen, die erst im Organismus selbst synthetisiert werden. Die endogene Entstehung von Nitrosaminen im Magen bei Vorhandensein von Nitrit bzw. Nitrat und sekundären oder tertiären Aminen ist ein gutes Beispiel hierfür (Sander 1971; Sander u. Schweinsberg 1972; Literaturübersicht vergl. Preussmann 1975). Für den Harnwegstrakt ist diese Möglichkeit vor allem dann von Bedeutung, wenn eine chronische Entzündung vorliegt und bestimmte Bakterien Nitrat zu Nitrit reduzieren und damit eine Nitrosierung in der Blase selbst in die Wege leiten (Hawksworth u. Hill 1971; Hawksworth u. Hill 1974; Radomski et al. 1978; Literaturübersicht vergl. Preussmann 1975). Der gleiche Mechanismus wird neuerdings auch für die Entwicklung von Harnblasentumoren bei Bilharziose diskutiert (El-Aaser et al. 1979; Literaturübersicht vergl. El-Aaser u. El-Merzabani 1981).

Hinweise für eine multifaktorielle Mehrstufenkarzinogenese am Urothel der ableitenden Harnwege lassen sich aus tierexperimentellen Untersuchungen vor allem von Hicks und Mitarbeitern ableiten. Diese Autoren konnten durch eine einmalige intravesikale Applikation einer „subkarzinogenen" Dosis von N-Methyl-N-nitrosoharnstoff als initiierendes komplettes Karzinogen und anschließende Applikation von künstlichen Süßstoffen als mögliche Promotoren Harnblasentumoren in einer Inzidenz bis 52% nach Gabe von Saccharin und bis 58% nach Zufuhr von Cyclamat induzieren, während die alleinige Verabreichung künstlicher Süßstoffe nur bei einzelnen Versuchstieren karzinogen wirkte (Hicks 1980, 1981). Zu analogen Ergebnissen kamen Cohen et al. (1979), welche die Anzahl N-[4-(5-Nitro-2-furyl)-2-thiazolyl]formamid-induzierter Harnblasentumoren durch Zufuhr von Saccharin und DL-Tryptophan erheblich steigerten. Nakanishi et al. (1978) konnten schließlich nach einer vierwöchigen Applikation des potenten Urothelkarzinogens N-Butyl-N-(4-hydroxybutyl)-nitrosamin in einer hohen Gesamtdosis die Inzidenz von Harnblasentumoren durch eine anschließende 30wöchige Verabreichung von Phenacetin verdreifachen; nach Applikation einer niedrigen Karzinogendosis traten bei zusätzlicher Gabe von Phenacetin immer noch doppelt so viele Tumoren als nach alleiniger Ein-

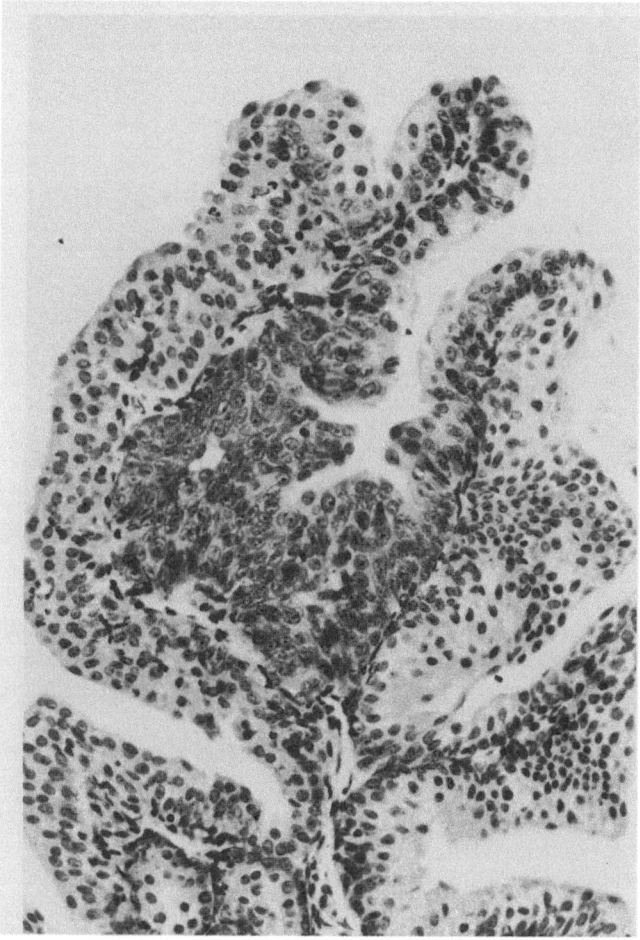

Abb. 4. Scharf begrenzter Herd mit hochgradig atypischen Zellen im Bereich eines Papilloms der Harnblase bei der Ratte nach Applikation von N-Butyl-N-(4-hydroxybutyl)-nitrosamin (Kunze et al. 1976)

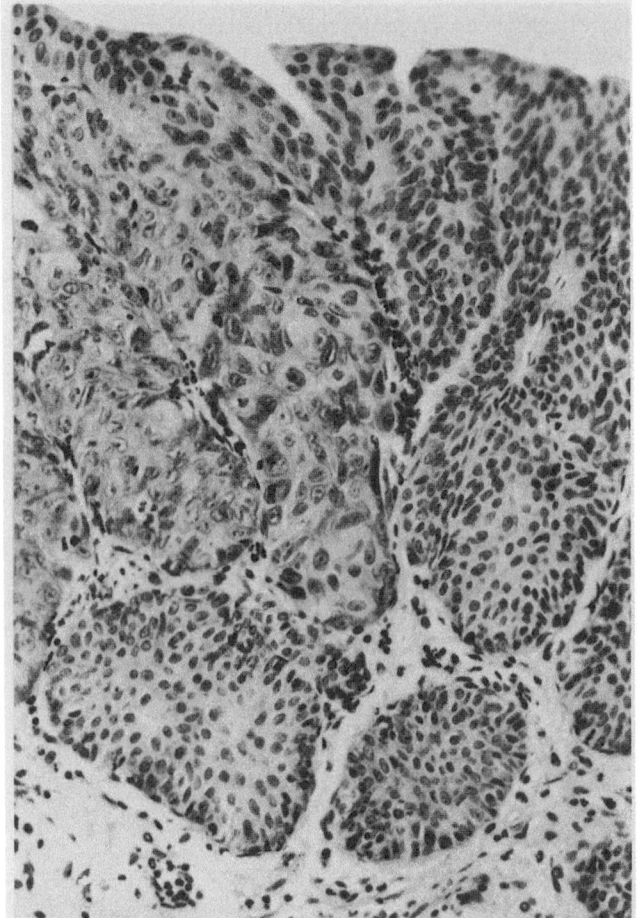

Abb. 5. Karzinoma in situ in einem N-Butyl-N-(4-hydroxybutyl)-nitrosamin-induzierten Harnblasenpapillom der Ratte mit gutartig erscheinden Papillomstrukturen in der Umgebung (Kunze et al. 1976)

wirkung von Butylbutanolnitrosamin auf. Auch die Untersuchungen von Ito et al. (1974) mit N-Butyl-N-(4-hydroxybutyl)-nitrosamin als initiierendes Karzinogen und N-2-Fluorenylacetamid in einer nichtkarzinogenen Dosis sind mit einer plurifaktoriellen Mehrstufenkarzinogenese in Einklang zu bringen.

Eng verbunden mit einer kausalgenetisch multifaktoriellen Karzinogenese ist formalgenetisch das Konzept der Mehrstufenkarzinogenese am Urothel. Danach entwickelt sich ein Harnblasenkarzinom nicht plötzlich, sondern während eines langen Zeitraumes über verschiedene Stadien (Abb. 2). Im Tierexperiment konnten wir seinerzeit bei der Entwicklung von Harnblasenkarzinomen mehrere sukzessiv aufeinanderfolgende Transformationsstadien unterschiedlicher biologischer Wertigkeit nachweisn (Kunze et al. 1975, 1976; Kunze 1979). Als erstes lichtoptisch erkennbares Stadium der Karzinogenese ergaben sich an histologisch unauffälligem Urothel histochemisch irreversible präneoplastische Enzymdefektbezirke der alkalischen

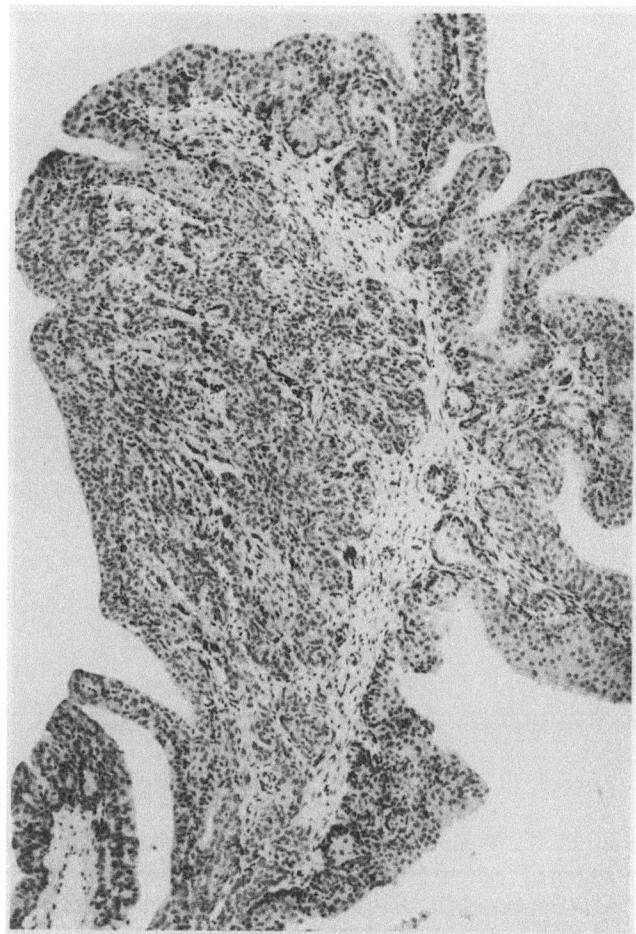

Abb. 6. Übergang eines N-Butyl-N-(4-hydroxybutyl)-nitrosamin-induzierten Harnblasenpapilloms in ein invasiv wachsendes Transitionalzellkarzinom (Kunze et al. 1976)

Phosphatase (Abb. 3). Sie sind offensichtlich Ausdruck einer stattgefundenen Initiation mit Schädigung der DNS und könnten zukünftigen Untersuchungen zum Studium der Initiationsphase am Urothel dienen. Aus den Enzymdefektbezirken entstehen durch eine Steigerung der Proliferationsaktivität zunächst einfache, später papilläre Hyperplasien. Aus diesen entwickeln sich in einem dritten Stadium Papillome. Im weiteren Verlauf des Kanzerisierungsprozesses können in den Papillomen fokal Zellatypien beobachtet werden (Abb. 4), deren Schweregrad zunimmt und die schließlich in ein Karzinoma in situ übergehen (Abb. 5). Der Prozeß endet mit der Ausbildung eines invasiven Karzinomwachstums innerhalb eines Papilloms (Abb. 6).

Das Prinzip einer mehrstufig ablaufenden Urothelkarzinogenese hat auch für den Menschen Gültigkeit. So werden auf Vorschlag der WHO fast alle, zunächst gutartig erscheinende Urotheltumoren nicht mehr als Papillome, sondern als papil-

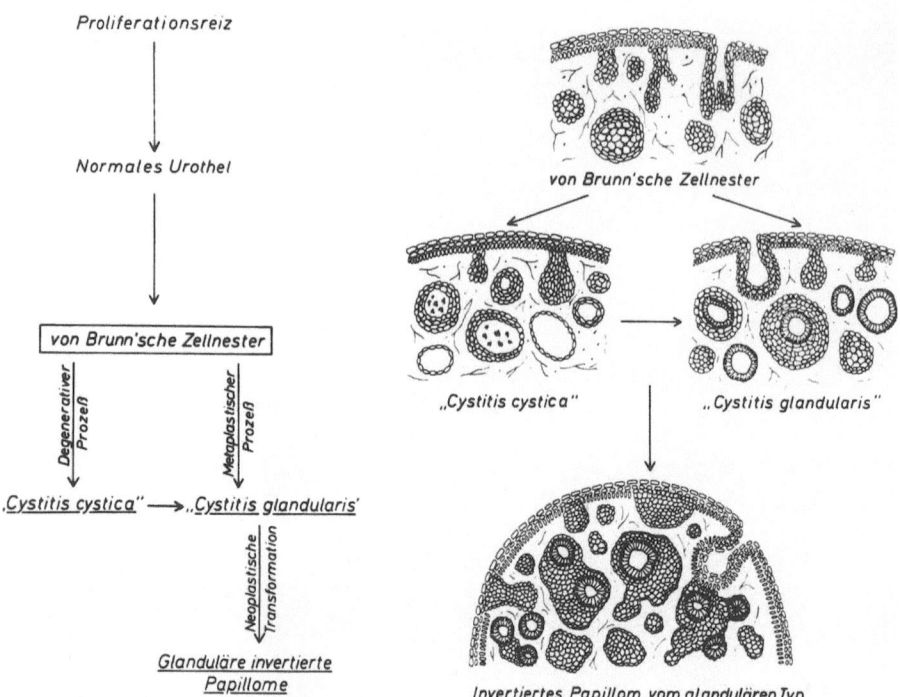

Abb. 7. Konzept zur mehrstufigen Histiogenese invertierter Papillome vom glandulären Typ (Kunze et al. 1983)

läre Karzinome bezeichnet, da die Wahrscheinlichkeit eines sukzessiven Überganges in ein invasives Karzinomwachstum groß ist. Weitere Anhaltspunkte für die Existenz einer Mehrstufenkarzinogenese in der menschlichen Harnblase lassen sich aus der stufenweisen Entwicklung speziell differenzierter invertierter Papillome, für die ich kürzlich die Bezeichnung „glandulär invertierte Papillome" vorgeschlagen habe (Kunze et al. 1981, 1983), und von Adenokarzinomen (Kittredge et al. 1964; Susmano et al. 1971; Ward 1971; Edwards et al. 1972) aus einer Cystitis cystica und glandularis ableiten (Abb. 7).

Die multifaktorielle Mehrstufenkarzinogenese am Urothel bietet Anlaß zu der Hoffnung, in den gewöhnlicherweise progredienten Kanzerisierungsablauf eingreifen und ihn in den verschiedenen Entwicklungsstufen aufhalten zu können. Diese Möglichkeit gewinnt im Zusammenhang mit der Tatsache an Bedeutung, daß die Latenz- und Induktionszeit von menschlichen Harnblasentumoren mit 2–3 Jahrzehnten sehr lang ist und somit ein genügend langer Zeitraum für Präventivmaßnahmen zur Verfügung steht. Nachdem die Initiation in den meisten Fällen kaum zu verhindern ist, da sie bereits nach kurzfristiger Einwirkung kompletter Karzinogene stattfinden kann, erscheint der Versuch aussichtsreicher, die Karzinogenese während der langdauernden Promotion durch Elimination der beteiligten Kokarzinogene zu stoppen oder sogar reversibel zu machen. Eine andere Möglichkeit deutet sich darin an, den mehrstufigen Kanzerisierungsverlauf durch Gabe hemmender Substanzen, wie z. B. Vitamin-A-Derivate (Squire et al. 1977; Becci et al. 1978) oder durch eine BCG-Immunisierung günstig zu beeinflussen (Morales et al. 1981; Adolphs et al. 1981).

Harnblasenkarzinome bilden sich aber nicht in jedem Fall über einen mehrstufig ablaufenden Kanzerisierungsprozeß aus, sondern können sich auch direkt aus einem intraepithelialen Karzinom bzw. Karzinoma in situ (Abb. 8) entwickeln (Melamed 1964; Farrow et al. 1977; Literaturübersicht vergl. Koss 1975). Dieser direkte Entstehungsweg wird offensichtlich jedoch weniger häufig beschritten. Es ist denkbar, daß bei der Entwicklung von Harnblasenkarzinomen aus einem Karzinoma in situ ein potentes Solitärkarzinogen mit gleichzeitiger initiierender und promovierender Potenz in hoher Dosis im Spiel ist und der maligne Transformationspro-

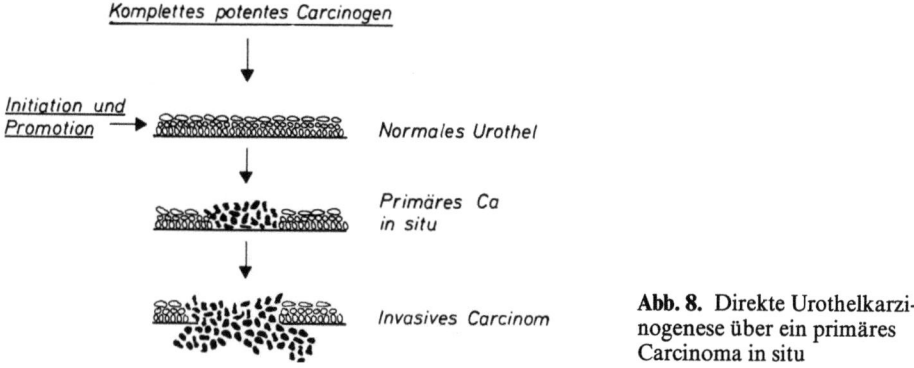

Abb. 8. Direkte Urothelkarzinogenese über ein primäres Carcinoma in situ

zeß gleichsam im Zeitraffertempo stattfindet. Eine lange Zeit benötigende Mehrstufenkarzinogenese scheint dagegen bevorzugt dann abzulaufen, wenn nur ein schwaches komplettes oder inkomplettes Karzinogen unterstützt von nicht-karzinogenen Promotoren einwirkt (vergl. Abb. 2).

Assoziation zwischen der Entwicklung von Harnblasentumoren und Rauchen

Eine kausale Assoziation zwischen Rauchen und der Induktion von Harnblasentumoren ist seit 1956 durch die epidemiologischen Studien von Lilienfeld u. Levin bekannt. Dieser Befund wurde in der Folgezeit durch zahlreiche weitere Fall-Kontroll-Studien bestätigt und präzisiert (Schwartz et al. 1961; Wynder et al. 1963; Lilienfeld 1964; Cobb u. Ansell 1965; Dunham et al. 1968; Cole et al. 1971; Hoover u. Cole 1971; Schmauz u. Cole 1974; Wynder u. Goldsmith 1977; Vutuc u. Kunze 1979). Cole et al. schätzten, daß 39% der Harnwegstumoren beim Mann und 29% bei der Frau in Zusammenhang mit dem Zigarettenrauchen stehen.

Wir fanden bei einer vorläufigen Auswertung einer noch nicht abgeschlossenen Fall-Kontroll-Studie in Südniedersachsen in Zusammenarbeit mit Dr. Frenzel-Beyme vom Deutschen Krebsforschungszentrum, Heidelberg, eine Erhöhung des relati-

Tabelle 1. Relatives Risiko (RR) für die Entwicklung von Harnblasentumoren bei Rauchern und Nichtrauchern (χ^2 = Chi^2-Test)

	Tumorfälle	Kontrollen	χ^2	Konfidenzintervall (95%)	RR
Nichtraucher	12	31			
Raucher	58	39	12,1	1,8 – 8,2	3,8

Tabelle 2. Dosis-Wirkungs-Beziehung zwischen Rauchen und Induktion von Harnblasentumoren (χ^2 = Chi^2-Test; RR = relatives Risiko)

Anzahl der Zigaretten	Tumorfälle	Kontrollen	χ^2	Konfidenzintervall (95%)	RR
0	12	31			
bis 100 000	13	22	0,8	0,6 – 3,9	1,5
> 100 000	45	14	23,6	3,5 – 19,5	8,3
bis 100 000	13	22			
> 100 000	45	14	14,2	2,3 – 13,1	5,4

Tabelle 3. Zeit-Wirkungs-Beziehung zwischen Rauchen und Induktion von Harnblasentumoren (χ^2 = Chi^2-Test; RR = relatives Risiko)

Jahre	Tumorfälle	Kontrollen	χ^2	Konfidenzintervall (95%)	RR
0	12	31			
1 – 20	8	14	0,5	0,5 – 1,6	1,5
> 20	50	25	16,5	2,3 – 11,4	5,2

ven Risikos für Raucher gegenüber Nichtrauchern auf 3,8 (Tabelle 1). Unter den Kontrollpersonen waren doppelt soviel Nichtraucher wie bei den Tumorfällen. Die quantitative Aufschlüsselung unserer Interviewdaten nach der Anzahl der gerauchten Zigaretten ergab eine klare Dosis-Wirkungs-Beziehung (Tabelle 2). So war das relative Risiko bei Rauchern von insgesamt bis 100 000 Zigaretten gegenüber Nichtrauchern mit 1,5 nur geringfügig, bei Rauchern über 100 000 Zigaretten dagegen mit 8,3 sehr stark erhöht. Bei Vergleich der Rauchergruppe mit einem Konsum von bis 100 000 und über 100 000 Zigaretten untereinander wurde mit 5,4 ein erheblich höheres Risiko für die stärkeren Raucher ermittelt. Entsprechenderweise war die Induktion von Uroteltumoren auch von der Dauer der Exposition abhängig. Interviewte, die 1–20 Jahre lang geraucht hatten, wiesen ein relatives Risiko von lediglich 1,5, Patienten mit einer Rauchzeit von über 20 Jahren dagegen von 5,2 auf (Tabelle 3). Unsere Ergebnisse stimmen damit gut mit den Befunden von Wynder u. Goldsmith (1977) überein.

Die klare Dosis- und Zeit-Wirkungs-Beziehung zwischen Rauchen und Auftreten von Harnblasentumoren ist mit den Erkenntnissen der experimentellen Kanzerologie über die Wirksamkeit von Karzinogenen gut in Einklang zu bringen. Trotzdem sind die zugrundeliegenden Wirkungsmechanismen bis heute keineswegs abgeklärt. Es wurden zwar verschiedene polyzyklische aromatische Kohlenwasserstoffe, Nitrosamine und β-Naphthylamin im Zigarettenkondensat nachgewiesen (Wynder u. Hoffmann 1967; Hecht et al. 1976; Hoffmann et al. 1976; Brunnemann et al. 1977; Literaturübersicht vergl. Preussmann 1975), ihre Konzentration ist wahrscheinlich jedoch zu gering, um eine Solitärkarzinogenese oder auch eine Synkarzinogenese am Harnwegstrakt in Gang zu setzen. Von Bedeutung sind sicher auch kokarzinogene Substanzen, wie z.B. Phenolderivate, welche im Tabakrauch nachgewiesen wurden (Bock et al. 1969). Nachdem selbst bei jahrzehntelangen starken Rauchern nur in einem relativ geringen Prozentsatz Harnblasentumoren auftreten, scheint auch das Rauchen nur eine Rolle im Rahmen eines multifaktoriellen Kanzerisierungsgeschehens zusammen mit anderen kausalen Faktoren zu spielen.

Assoziation zwischen Auftreten von Harnblasentumoren und Kaffeetrinken

Noch wesentlich komplizierter als beim Rauchen stellt sich die Situation beim Kaffeetrinken dar, welches erstmals 1968 verdächtigt wurde, kausal an der Induktion von Harnblasentumoren beteiligt zu sein (Dunham et al. 1968). Die meisten Autoren fanden jedoch eine Assoziation weniger für Männer, als vor allem für Frauen (Dunham et al. 1968; Cole 1971; Simon et al. 1975; Miller 1977). Untersuchungen von Cole et al. (1971) ergaben z.B. für kaffeetrinkende Männer ein erhöhtes relatives Risiko von lediglich 1,24, während das Tumorrisiko bei Frauen mit einem Kaffeekonsum von einer oder mehreren Tassen pro Tag auf 2,58 erhöht war. Dieses Ergebnis steht in weitgehendem Einklang mit den Befunden von Simon et al. (1975), die ebenfalls für Frauen ein gesteigertes relatives Risiko von 2,1 errechneten. In gleicher Weise ermittelte Miller (1977) bei Frauen, die insgesamt 40 000 Tassen Kaffee (sog. Lebenszeitkonsum) getrunken hatten, mit 2,3 ein wesentlich höheres relatives Risiko als mit 1,4 bei Männern. Bross u. Tidings (1973) konnten dagegen mit 0,8 für regelmäßig kaffeetrinkende Frauen kein erhöhtes Risiko feststellen. Für Männer war das relative Risiko in dieser Untersuchungsserie jedoch mit 1,46 leicht erhöht. Cole (1971) vermutete, daß 24% aller Uroheltumoren beim Mann und 49% bei der Frau im Zusammenhang mit dem Kaffeegenuß stehen. Schmauz u. Cole (1974) wiesen nach, daß nicht nur eine Beziehung zwischen Kaffeetrinken und Entwicklung von Tumoren in der Harnblase, sondern auch im Nierenbecken und in den Ureteren besteht. Diese Autoren berichteten über ein bis auf 14,9 erhöhtes Tumorrisiko für die Nierenbecken- und Ureterschleimhaut bei sehr starkem Kaffeekonsum. Diesen bisher zitierten Untersuchungen stehen andere Studien gegenüber, in denen keine Korrelation zwischen Kaffeetrinken und der Induktion von Uroheltumoren nachgewiesen werden konnte (Wynder et al. 1963; Stocks 1970; Morgan u. Jain 1974; Morrison 1978; Heyden et al. 1978). Diese Befunde sind jedoch nur mit großen Einschränkungen zu werten, da es sich bei der Mehrzahl dieser Untersuchungen nicht um Fall-Kontroll-Studien handelt.

In einer eigenen Fall-Kontroll-Studie ergab sich eine eindeutige Assoziation zwischen Kaffeetrinken und der Entwicklung von Harnblasentumoren. So fand sich für regelmäßige Kaffeetrinker, die mindestens 1 Tasse pro Tag konsumierten, ein um

Tabelle 4. Relatives Risiko (RR) für die Entwicklung von Harnblasentumoren bei Nichtkaffeetrinkern und Kaffeetrinkern (χ^2 = Chi²-Test)

Tasse(n) pro Tag	Tumorfälle	Kontrollen	χ^2	Konfidenzintervall (95%)	RR
0	6	20			
>1	63	48	9,6	1,7 – 11,1	4,4
0	6	20			
1	12	7	7,4	1,6 – 20,1	5,7
>1	51	41	8,5	1,6 – 10,1	4,1
0	6	20			
1	12	7	7,4	1,6 – 20,1	5,7
2 – 3	21	24	3,9	1,0 – 8,4	2,9
4 und mehr	30	17	11,1	2,1 – 16,6	5,9

Tabelle 5. Relatives Risiko (RR) für die Entwicklung von Harnblasentumoren bei gleichzeitigen Kaffeetrinkern und Rauchern (χ^2 = Chi²-Test)

Kaffee	Rauchen	Tumorfälle	Kontrollen	χ^2	Konfidenzintervall (95%)	RR
–	–	0	10			
+	oder +	18	31	1.9	0,5 – 70,4	5.8
+	und +	52	29	9.9	2,9 – 107,6	17.9

den Faktor 4,4 höheres relatives Risiko als bei Nichtkaffeetrinkern und Gelegenheitskaffeetrinkern (Tabelle 4). Anders als beim Rauchen ließ sich bisher aber keine Dosis-Wirkungs-Beziehung feststellen: Tumorpatienten, die regelmäßig mehr als 1 Tasse Kaffee täglich tranken, hatten kein höheres Risiko als solche mit einem Konsum von nur 1 Tasse (Tabelle 4). Über eine fehlende Dosis-Wirkungs-Beziehung berichteten auch amerikanische Autoren (Cole 1971; Bross u. Tidings 1973; Simon et al. 1975). Die Untersuchungen von Schmauz u. Cole (1974) lassen dagegen darauf schließen, daß eine Dosis-Wirkungs-Beziehung bei der Induktion von Nierenbecken- und Uretertumoren besteht. Während bei einem täglichen Konsum zwischen 1–3 Tassen das relative Risiko nicht erhöht war, stieg es bei einer Trinkmenge von 4–7 Tassen auf 2,5 und von mehr als 7 Tassen auf 14,9 an. Für eine potenzierende Wirkung von Kaffeetrinken und Rauchen im Sinne einer multifaktoriellen Karzinogenese spricht der Befund, daß das Tumorrisiko bei Kaffeetrinkern erheblich erhöht ist, wenn sie gleichzeitig regelmäßige Raucher sind (Tabelle 5). So war das relative Risiko bei Kaffeetrinkern und Rauchern mit 17,9 wesentlich höher als bei alleinigen Kaffeetrinkern oder Rauchern mit 5,8 (Tabelle 5).

Über die möglicherweise im Kaffee enthaltenen, mit der Urothelkarzinogenese kausal verbundenen Faktoren wissen wir so gut wie nichts. Es ist jedoch kaum anzunehmen, daß im Kaffee tatsächlich komplette Karzinogene vorhanden sind, da nur bei einem Bruchteil von Kaffeetrinkern Harnwegstumoren auftreten. Am wahrscheinlichsten erscheint auch hier die Arbeitshypothese, daß der Kaffee im Rahmen einer multifaktoriellen Mehrstufenkarzinogenese z. B. als nicht-karzinogener, promovierender Kofaktor involviert ist.

Besonders das Koffein wird als potentiell kokarzinogene Substanz verdächtigt, nachdem es bei Bakterien, Pilzen, Pflanzenzellen, Drosophila melanogaster und sogar kultivierten Säugetierzellen eine mutagene Wirkung aufweist (Kuhlmann et al. 1968; Roberts et al. 1974; Kihlman 1974) und darüberhinaus bei Hela-Zellen Chromosomenbrüche verursacht (Kuhlmann et al. 1968). An Zellen des chinesischen Hamsters wurde ferner eine Potenzierung mutagener Wirkungen monofunktioneller Alkylantien bei simultaner Gabe von Koffein beobachtet (Roberts et al. 1974). Analoge Befunde ließen sich nach mutagener Schädigung von Zellmaterial durch UV-Strahlen und anschließender Einwirkung von Koffein erheben (Literaturübersicht vergl. Witkin u. Farquharson 1969; Walker u. Reid 1971; Kihlman 1974; Roberts et al. 1974). Die mutagenen Wirkungen des Koffeins werden auf eine Hemmung von Reparierprozessen an der durch alkylierende Substanzen oder UV-Strahlung alterierten DNS während der postreplikativen Phase zurückgeführt (Kuhlmann et al. 1968; Roberts et al. 1974; Kihlman 1974; Lang 1975). Es ist deshalb vorstellbar, daß das Koffein über seine mutagenen bzw. komutagenen Eigenschaften kokarzinogene Wirkungen entfaltet.

Auch ganz andere Wirkungsmechanismen sollten in Betracht gezogen werden. So weiß man z. B., daß Koffein die Wasserlöslichkeit und damit die Wirksamkeit karzinogener polyzyklischer Kohlenwasserstoffe und aromatischer Amine wie z. B. β-Naphthylamin, Aminofluoren, 4-Aminoazobenzol und Benzidin stark fördert (Brock et al. 1938; Neish 1948; Booth u. Boyland 1953). Weitere Überlegungen gehen dahin, daß das zur Zubereitung verwendete Wasser Nitrat bzw. Nitrit enthält und bei Anwesenheit von sekundären bzw. tertiären Aminen aus der Nahrung intragastral Nitrosamine gebildet werden (Sander u. Schweinsberg 1972; Lijinski et al. 1972). Über interessante Befunde berichteten in diesem Zusammenhang Challis u. Bartlett (1975), die nachwiesen, daß im Kaffee enthaltene Phenolderivate als Katalysatoren die Bildung von Nitrosaminen aus Nitrit und Amin begünstigen.

Die Mehrzahl der bis heute durchgeführten tierexperimentellen Untersuchungen zur Frage der potentiellen Karzinogenität bzw. Kokarzinogenität von Koffein sind negativ verlaufen (Literaturübersicht vergl. Eichler 1976). So konnten z. B. Nakanishi et al. (1978) bei alleiniger Applikation von Koffein keine Tumoren in der Harnblase nachweisen. Auch nach Proliferationsstimulation der Harnblasenschleimhaut und langzeitiger kontinuierlicher Zufuhr von Koffein in hohen Dosen gelang es nicht, Tumoren der ableitenden Harnwege zu induzieren (Kunze et al. 1984). Ferner ließ sich die Inzidenz N-Butyl-N-(4-hydroxybutyl)-nitrosamin-induzierter Harnblasentumoren durch gleichzeitige Gabe von Koffein nicht steigern (Nakanishi et al. 1978). Auch Versuche mit Applikation von koffeinhaltigem und koffeinfreiem Instantkaffee führten selbst nach 2jähriger Versuchsdauer nicht zur Entwicklung von Tumoren in den ableitenden Harnwegen (Würzner et al. 1977). Der negative Verlauf der Tierexperimente kann möglicherweise jedoch auch damit zusammenhängen, daß das Koffein bei Ratte und Maus anders als im menschlichen Organismus metabolisiert wird (Literaturübersicht vergl. Eichler 1976).

Assoziation zwischen Induktion von Harnblasentumoren und chronischem Analgetikaabusus

Hultengren et al. machten erstmals 1965 auf ein gehäuftes Auftreten von Nierenbekkentumoren nach einem chronischen Abusus phenacetinhaltiger Analgetika aufmerksam. Heute gibt es über die kausale Assoziation zwischen einem Analgetikamißbrauch und der Induktion von Tumoren nicht nur im Nierenbecken (Bengtsson et al. 1968; Angervall et al. 1969; Johansson et al. 1974; Bengtsson et al. 1978; Mihatsch et al. 1980), sondern auch in der Harnblase (Bengtsson et al. 1968; Landmann-Kolbert et al. 1975; Johansson u. Wahlqvist 1977; Leistenschneider u. Nagel 1977; Mihatsch et al. 1980), und in den Ureteren (Güller u. Dubach 1972; Rathert et al. 1975; Johansson u. Wahlqvist 1977; Leistenschneider u. Nagel 1977; Bengtsson et al. 1978; Mihatsch et al. 1980) keinen Zweifel mehr. Nachdem die bisherigen epidemiologischen Erkenntnisse jedoch keine Rückschlüsse darüber zulassen, ob Phenacetin bzw. einer seiner Metabolite tatsächlich ein komplettes, solitäres Urothelkarzinogen darstellt, oder ob es lediglich als einer von mehreren kausalen Faktoren eine Rolle spielt, erschien es sinnvoll, der Frage nach einer karzinogenen Wirkung im Tierexperiment nachzugehen. Dies um so mehr, als das Medikament im menschlichen Organismus und bei vielen Laboratoriumstieren pharmakokinetisch in sehr ähnlicher Weise über eine oxidative Dealkylierung, Deacetylierung und Hydroxylierung metabolisiert wird, und dabei weitgehend die gleichen Stoffwechselprodukte entstehen (Raaflaub u. Dubach 1969; Nery 1971; Smith u. Griffiths 1976).

Wir testeten das Phenacetin nicht nur am ruhenden, physiologischerweise langsam regenerierenden (Literaturübersicht vergl. Kunze 1979), sondern insbesondere auch am proliferationsstimulierten Urothel. Dieser Versuchsanordnung lag die Arbeitshypothese zugrunde, daß proliferationsaktivierte Gewebe gegenüber karzinogenen Agentien sensitiver als im Ruhezustand sind (Oehlert 1973; Craddock 1976; van Lancker 1977; Rabes 1979). Zur Proliferationsstimulation wurde bei Ratten eine partielle Zystektomie durchgeführt oder Cyclophosphamid mehrfach in monatlichen Abständen appliziert. In beiden Experimentalmodellen wird nach einer kurzen präproliferativen Phase im Rahmen einer reparativen Regeneration eine intensive Steigerung der Proliferationsaktivität, vor allem an der Harnblasenschleimhaut ausgelöst, wie vorausgegangene quantitative autoradiographische Untersuchungen bewiesen haben (Kunze et al. 1979; Kunze et al. 1980). Das Phenacetin wurde entweder kontinuierlich im Futter oder mehrfach mit der Schlundsonde zum Zeitpunkt der höchsten Proliferationsaktivität appliziert.

Bei insgesamt 277 getesteten Ratten wurde nur bei 1 Tier – selbst nach einer ununterbrochenen Langzeitzufuhr von Phenacetin über 2 Jahre – ein Harnblasenpapillom beobachtet, welches sich aber offensichtlich spontan entwickelt hatte (Kunze et al. 1983). Zwanzig Tiere wiesen nach Phenacetinapplikation fokale Hyperplasien der Harnblasenschleimhaut auf. Als Hauptbefund konnten Hyperplasien des normalerweise einschichtigen kubischen Deckepithels der Nierenpapille nachgewiesen werden. Sie fanden sich am Modell der partiellen Zystektomie in einer Häufigkeit bis maximal 83% und nach Gabe von Cyclophosphamid bis maximal 52%. Die beobachteten Hyperplasien zeigten histologisch ein sehr charakteristisches endophytisches Wachstumsmuster mit Ausbildung netzartig miteinander kommuni-

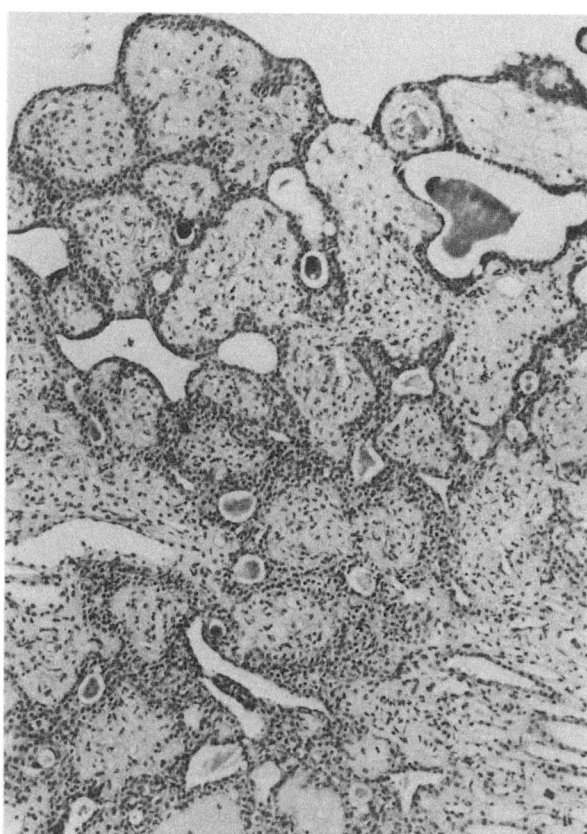

Abb. 9. Hochgradige polypoide Hyperplasie des Deckepithels der Nierenpapille bei der Ratte mit einem endophytischen Wachstum und beginnender Urothelmetaplasie nach Applikation von Phenacetin (Kunze et al. 1983)

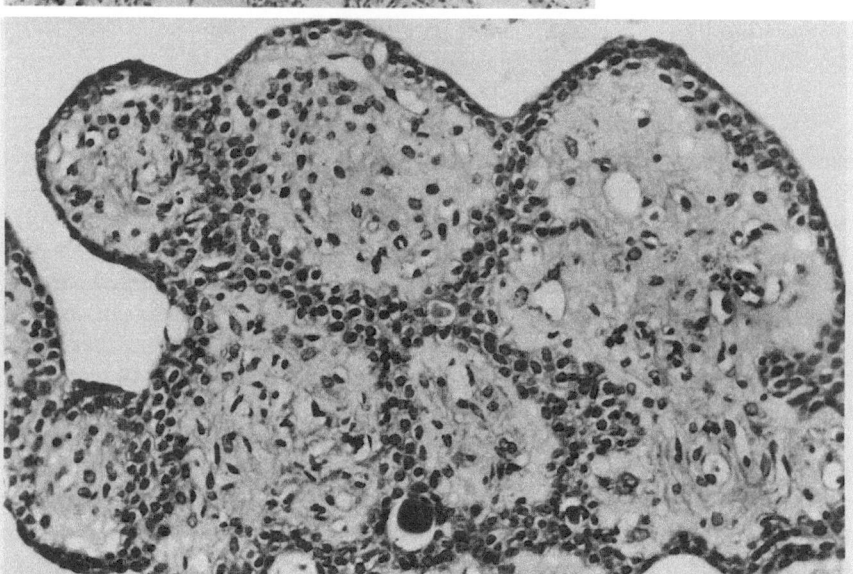

Abb. 10. Stärkere Vergrößerung der in Abb. 9 gezeigten Hyperplasie der Nierenpapille mit Vernarbung des Papillenstromas (Kunze et al. 1983)

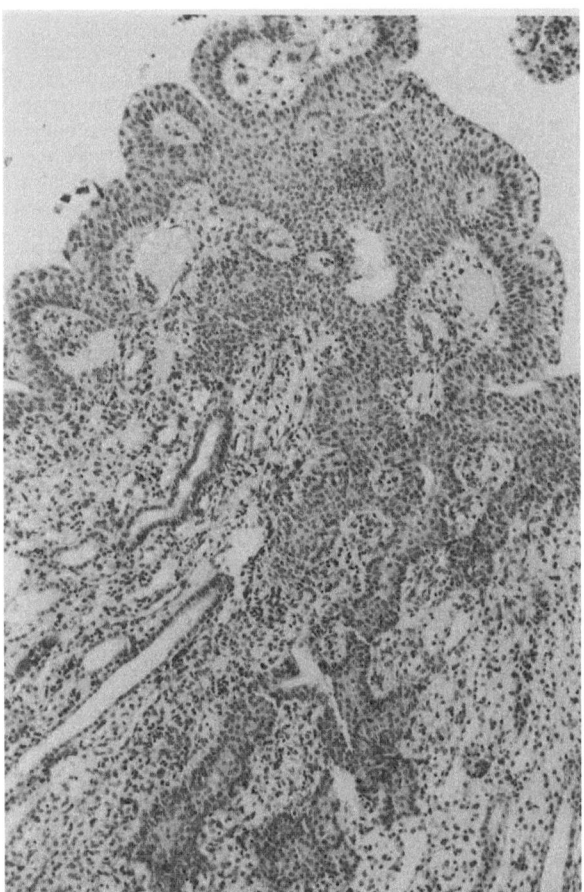

Abb. 11. Hochgradige phenacetinassoziierte endophytische Urothelhyperplasie der Nierenpapille bei der Ratte mit Vernarbung des Stromas

zierender Zellstränge und waren durch eine Urotheldifferenzierung gekennzeichnet (Abb. 9–13). In einzelnen Fällen war die Zellproliferation so intensiv ausgeprägt, daß sich die Hyperplasien polypoid tumorähnlich in das Nierenbecken hineinwölbten. Die beobachteten Urothelhyperplasien waren mit meist abgelaufenen, bereits vernarbten Mikronekrosen im unmittelbar darunter gelegenen Papillengewebe vergesellschaftet (Abb. 9–11 und 13). Bei Ausbildung frischer Papillennekrosen war auch das überdeckende Epithel mitzerstört, wobei sich in diesen Bezirken meist auch schon reparativ regenerierende Epithelien erkennen ließen (Abb. 14 und 15).

Die phenacetinassoziierten Urothelhyperplasien sind nicht als echte präneoplastische, sondern vielmehr als reaktive proliferative Veränderungen zu interpretieren, die sich auf dem Boden toxisch bedingter Nekrosen im Sinne einer reparativen Hyperregeneration über mehrere aufeinanderfolgende Stadien stufenweise entwickeln (Abb. 16). Hierfür spricht das Vorkommen der Hyperplasien nur in Verbindung mit meist abgelaufenen, vernarbten Nekrosen des Papillengewebes und der sich daraus ergebende Befund, daß die Hyperplasien ausschließlich im Bereich der Papille und nicht im Nierenbecken selbst lokalisiert waren. Wahrscheinlich sind die Papillen-

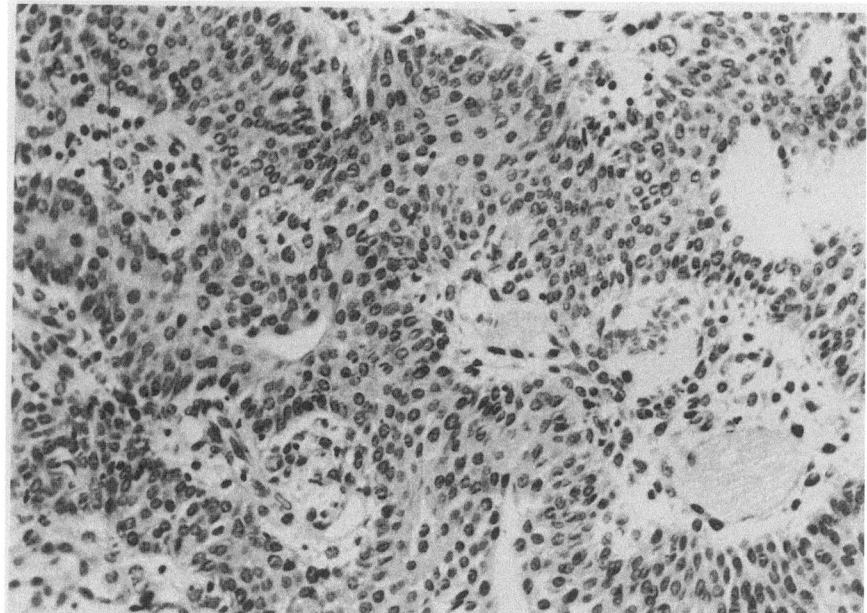

Abb. 12. Stärkere Vergrößerung der in Abb. 11 gezeigten Papillenhyperplasie, bestehend aus breiten miteinander kommunizierenden Urothelzellsträngen (Kunze et al. 1983)

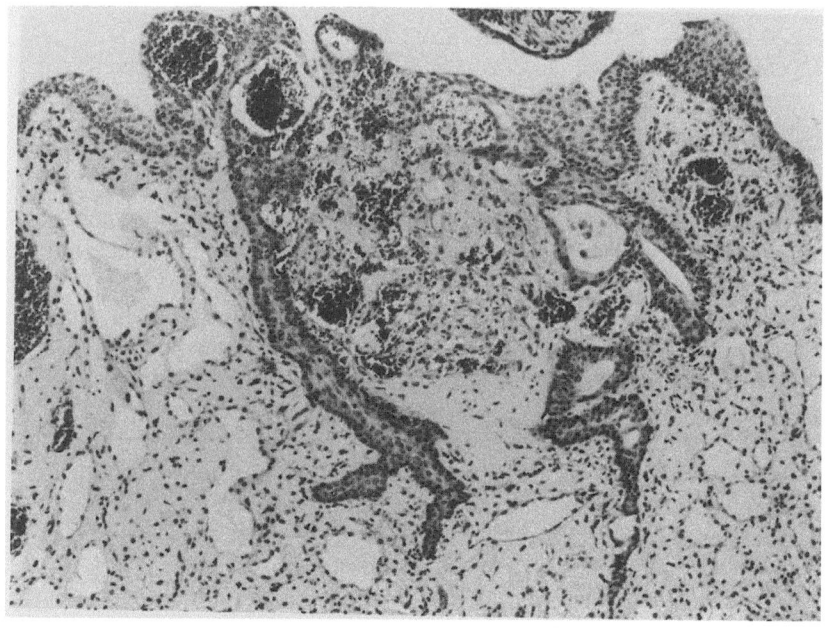

Abb. 13. Endophytische Urothelhyperplasie der Nierenpapille der Ratte auf dem Boden einer nicht mehr frischen, in Organisation befindlichen phenacetininduzierten Papillennekrose (Kunze et al. 1982)

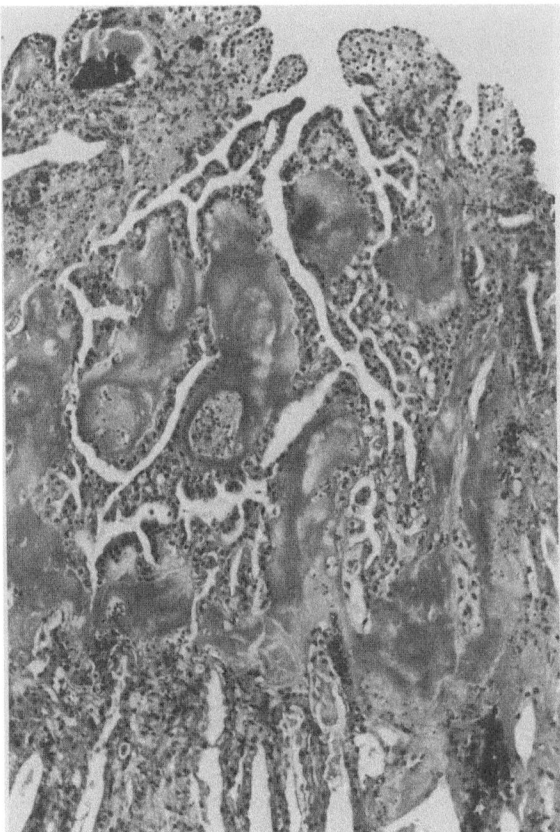

Abb. 14. Frische Nekrose der Nierenpapille der Ratte mit reparativ regenerierenden Deckepithelien nach Verfütterung von Phenacetin (Kunze et al. 1983)

nekrosen auf toxische Effekte von Phenacetinmetaboliten zurückzuführen, die sich in hoher Konzentration in der Nierenpapille ansammeln (Bluemle u. Goldberg 1968). Die zugrundeliegenden Pathomechanismen sind weitgehend unbekannt, doch lassen bisherige experimentelle Untersuchungen darauf schließen, daß vasculäre Vorgänge eine wichtige Rolle spielen (Kincaid-Smith et al. 1968).

Gegen eine präneoplastische Natur der phenacetinassoziierten Urothelhyperplasien spricht der histologische Typ mit einem endophytischen Wachstumsmuster, der nicht dem echter präneoplastischer Hyperplasien mit einem vorwiegend exophytischen Wachstumsmuster entspricht (Literaturübersicht vergl. Kunze 1979). Ferner treten identische Papillenhyperplasien auch nach Einwirkung nicht-karzinogener Substanzen wie Cyclophosphamid, Natriumglutamat sowie Natriumchlorid und sogar „spontan" bei älteren Kontrolltieren auf (Lalich et al. 1974; Johansson u. Angervall 1976; Kunze et al. 1983). Als wichtigstes Argument konnte in keinem Fall ein Übergang in ein Tumorwachstum nachgewiesen werden.

Auch die fokalen Hyperplasien der Harnblasenschleimhaut nach alleiniger Applikation von Phenacetin sind wahrscheinlich nur als proliferative Veränderungen anzusehen. Dafür sprechen unsere autoradiographischen Befunde, wonach Phenacetin eine leicht proliferationsstimulierende Aktivität nicht nur auf das Papillen-

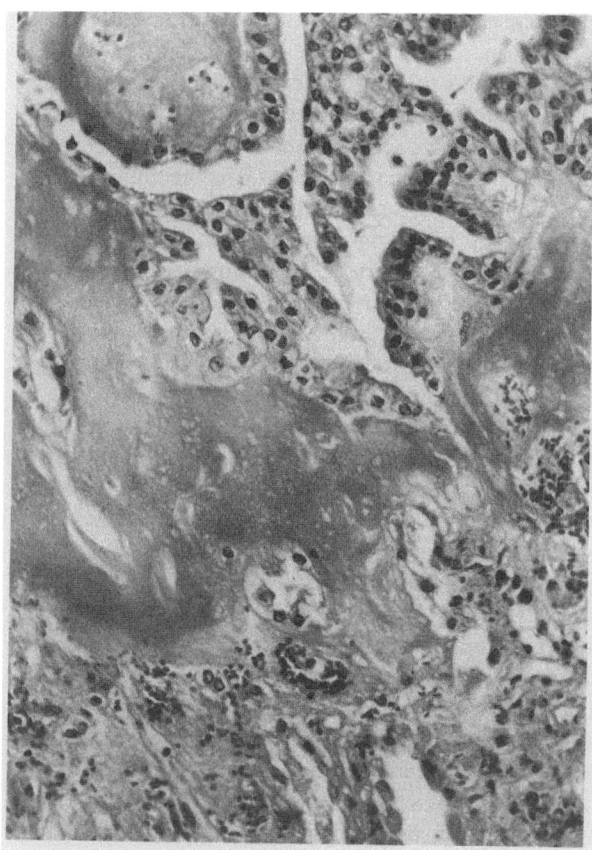

Abb. 15. Ausschnitt der in Abb. 14 gezeigten frischen Papillennekrose mit kräftig regenerierenden Epithelien (Kunze et al. 1983)

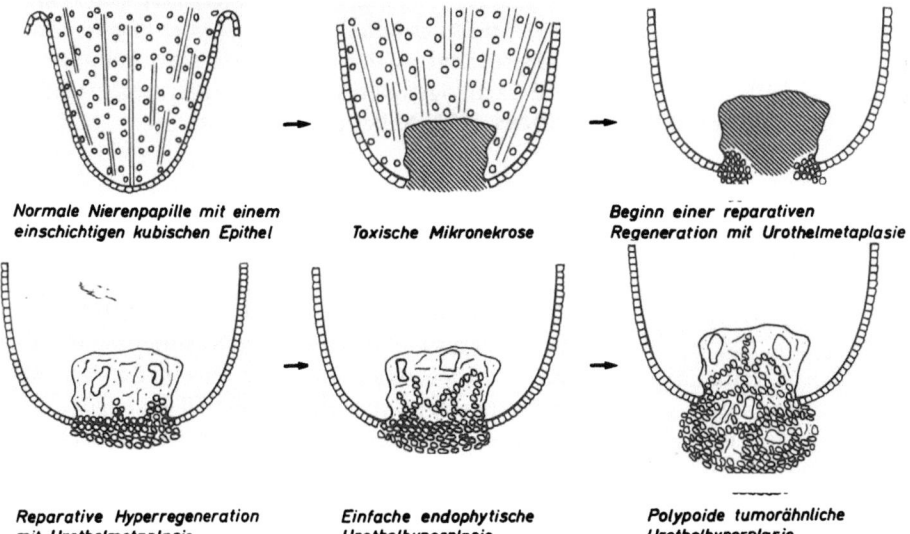

Abb. 16. Formale Genese phenacetinassoziierter Urothelhyperplasien der Nierenpapille (Kunze et al. 1983).

epithel, sondern auch auf die Harnblasenschleimhaut ausübt (Kunze u. Möhlmann 1983).

In einer ersten Studie, die sich mit dem Problem der Induktion von Tumoren in den ableitenden Harnwegen durch Phenacetin im Tierexperiment befaßte, konnten auch Johansson et al. keine Urothelneoplasien selbst nach einer Versuchszeit von 27 Monaten feststellen (Johansson et al. 1976). In einer neueren Untersuchung wies Johansson nur bei 1 von 29 Tieren einen Nierenbeckentumor nach (Johansson 1981). Nakanishi et al. (1978) beobachtete keine Harnwegstumoren nach Langzeitzufuhr von Phenacetin. Lediglich Isaka et al. (1979) beschrieb „Transitionalzellkarzinome" und „Papillome" im Harnwegstrakt bei 12 von 27 männlichen und bei 6 von 27 weiblichen Ratten nach Verfütterung von Phenacetin für 18 Monate in einer extrem hohen Dosis (2,5%). Nach Gabe einer niedrigeren Dosis (1,25%) entwickelte sich jedoch nur bei 1 von 47 Ratten ein Urotheltumor.

Unsere tierexperimentellen Untersuchungen haben in ihrer Gesamtheit keine Anhaltspunkte für eine komplette solitäre karzinogene Wirkung von Phenacetin bzw. einer seiner Metaboliten am ruhenden und proliferationsstimulierten Urothel der ableitenden Harnwege ergeben. Es ist allerdings nicht auszuschließen, daß Phenacetin möglicherweise als sehr schwaches Karzinogen fungiert, welches erst im Zusammenwirken mit anderen schwachen Karzinogenen im Rahmen einer Synkarzinogenese zur Realisation eines Tumorwachstums führt. Am wahrscheinlichsten erscheint es jedoch, daß ein Phenacetinmetabolit als nicht-karzinogenes Kokarzinogen bei einer multifaktoriellen Mehrstufenkarzinogenese eine Rolle spielt. Dabei ist es arbeitshypothetisch gut vorstellbar, daß nach vollzogener maligner Transformation des Urothels durch ein initiierendes komplettes Karzinogen das Phenacetin eine initiationsstimulierende und/oder initiationspromovierende Aktivität entfaltet und erst durch seine Wirkung ein Tumorwachstum über verschiedene Transformationsstadien manifest wird. Die Frage, welche der zahlreichen Phenacetinmetabolite bei der Entwicklung von Harnblasentumoren beteiligt sein könnten, läßt sich bisher nicht beantworten. Möglicherweise kommt der initialen N-Hydroxylierung eine entscheidende Bedeutung zu, nachdem bekannt ist, daß sie auch bei der Umwandlung aromatischer Amine und Amide in karzinogen wirksame Substanzen eine wichtige Rolle spielt (Miller u. Miller 1969; Nery 1971; Miller u. Miller 1979).

Zusammenfassende Schlußbetrachtung

Nur wenige chemische Verbindungen wie das β-Naphthylamin, Benzidin, 4-Aminodiphenyl und Chlornaphazin sind bisher als komplette solitäre Karzinogene für die menschliche Harnblase identifiziert worden. Obgleich noch eine Reihe weiterer Substanzen vor allem aus der Arbeitsumwelt als potentielle Urothelkarzinogene diskutiert werden, ist die Ätiologie von etwa 80% aller Harnwegstumoren unbekannt. Es kristallisiert sich heute immer klarer heraus, daß kausalgenetisch ein multifaktorielles Kanzerisierungsgeschehen im Sinne einer Plurikarzinogenese mit einem Zusammenwirken kompletter bzw. inkompletter initiierender Karzinogene und promovierender Kokarzinogene eine größere Rolle bei der Induktion von Harnwegstumoren als eine Solitärkarzinogenese spielt. Dabei ist sogar denkbar, daß nicht-karzinogene Promotoren für die Realisation eines Tumorwachstums wichtiger als die eigentlichen kompletten Karzinogene sind. Neuere epidemiologische Untersuchungen deuten daraufhin, daß außerberufliche Umwelteinflüsse und bestimmte Lebensgewohnheiten für die Urothelkarzinogenese von großer Bedeutung sind, wie z. B. das Rauchen, der Analgetikaabusus und das Kaffeetrinken. Formalgenetisch entwickelt sich die Mehrzahl der Harnblasenkarzinome über einen mehrstufig ablaufenden, lange Zeit benötigenden Prozeß mit Durchlaufen verschiedener, sukzessiv aufeinanderfolgenden Transformationsstadien differenter biologischer Wertigkeit. Die multifaktorielle Mehrstufenkarzinogenese beinhaltet theoretisch die Möglichkeit, in den gewöhnlicherweise progredienten Kanzerisierungsablauf eingreifen und ihn in den verschiedenen Entwicklungsstadien stoppen zu können oder sogar reversibel zu machen. Bei zukünftigen epidemiologischen Untersuchungen zur Ätiologie des Harnblasenkarzinoms sollte nicht nur nach potenten Solitärkarzinogenen in der Arbeitsumwelt, sondern verstärkt nach inkompletten Karzinogenen sowie kokarzinogenen bzw. promovierenden Faktoren vor allem in der außerberuflichen Umwelt gesucht werden. Unter diesen Perspektiven sind weitere Erfolge in der Identifikation und Bekämpfung karzinogener Risiken für das Urothel zu erwarten.

Literatur

Adolphs HD, Thiele J, Kiel H (1981) Inhibition of experimental bladder tumor induction by systemic BCG treatment. Eur Urol 7:35–38
Angervall L, Bengtsson M, Zetterlund CG, Zsigmond M (1969) Renal pelvic carcinoma in a Swedish district with abuse of a phenacetin-containing drug. Br J Urol 41:401–405
Anthony HM, Thomas GM (1970) Bladder tumors and smoking. Int J Cancer 5:266–272
Anthony HM, Thomas GM (1970) Tumors of the urinary bladder: an analysis of the occupations of 1030 patients in Leeds, England. J Natl Cancer Inst 45:879–895
Becci PJ, Thompson HJ, Grabbs CJ, Squire RA, Brown CC, Sporn MB, Moon RC (1978) Inhibitory effect of 13-cis-retinoic acid on urinary bladder carcinogenesis induced in C 57 B L/6 mice by N-butyl-N-(4-hydroxybutyl)-nitrosamine. Cancer Res 38:4463–4466
Bengtsson M, Angervall L, Ekman H, Lehmann L (1968) Transitional cell tumors of the renal pelvis in analgesic abuser. Scand J Urol Nephrol 2:145–150
Bengtsson M, Johansson S, Angervall L (1978) Malignancies of the urinary tract and their relation to analgesic abuse. Kidney Int 13:107–113
Berenblum I (1974) Carcinogenesis as a biological problem. North-Holland, Amsterdam
Blattmann L, Preussmann R (1974) Biotransformation von carcinogenen Dialkylnitrosaminen. Weitere Urinmetaboliten von Di-n-butyl- und Di-n-pentylnitrosamin. Z Krebsforsch 81:75–78
Bluemle LW, Goldberg M (1968) Renal accumulation of salicylate and phenacetin. Possible mechanism in the nephropathy of analgesic abuse. J Clin Invest 47:2507–2514
Bock FG, Swain AP, Stedman RL (1969) Bioassay of major fractions of cigarette smoke condensate by an accelerated technic. Cancer Res 29:584–587
Booth J, Boyland E (1953) The reaction of the carcinogenic dibenzcarbazoles and dibenzacridines with purines and nucleic acid. Biochem Biophys Acta 12:75–87
Brock N, Druckrey H, Hamperl H (1938) Zur Wirkungsweise karzinogener Substanzen. Arch Exp Pathol Pharmakol 189:709–731
Bross DJ, Tidings Y (1973) Another look at coffee drinking and cancer of the urinary bladder. Prev Med 2:445–451
Brunnemann KD, Yu L, Hoffmann D (1977) Assessment of carcinogenic volatile N-nitrosamines in tobacco and in mainstream and sidestream smoke from cigarettes. Cancer Res 37:3218–3222

Case RAM, Hosker ME (1954) Tumor of the urinary bladder as an occupational disease in the rubber industry in England and Wales. Br J Prev Soc Med 8:39–50
Challis BC, Bartlett CD (1975) Possible cocarcinogenic effects of coffee constituents. Nature 254:532–533
Clayson DB (1975) Epidemiology of bladder cancer. In: Cooper EH, Williams RE (eds) The biology and clinical management of bladder cancer. Blackwell Scientific Publications, Oxford, London, Edinburgh, Melbourne, pp 65–86
Cobb BG, Ansell YS (1965) Cigarette smoking and cancer of the bladder JAMA 193:79–82
Cohen SM (1979) Urinary bladder carcinogenesis: initiation-promotion. Semin Oncol 6:157–160
Cohen SM, Arai M, Jacobs JM, Friedell GH (1979) Promoting effect of saccharin and DL-tryptophan in urinary bladder carcinogenesis. Cancer Res 39:1207–1217
Cole PH (1971) Coffee-Drinking and cancer of the lower urinary tract. Lancet 1335–1337
Cole PH, Monson RR, Haning H, Friedell GH (1971) Smoking and cancer of the lower urinary tract. N Engl J Med 284:129–134
Cole PH, Hoover R, Friedell GH (1972) Occupation and cancer of the lower urinary tract. Cancer 29:1250–1260
Craddock VM (1976) Cell proliferation in experimental liver cancer. In: Linsell CA, Warwick CP (eds) Liver cell cancer. Elsevier Scientific Publishing Company, Amsterdam New York Oxford, pp 152–201
Davies JM (1965) Bladder tumors in the electric-cable industry. Lancet II:143–146
Dunham LJ, Rabson AS, Stewart HL, Frank AS, Young JL (1968) Rates, interview and pathology study of cancer of the urinary bladder in New Orleans, Lousiana. J Natl Cancer Inst 41:683–709
Edwards PD, Hurm RA, Jaeschke WH (1972) Conversion of cystitis glandularis to adenocarcinoma. J Urol 108:568–570
Eichler O (1976) Kaffee und Coffein. Springer, Berlin Heidelberg New York
El-Aaser AA, El-Merzabani MM (1981) Biochemical detection of etiologic factors. In: El-Bolkainy MN, Chu EW (eds) Detection of bladder cancer associated with schistosomiasis. Al-Ahram Press, Cairo, pp 157–173
El-Aaser AA, El-Merzabani MM, Zakhary NI (1979) A study on the aetiological factors of bilharzial bladder Cancer in Egypt. Nitrosamines and their precursors in Egyptian dairy products. Eur J Cancer 15:293–298
El-Bolkainy MN, Chu EW (1981) Detection of bladder cancer associated with schistosomiasis. The National Cancer Institute, Cairo University, Al-Ahram Press, Cairo
Farber E, Cameron R (1980) The sequential analysis of cancer development. Adv Cancer Res 31:125–226
Farrow GM, Utz DC, Rife CC, Greene LF (1977) Clinical observations on sixty-nine cases of in situ carcinoma of the urinary bladder. Cancer Res 37:2794–2798
Fox AJ, Lindars OC, Owen R (1974) A survey of occupational cancer in the rubber and cable making industries: Results of five-year analysis, 1967–1971. Br J Ind Med 31:140–151
Guira AC (1971) Bladder carcinoma in rubber workers. J Urol 106:548–552
Güller R, Dubach MC (1972) Tumoren der Harnwege nach regelmäßiger Einnahme phenacetinhaltiger Analgetika? Helv Med Acta 36:247–250
Harbers E (1978) Zur Rolle der enzymatischen DNA-Reparatur bei Karzinogenese und Krebschemotherapie. Z Krebsforsch 92:1–9
Hawksworth GM, Hill MJ (1971) Bacteria and the N-nitrosation of secondary amines. Br J Cancer 25:520–526
Hawksworth GM, Hill MJ (1974) The in vivo formation of N-nitrosamines in the rat bladder and their subsequent absorption. Br J Cancer 29:353–358
Hecht SS, Tso TC, Hoffmann D (1976) Selective reduction of tumorgenicity of tobacco smoke. IV. Approaches to the reduction of N-nitrosamines and aromatic amines. Proceedings of Third World Conference on smoking and health. DHEW Pub No (NIH) 76–1221:535
Hecker E (1975) Carcinogenesis and cocarcinogenesis. In: Grundmann E (ed) Handbuch der allgemeinen Pathologie. Geschwülste II. Springer, Berlin Heidelberg New York pp 651–676
Hecker E (1981) Cocarcinogenesis and tumor promotors of the diterpene ester type as possible carcinogenic risk factors. J Cancer Res Clin Oncol 99:103–124

Heyden S, Heyden F, Heiss G, Hames CG (1978) Zigarettenrauchen und Kaffeegenuß bei Krebspatienten, Patienten mit kardiovasculären Krankheiten und Kontrollpersonen. Aktuelle Ernährungsmedizin 4:117–120

Hicks RM (1980) Multistage carcinogenesis in the urinary bladder. Br Med Bull 36:39–46

Hicks RM (1981) Carcinogenesis in the urinary bladder: A multistage process. In: Connolly JG (ed) Carcinoma of the bladder. Progress in Cancer Research and Therapy, vol 18, Raven Press, New York, pp 75–89

Hoffmann D, Masuda Y, Wynder EL (1969) Alpha-Naphthylamine and beta-Naphthylamine in cigarette smoke. Nature 221:254–256

Hoover R, Cole PH (1971) Population trends in cigarette smoking and bladder cancer. Am J Epidemiol 94:409–418

Hueper WC (1962) Environmental and industrial cancers of the urinary bladder in the U.S.A. Acta Un Int Cancer 18:585–596

Hueper WC (1969) Occupational and environmental cancers of the urinary system. Yale University Press, New Haven – London

Hultengren N, Lagergren C, Ljungqvist A (1965) Carcinoma of the renal pelvis in renal papillary necrosis. Acta Chir Scand 130:314–320

Isaka H, Yoshii H, Otsuji A, Koike M, Nagai Y, Koura M, Sugiyasuk, Kanabayashi T (1979) Tumors of Sprague-Dawley rats induced by long-term feeding of phenacetin. Gann 70:29–36

Ito N, Matayoski K, Matsumura K, Dendo A (1974) Effect of various carcinogenic and non-carcinogenic substance on development of bladder tumors in rats induced by N-butyl-N-(4-hydroxybutyl)nitrosamine. Gann 65:123–130

Johansson S (1981) Carcinogenicity of analgesics: Long-term treatment of Sprague-Dawley rats with phenacetin, phenazone, coffeine and paracetamol (acetamidophen). Int J Cancer 27:521–529

Johansson S, Angervall L (1976) Urothelial hyperplasia of the renal papillae in female Sprague-Dawley rats induced by long-term feeding of phenacetin. Acta Pathol Microbiol Scand [A] 84:353–354

Johansson S, Angervall L (1976) Urothelial changes of the renal papillae in Sprague-Dawley rats induced by long-term feeding of Phenacetin. Acta Pathol Microbiol Scand [A] 84:375–383

Johansson S, Wahlqvist L (1977) Tumors of urinary bladder and ureter associated with abuse of phenacetin-containing analgesics. Acta Pathol Microbiol Scand [A] 83:768–774

Johansson S, Angervall L, Bengtsson M, Wahlqvist L (1974) Uroepithelial tumors of the renal pelvis associated with abuse of phenacetin-containing analgesics. Cancer 33:743–752

Kihlman BA (1974) Effects of coffeine on the genetic material. Mutat Res 26:53–71

Kincaid-Smith P, Saker BM, Mc Kenzie IFC, Muriden KD (1968) Lesions in the blood supply of the papilla in experimental analgesics nephropathy. Med J Aust 1:203–206

King H, Bailar JC (1966) Epidemiology of urinary bladder cancer. A review of selected literature. J Chronic Dis 19:735–772

Kittredge WE, Collett AJ, Morgan CJ (1964) Adenocarcinoma of the bladder associated with cystitis glandularis: A case report. J Urol 91:145–150

Koss LG (1975) Tumors of the urinary bladder. Atlas of tumor pathology, 2nd series, fascicle 11. Armed Forces Institute of Pathology, Washington

Krüger FW (1972) New aspects in metabolism of carcinogenic nitrosamines. In: Nakaharu W, Takayama S, Sugimura T, Odashima S (eds) Topics in chemical carcinogenesis. University Park Press, Baltimore, London, Tokyo, pp 213–232

Kuhlmann W, Fromme HG, Heege EM, Ostertag W (1968) The mutagenic action of coffeine in higher organisms. Cancer Res 28:2375–2389

Kunze E (1979) Development of urinary bladder cancer in the rat. Curr Top Pathol 67:145–232

Kunze E (1981) Morphologie und Biologie invertierter Papillome der harnableitenden Wege. Verh Dtsch Ges Urol 32:373–377

Kunze E, Schauer A, Krüssmann G (1975) Focal loss of alkaline phosphatase and increase of proliferation in preneoplastic areas of the rat urothelium after administration of N-butyl-N-(4-hydroxybutyl)-nitrosamine and N-[4-(5-nitro-2-furyl)-2-thiazolyl] formamide. Z Krebsforsch 84:143–160

Kunze E, Schauer A, Schatt S (1976) Stages of transformation in the development of N-butyl-N-(4-hydroxybutyl)nitrosamin-induced transitional cell carcinomas in the urinary bladder of rats. Z Krebsforsch 87:139–160

Kunze E, Albrecht H, Wöltjen HH, Schauer A (1979) Die reparative Regeneration des Rattenurothels nach partieller Zystektomie und ihre Bedeutung für die Karzinogenese. J Cancer Res Clin Oncol 95:159–175

Kunze E, Engelhardt W, Steinröder H, Wöltjen HH, Schauer A (1980) Proliferationskinetik regenerierender Urothelzellen in der Rattenharnblase nach Applikation von Cyclophosphamid. Virchows Arch [Cell Path] 33:47–66

Kunze E, Wöltjen HH, Albrecht H (1983) Absence of a complete carcinogenic effect of phenacetin on the quiescent and proliferating urothelium stimulated by partial cystectomy. A 2-year feeding study in rats. Urol Int 38:95–103

Kunze E, Schauer A, Schmitt M (1983) Histology and histogenesis of two different types of inverted urothelial papillomas. Cancer 51:348–358

Kunze E, Wöltjen HH, Hartmann B, Engelhardt W (1983) Animal experiments regarding a possible carcinogenic effect of phenacetin on the resting and proliferating urothelium stimulated by cyclophosphamide. J Cancer Res Clin Oncol 105:38–47

Kunze E, Möhlmann R (1983) Proliferation-stimulating effect of phenacetin on the urothelium and papillary epithelium of rats. Urol Int 38:223–228

Kunze E, Sandvoss N, Zöller N (1984) Fehlende karzinogene Wirkung von Coffein am ruhenden und proliferationsstimulierten Urothel der ableitenden Harnwege bei der Ratte. (In Vorbereitung)

Lalich JJ, Paik WCW, Pradhan B (1974) Epithelial hyperplasia in the renal papilla of rats. Arch Pathol 97:29–32

Lancker van JL (1977) DNA injuries, their repair and carcinogenesis. Curr Top Pathol 64:65–127

Landmann-Kolbert CH, Rutishauser G, Dubach MC (1975) Phenacetin-Abusus und Harnwegstumoren. Urologe [A] 14:75–79

Lang H (1975) Model for repair inhibition by coffeine. Stud Biophys 50:213–221

Leistenschneider W, Nagel R (1977) Urotheltumoren und Phenazetinabusus. Therapiewoche 27:4221–4230

Lijinsky W, Keefer L, Conrad E, van de Bogart R (1972) Nitrosation of tertiary amines and some biologic implications. J Natl Cancer Inst 49:1239–1249

Lilienfeld AM (1964) The relationship of bladder cancer to smoking. Am J Public Health 54:1864–1875

Lilienfeld AM, Levin ML (1956) The association of smoking with cancer of the urinary bladder in humans. Arch Intern Med 98:129–135

Melamed MR, Voutsa NG, Grabstald H (1964) Natural history and clinical behavior of in situ carcinoma of the human urinary bladder. Cancer 17:1533–1545

Mihatsch MJ, Manz T, Knüsli C, Hofer HO, Rist M, Guetg R, Rutishauser G, Zollinger HM (1980) Phenacetinabusus III. Maligne Harnwegstumoren bei Phenacetinabusus in Basel 1963-1977. Schweiz Med Wochenschr 110:255–264

Miller AB (1977) The etiology of bladder cancer from the epidemiological view point. Cancer Res 37:2939–2942

Miller EC, Miller JA (1981) Mechanisms of chemical carcinogenesis. Cancer 47:1055–1064

Miller JA, Miller EC (1969) The metabolic activation of carcinogenic aromatic amines and amides. Prog Exp Tumor Res 11:273–301

Miller JA, Miller EC (1979) Perspectives on the metabolism of chemical carcinogens. In: Emmelot PE, Kriek E (eds) Elsevier/North-Holland Biomedical Press, Amsterdam, New York, Oxford, pp 25–50

Morales A, Ottenhof P, Emerson L (1981) Treatment of residual, non-infiltrating bladder cancer with bacillus Calmette-Guerin. J Urol 125:649–651

Morgan RW, Jain MG (1974) Bladder cancer: Smoking, beverages and artificial sweeteners. Can Med Assoc J 111:1067–2070

Morrison AS (1978) Geographic and time trends of coffee imports and bladder cancer. Eur J Cancer 14:51–54

Nakanishi K, Fukushima S, Shibata M, Shirai T, Ogiso T, Ito N (1978) Effect of phenacetin and coffeine on the urinary bladder of rats treated with N-butyl-N-(4-hydroxybutyl)nitrosamine. Gann 69:395–400

Neish WJ (1948) The chemistry of 2-aminofluorene. Rec Trav Chim 67:349–356

Nery R (1971) The possible role of N-hydroxylation in the biological effects of phenacetin. Xenobiotica 1:339–343

Nery R (1971) Some new aspects of the metabolism of phenacetin in the rat. Biochem J 122:317–326

Oehlert W (1973) Cellular proliferation in carcinogenesis. Cell Tissue Kinet 6:325–335

Oyasu R, Hopp M (1974) The etiology of cancer of the bladder. Surg Gynecol Obstet 138:97–108

Preussmann R (1975) Chemische Karzinogene in der menschlichen Umwelt. In: Grundmann E (ed) Handbuch der allgemeinen Pathologie. Geschwülste II. Springer, Berlin Heidelberg New York, pp 421–594

Raaflaub J, Dubach MC (1969) Dose-dependent change in the pattern of phenacetin metabolism in man and its possible significance in analgesic nephropathy. Klin Wochenschr 47:1286–1287

Rabes HM (1979) Proliferative Vorgänge während der Frühstadien der malignen Transformation. Verh Dtsch Ges Pathol 63:18–39

Radomsky JL, Greenwald D, Hearn WL, Block NL, Woods FM (1978) Nitrosamine formation in bladder infections and its role in the etiology of bladder cancer. J Urol 120:48–50

Rathert P, Melchior H, Lutzeyer W (1975) Phenacetin: A carcinogen for the urinary tract? J Urol 113:653–657

Rehn L (1895) Blasengeschwülste bei Fuchsinarbeitern. Arch Klin Chir 50:588–600

Roberts JJ (1980) Cellular responses to carcinogeninduced DNA damage and the role of DNA repair. Br Med Bull 36:25–31

Roberts JJ, Sturrock JE, Ward KN (1974) The enhancement by coffeine of alkylation-induced cell death, mutations and chromosomal aberrations in Chinese hamster cells, as a result of inhibition of post-replication DNA repair. Mutat Res 26:129–143

Sander J (1971) Untersuchungen über die Entstehung kanzerogener Nitrosoverbindungen im Magen von Versuchstieren und ihre Bedeutung für den Menschen. Arzneim Forsch (Drug Res) 21:1572–1580, 1707–1713, 2304–2309

Sander J, Schweisberg F (1972) Wechselbeziehungen zwischen Nitrat, Nitrit und kanzerogenen N-Nitrosoverbindungen. Zentralbl Bakteriol I. [Orig B] 156:299–340

Sarma KP (1969) Tumors of the urinary bladder. Butterworths, London

Schafer N, Schafer RW (1976) Potential of carcinogenic effects of hair clyes. NY State J Med 76:394–396

Schmauz R, Cole PH (1974) Epidemiology of cancer of the renal pelvis and ureter. J Natl Cancer Inst 52:1431–1434

Schwartz D, Flamant R, Lellouch J, Denoix PF (1961) Results of a French survey on the role of tobacco, particularly inhalation, in different cancer sites. J Natl Cancer Inst 26:1085–1108

Simon D, Jem S, Cole P (1975) Coffee-drinking and cancer of the lower urinary tract. J Natl Cancer Inst 54:587–591

Sivak A (1979) Cocarcinogenesis. Biochem Biophys Acta 560:67–89

Skrabanek P, Walsh A (1981) Bladder Cancer. UICC Technical Report Series, vol 60, Genf

Smith GE, Griffiths LA (1976) Comparative metabolic studies of phenacetin and structurally related compounds in the rat. Xenobiotica 6:217–236

Squire RA, Sporn MB, Brown CC, Smith JM, Wenk ML, Springer S (1977) Histopathological evaluation of the inhibition of rat bladder carcinogenesis by 13-cis-retinoic acid. Cancer Res 37:2930–2936

Stocks P (1970) Cancer mortality in relation to national consumption of cigarettes, solid fuel, tea and coffee. Br J Cancer 24:215–225

Susmano D, Rubinstein AB, Dakin AR (1971) Cystitis glandularis and adenocarcinoma of the bladder. J Urol 105:671–674

Temkin JS (1963) Industrial bladder carcinogenesis. Pergamon Press. Oxford London New York Paris

Thiede T, Christensen B (1969) Bladder tumors induced by chlornaphazine Acta Med Scand 155:133–137

Tsuchiya K, Okubo T, Ishizu S (1975) An epidemiological study of occupational bladder tumors in the dye industry of Japan. Br J Ind Med 32:203–209

Tsuji J (1962) Environmental and industrial cancer of the bladder in Japan. Acta Un Int Cancer 16:662–666

Veys CA (1974) Bladder tumors and occupation. A coroner's notification scheme. Br J Ind Med 31:65–71

Vutuc CH, Kunze M (1979) Rauchgewohnheiten von Blasenkrebspatienten: Versuch zur Quantifizierung der Schadstoffexposition. Aktuelle Urologie 10:159–162

Walker IG, Reid BD (1971) Coffeine potentiation of the lethal action of alkylating agents on L-cells. Mutat Res 12:101–104

Ward AM (1971) Glandular neoplasia within the urinary tract. The aetiology of adenocarcinoma of the urothelium with a review of the literature. Virchow's Archiv [Pathol Anat] 352:296–311

Witkin EM, Farquharson EL (1969) Enhancement and diminution of ultraviolet-light-initiated mutagenesis by post-treatment with coffein in E. coli. Ciba Foundation, Symposium on Mutation as cellular process, pp 36–49

Wolf H, Wagenknecht LV, Madsen PO (1969) Die Ätiologie und Pathogenese des Blasenkarzinoms. Urologe 8:81–96

Würzner HP, Lindström E, Vuataz L, Luginbühl H (1977) A 2-year feeding study of instant coffees in rats. II. Incidence and types of neoplasms. Food Cosmet Toxicol 15:289–296

Wynder EL, Hoffmann D (1967) Tobacco and tobacco smoke; studies in experimental carcinogenesis. Academic Press, London New York

Wynder EL, Onderdonk L, Mantel N (1963) An epidemiological investigation of cancer of the bladder. Cancer 16:1388–1407

Wynder EL, Goldsmith R (1977) The epidemiology of bladder cancer. Cancer 40:1246–1268

Präinvasive Befunde des Harnblasenurothels

G. E. Schubert[1]

Die im hohen Lebensalter entsprechend einer Exponentialfunktion ansteigende Häufigkeit der Harnblasenkarzinome führt zu der Frage, ob in dieser Altersstufe auch prämaligne Veränderungen häufiger sind. Systematische Untersuchungen des Urothels im Hinblick auf derartige Prozesse wurden bisher fast ausschließlich an ausgewählten Kollektiven wie Patienten mit einem Blasenkarzinom oder an Risikogruppen durchgeführt (Koss 1979; Koss et al. 1974, 1977; Schade u. Swinney 1973; Selberg 1961; Utz et al. 1970; Wallace et al. 1979). Hinweise auf ihre Prävalenz in der Gesamtpopulation fehlen.

Umfangreichere Studien an unausgewähltem Obduktionsgut scheiterten bisher an der raschen postmortalen autolytischen Zerstörung des Urothels. Durch in situ Fixierung der Harnblasen kurz nach dem Tod konnten wir diese Autolyse verhindern und alle Bereiche der Harnblase systematisch untersuchen.

Methodik

Harnblasen von 61 Männern und 61 Frauen eines unausgewählten nicht urologischen Autopsiegutes mit einem Durchschnittsalter von 73 Jahren wurden innerhalb von 10 Minuten bis 5 Stunden post mortem nach Entleerung des Resturins und Instillation von 200 ml einer 4%igen Formaldehydlösung in situ fixiert, am folgenden Tag bei der Obduktion entnommen und histologisch aufgearbeitet: Je 9,4 cm lange und 0,5 cm breite Gewebsstreifen der gesamten Blasenwand aus Trigonum, Blasenboden, Hinterwand, Dach, Vorderwand, linker und rechter Seitenwand sowie dem Bereich beider Uretermündungen haben wir in Paraffin eingebettet und an 7 µ dikken, HE-, PAS-, EvG- und Ladewig-gefärbten mikroskopischen Präparaten nach 21 Kriterien ausgewertet. Unter mehr als 20 000 Einzeldaten fanden sich neben einer Vielzahl von Veränderungen der Altersblase die im folgenden aufgeführten Befunde.

Metaplasien

Plattenepithelmetaplasien

Einfache Plattenepithelmetaplasien vom vaginalen Typ (Koss 1975) wurden um den Blasenausgang bei 17 Männern (27,9% der Männer) und 51 Frauen (83,6% der Frauen) gefunden.

---

[1] Pathologisches Institut der Kliniken der Stadt Wuppertal, Ferdinand-Sauerbruch-Klinikum, Arrenbergerstr. 20–56, D-5600 Wuppertal 1

Das Harnblasenkarzinom
Hrsg. v. K.-H. Bichler und R. Harzmann
© Springer-Verlag Berlin Heidelberg 1984

Tabelle 1. Lokalisation der atypischen Plattenepithelmetaplasien (Leukoplakien vom epidermalen Typ) in Harnblasen (n = 9/122)

	♂ n	♀ n
Hinterwand	3	2
Seitenwand li.	1	1
Seitenwand re.	2	0

Die Ursache dieser, im klinischen Sprachgebrauch auch als Trigonalmetaplasie bezeichneten Veränderung ist unklar, diskutiert werden vor allem Einwirkungen von Östrogenen. Ein besonderer Krankheitswert kommt der Trigonalmetaplasie nicht zu.

Atypische Plattenepithelmetaplasien vom epidermalen Typ („Leukoplakie") mit unterschiedlich starken Keratinisierungszeichen, Keratohyalin oder Keratin in schmalen oberflächlichen Zellschichten, meist eosinophilerem Zytoplasma, häufiger Basalishyperplasie oder atrophische Formen werden vor allem im angloamerikanischen Sprachraum auch als Leukoplakie bezeichnet (Morgan u. Cameron 1980).

Diese Metaplasieform war bei 6 Männern (9,8% der Männer) und 3 Frauen (4,9% der Frauen) unseres Untersuchungsgutes vorhanden und entsprachen in allen Fällen der atrophischen Form (nach O'Flynn u. Mullaney 1967). Bevorzugte Lokalisation waren die Hinterwand und die Seitenwände (Tabelle 1).

Morgan u. Cameron (1980) fanden in einer Studie an insgesamt 32 Patienten mit einer Leukoplakie vom epidermalen Typ in 22 Fällen (69%) den atrophischen und in 10 (31%) den hypertrophischen Typ. 25–28% der Patienten mit einer derartigen atypischen Plattenepithelmetaplasie (Leukoplakie) entwickeln ein Plattenepithelkarzinom der Blase (O'Flynn u. Mullaney 1967; Morgan u. Cameron 1980) und bei etwa 10% der Querschnittsgelähmten mit einem Dauerkatheter entstehen auf dem Boden dieser Leukoplakie Plattenepithelkarzinome, die nach den Beobachtungen der Arbeitsgruppe von Kaufmann (1977) stets tödlich endeten. Reece u. Koontz (1975) empfehlen daher, diese Leukoplakie wie ein Karzinom geringen Malignitätsgrades anzusehen.

Als Ursache der atypischen Plattenepithelmetaplasien werden vor allem Derepressionen (uncoding) entsprechender Informationen in der DNS des Urothels unter der Einwirkung chronischer Entzündungen (Packham 1971) diskutiert. In Rattenversuchen konnten Leukoplakien des Urothels durch Vitamin-A-Mangel hervorgerufen werden (Wolbach u. Howe 1925), auch bei einem Kind mit schwerem Vitamin-A-Mangel wurde eine Leukoplakie des Urothels beschrieben (Winsbury-White 1932).

Drüsige Metaplasien

Drüsige Strukturen treten – von den ortsständigen Albarran-Drüsen am Blasenausgang abgesehen – in zwei verschiedenen Formen auf.

Drüsentyp I. Ein Typ geht aus sinusartigen Einstülpungen des Urothels oder durch die Bildung zystischer Hohlräume in von Brunn-Epithelnestern hervor, deren innere Zellagen sich in Zylinderepithelien mit den Zeichen der Mukoprotein-Produktion umwandeln, so daß die Lichtung von Zylinderepithelien ausgekleidet wird, an die sich ein meist breiterer Saum urothelialer Zellen anschließt (Schubert et al. 1981).

Dieser Drüsentyp, dessen Verteilung der von Brunn-Epithelnester entspricht, lag bei 8 Männern (13,1% der Männer) und 16 Frauen (26,2% der Frauen) vor.

Zuverlässige Anhaltspunkte dafür, daß diese Metaplasieform als Präkanzerose eines Adenokarzinoms angesehen werden kann, haben wir nicht gefunden.

Drüsentyp II. Ein zweiter Drüsentyp erinnert in seinem Aufbau weitgehend an Krypten der Dickdarmschleimhaut, besteht aus hochzylindrischen Zellen mit zahlreichen Becherzellen, an die sich nur eine schmale basale Zellschicht anschließt. Dieser Drüsentyp II, der vor allem bei Kindern mit Blasenextrophien und schweren chronischen Urozystitiden gefunden wird (Daroca et al. 1976), weist darauf hin, daß die prospektive Potenz des aus dem Kloakenepithel hervorgehenden Urothels zu differenzierteren drüsigen Metaplasien erhalten geblieben ist und unter bestimmten Umständen realisiert wird. Auf dem Boden dieser Metaplasien treten Adenokarzinome auf (Koss 1975). In unserem unausgewählten Obduktionsgut alter Personen konnten wir diese Metaplasieform nicht nachweisen.

Urothelhyperplasien

Einfache Urothelhyperplasien mit mehr als 10 Zellagen waren herdförmig ohne Prädilektionsstellen bei 25 Männern (41,0% der Männer) und 23 Frauen (37,7% der Frauen) ausgebildet.

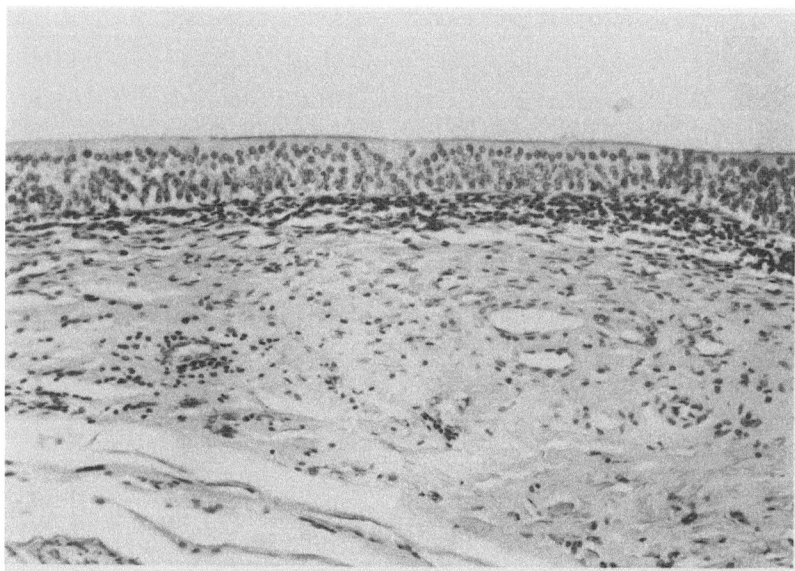

Abb. 1. Normales Urothel der Harnblase einer 91jährigen Frau. Urothel 4 Zellagen hoch mit deutlich erkennbarer Superfizialzellschicht. HE, 140 : 1

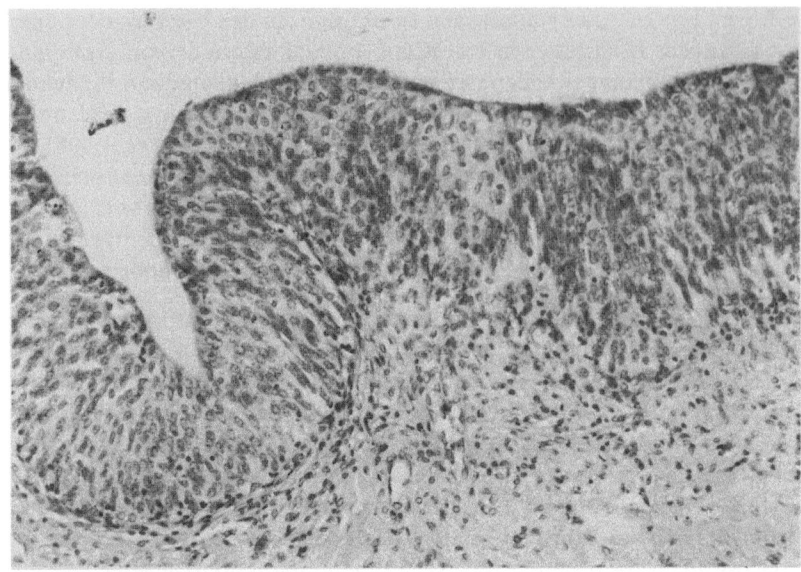

Abb. 2. Atypische Urothelhyperplasie in der Blase einer 84jährigen Frau. Bis 14 Zellagen hohes Epithel, überwiegend vom Basalzellentyp (*linkes und rechtes Bilddrittel*), nur teilweise Intermediärzellen ausgebildet (*mittlerer Bildbereich*) mit Zellatypien vor allem in der rechten Bildhälfte. HE, 140 : 1

Ob dieser Befund beim Menschen schon als Präkanzerose zu werten ist, muß in weiteren Untersuchungen geklärt werden. Im Tierversuch werden erhöhte Zahlen von Zellagen als frühe Zeichen der Entwicklung zum Karzinom gedeutet (Murphy 1981).

Atypische Urothelhyperplasien („unruhiges oder labiles Epithel" nach Schade u. Swinney 1968) mit Störungen der normalen Zellanordnung, leichten Kernhyperchromasien und Kernpolymorphien fanden wir bei 15 Männern (24,6% der Männer) und 8 Frauen (13,1% der Frauen). Diese Hyperplasieform gilt heute allgemein als Präkanzerose.

Papilläre Urothelhyperplasien waren bei 13 Männern (21,3% der Männer) und 4 Frauen (6,6% der Frauen) nachzuweisen. Mostofi hatte bereits 1975 darauf hingewiesen, daß sich auf dem Boden dieser, auch als *papilläre Urozystitiden* bezeichneten Veränderungen häufiger Harnblasenkarzinome entwickeln.

Tumoren

Mikropapillome wurden bei 6 Männern (9,8% der Männer) und 5 Frauen (8,2% der Frauen) beobachtet.

Diese relativ große Zahl makroskopisch nicht erkannter Papillome hat uns zunächst überrascht, denn im Biopsiegut sind bei strenger Anwendung histologischer

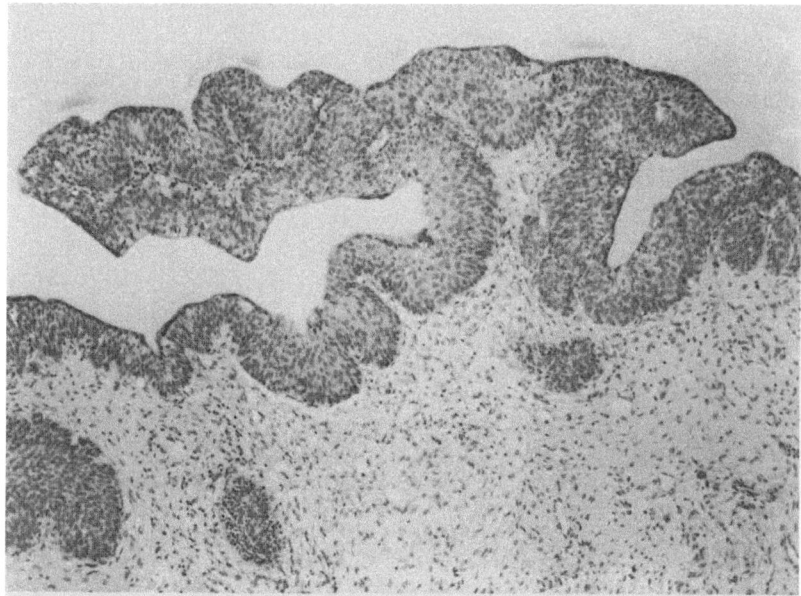

Abb. 3. Mikropapillome an der Blasenvorderwand einer 87jährigen Frau. HE, 75 : 1

Kriterien nach der WHO-Definition nur 2,5% aller Blasentumoren Papillome (Krüger u. Meisser 1979; Pugh 1959; Schubert et al. 1979; Schubert u. Bethke-Bedürftig 1981). Unsere Ergebnisse könnten die Annahme von Miller et al. (1969) stützen, daß Papillome langsam wachsende Tumoren besonderer Art sind und erst das Hinzukommen karzinogener und/oder kokarzinogener Substanzen auf dem Boden dieser Strukturen papilläre Blasenkarzinome der verschiedenen Differenzierungsgrade entstehen lassen.

Karzinome der Harnblase fanden wir bei 2 Männern (3,3% der Männer). In einem Fall handelte es sich um einen 75jährigen Patienten, der am rechten Blasenboden ein im größten Durchmesser 5,2 cm großes pT2 G3-Karzinom und ein weiteres kirschgroßes pT1 G3-Karzinom am Eingang eines Blasendivertikels links neben dem Blasenscheitel hatte. In dieser Blase fanden sich darüber hinaus in zwei anderen Stellen getrennt von diesen infiltrierenden Tumoren Carcinomata in situ der Blasenschleimhaut. Im zweiten Fall, einem 73jährigen Mann, lag ein 0,9 cm großes, flaches, papilläres pT1 G1-Karzinom an der rechten lateralen Blasenwand vor. Diese Tumoren der erst kurz vor dem Tode in kardialer Dekompensation klinisch aufgenommenen Patienten waren bis dahin nicht bekannt.

In keinem anderen Fall konnten wir ein Carcinoma in situ der Blasenschleimhaut nachweisen. Dieser Befund bestätigt die Annahme, daß exophytisch oder invasiv wachsende Blasenkarzinome nur der sichtbare Anteil einer im Sinne der Maladie de la muqueuse oder der panurothelialen Erkrankung kanzerisierten Schleimhaut sind, in der vielfältige andere prämaligne und maligne Veränderungen des Urothels vorhanden sind (Eisenberg et al. 1960; Farrow et al. 1977; Jakse et al. 1980; Koss et al. 1974; Melicow 1962; Soto et al. 1977).

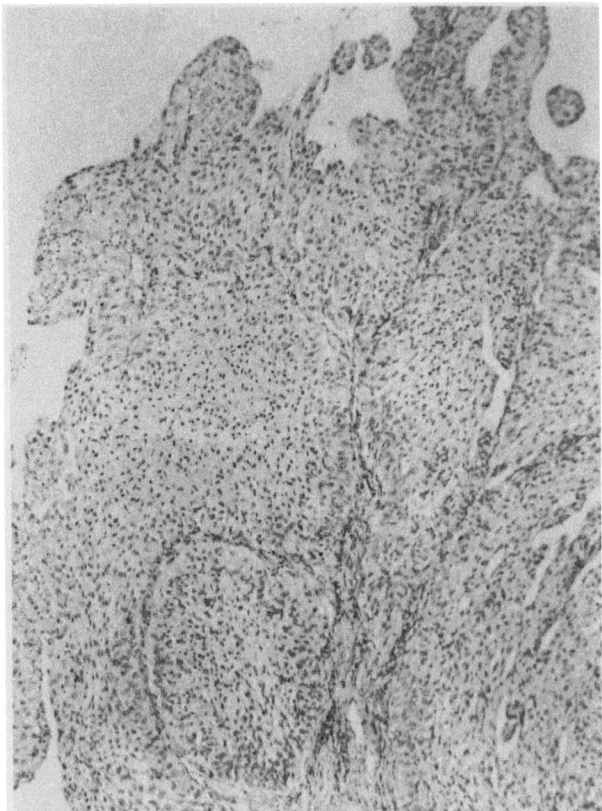

Abb. 4. pT1 G1-Karzinom in der Blase eines 73jährigen Mannes an der rechten lateralen Blasenwand. Klinisch nicht bekannter Zufallsbefund. HE, 63 : 1

Systematische Studien von Zystektomiepräparaten mit makroskopisch erkennbaren Blasenkarzinomen hatten in 80 bis 100% der Fälle pTis in anderen Bereichen des Blasenurothels ergeben (Koss 1977, 1979). Wallace et al. (1979) fanden in multiplen Mukosabiopsien zystoskopisch unauffälliger, nicht tumortragender Schleimhautbezirke bei Patienten mit Blasenkarzinomen Abnormitäten wie Hyperplasien und pTis sowie konkomitante Carcinomata in situ, Wolf u. Højgaard (1980) erhoben entsprechende Befunde bei mehr als 50% der Träger eines invasiven Blasenkarzinoms.

Flächenhaft in situ wachsenden Karzinomen (pTis) werden heute als Ausgangspunkt invasiver Karzinome von einigen Autoren eine größere Bedeutung als den nicht invasiven papillären pTa-Karzinomen zugeschrieben (Brawn 1982). 50 von 140 Patienten mit einem pTis entwickelten nach einer retrospektiven Studie von Tannenbaum u. Romas (1978) innerhalb von 4–6 Jahren ein invasives Karzinom, und Althausen et al. (1976) konnten zeigen, daß bei 83% der Patienten, die in unmittelbarer Umgebung eines „Low grade – low stage"-Karzinoms zusätzlich ein pTis hatten, innerhalb von 3 Jahren an einem invasiven und potentiell letalen Karzinom erkrankten.

Angaben über die Häufigkeit flächenhafter Carcinomata in situ bei Patienten ohne andere Blasentumoren („flat in situ carcinoma") liegen bisher nur ganz vereinzelt vor. Farrow et al. (1977) fanden in einer prospektiven Studie in den Jahren 1970 bis 1976 unter 35 000 fortlaufend urinzytologisch untersuchten Patienten der urologischen Ambulanz der Mayo-Klinik 69 Personen mit einem pTis, entsprechend 0,2% aller Untersuchten.

Andere proliferative Prozesse des Urothels

Von Brunn-Epithelnester wurden bei 85,2% (n = 52) der Männer und 90,2% (n = 55) der Frauen bevorzugt um das innere Blasenostium, im Trigonum und um die Uretermündungen, daneben jedoch auch in allen anderen Bereichen der Harnblase nachgewiesen. Mit gleicher Prädilektion lagen bei 82% (n = 50) der Männer und 83,6% (n = 51) der Frauen *subepitheliale Zysten* vor, die alle Übergangsformen zu von Brunn-Epithelnestern aufwiesen und offensichtlich aus diesen durch Untergang oder sekretorische Umwandlung zentraler Urothelien hervorgegangen sind. Bei je 5 Männern und Frauen fanden sich knotenförmige intraepitheliale Epithelproliferationen („von Brunn Nest in situ").
    Die in der Submukosa gelegenen von Brunn erstmals 1893 beschriebenen, schon bei Neugeborenen beobachteten (Maeda 1923) Nester sind im Kindes- und Jugendalter bis zum Ende der zweiten Lebensdekade bei einem Drittel aller untersuchten Personen vorhanden (Morse 1928), scheinen im höheren Lebensalter häufiger zu werden. Durch welche Faktoren die knotenförmigen Epithelproliferationen ausgelöst werden, ist noch nicht endgültig geklärt. Übereinstimmend mit Sarma (1972), Selberg (1961) und Wiener et al. (1979) konnten wir eine ursächliche Beziehung zu Entzündungen nicht nachweisen. Die von Giani (1906) bei Kaninchen beobachtete und immer wieder zitierte reversible Entstehung gleichartiger knötchenförmiger Proliferationen bei chronischen Entzündungen muß nicht in gleicher pathogenetischer Weise für den Menschen gelten. Ebenso zögern wir beim derzeitigen Stand des Wissens die nach Zufuhr chemischer Kanzerogene (z. B. bei der Ratte nach N-Butyl-N-(4-hydroxybutyl)-Nitrosamin (= BBN, Kunze 1979) und beim Hund nach 2-Formylamin-4-(5-nitro-2-furyl)-thiazol (Fanft) (Harzmann et al. 1983) in der Frühphase der Karzinomentstehung auftretenden knospenförmigen Epithelsprossen in der Submukosa als Analoge der von Brunn Nester des Menschen anzusehen. Nach den bisher vorliegenden Informationen können von Brunn-Epithelnester beim Menschen nicht als Präkanzerosen gewertet werden. Wir halten es jedoch entsprechend den allgemeinen Prinzipien der Onkogenese für möglich, daß auch in diesen Nestern zumindest vorübergehend gesteigerte Proliferationsprozesse bei zusätzlicher Einwirkung eines Kanzerogens die Entstehung eines Karzinoms begünstigt. In anderen Untersuchungsgruppen wie z. B. bei Trägern von Blasenkarzinomen oder Risikopatienten haben wir Carcinomata in situ in von Brunn-Epithelnestern mehrfach gefunden.

Urocystitis cystica et glandularis. Zysten in der Submukosa sind bei über 80% der Männer und Frauen dieser Altersgruppe und drüsige Strukturen des Types I wie oben dargelegt bei mehr als einem Viertel aller Frauen und nahezu einem Achtel aller Männer im hohen Lebensalter vorhanden. Makroskopisch erkennbare Zysten

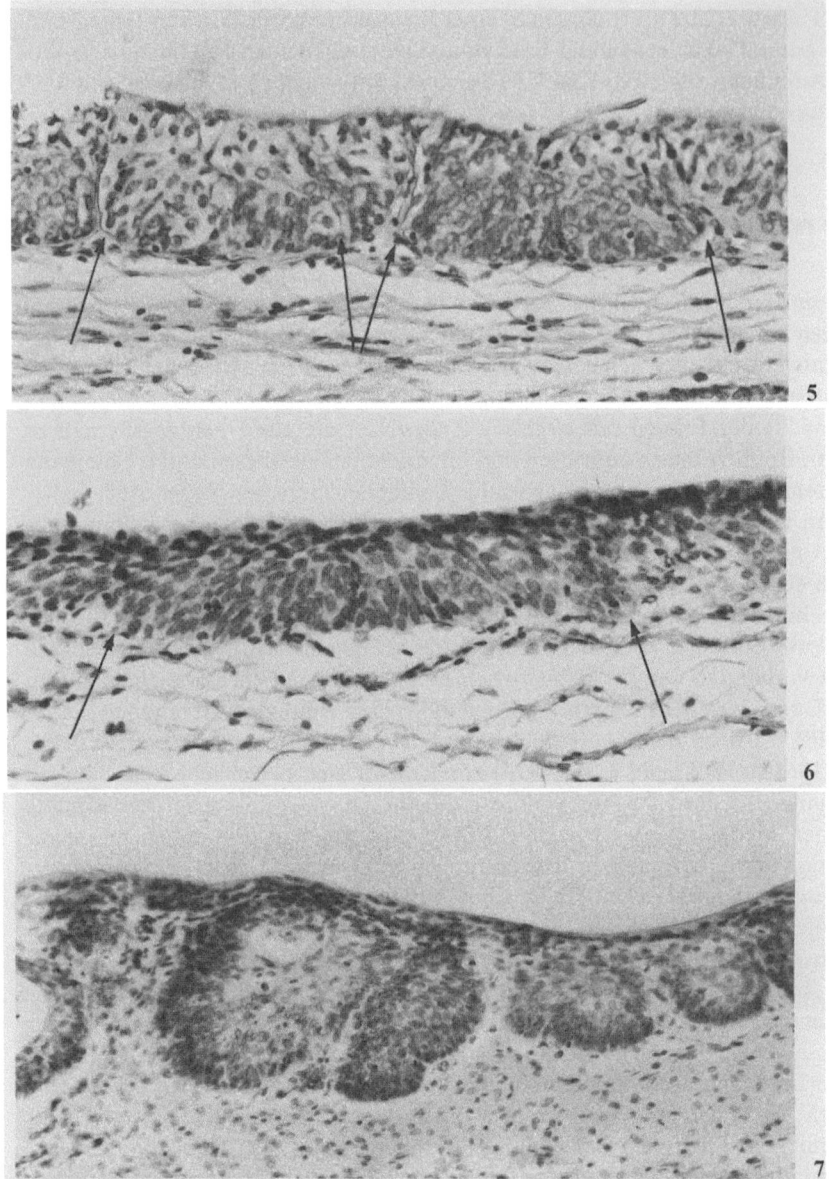

Abb. 5. von BRUNN Epithelnest „in situ" (→ ←) im Blasenurothel eines 42jährigen Mannes. HE, 240 : 1

Abb. 6. von BRUNN Epithelnest im Frühstadium, Übergang „in situ" — submukös (→ ←) Blase eines 72jährigen Mannes. HE, 150 : 1

Abb. 7. Voll ausgebildete von BRUNN-Epithelnester. Urothel der Blase eines 78jährigen Mannes. HE. 150 : 1

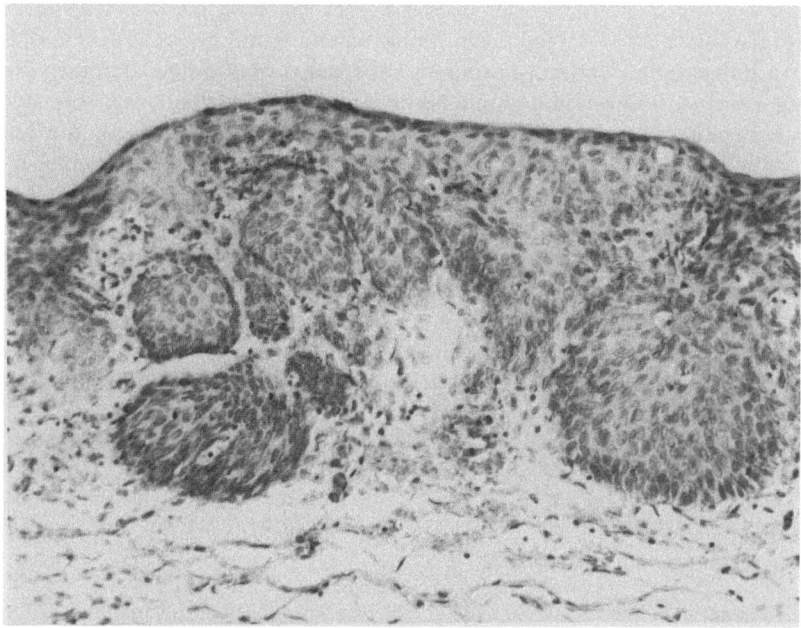

Abb. 8. Knotenförmige atypische Urothelhyperplasie zwischen linker Uretermündung und Blasenausgang, Blase eines 72jährigen Mannes. HE, 170 : 1

waren dagegen in keinem der 122 Fälle nachweisbar. Bei kritischer Anwendung des pathohistologischen Entzündungsbegriffes mit entzündlich-zelligen Infiltraten von Krankheitswert und gleichzeitigem Auftreten von Zysten oder Drüsen, könnten wir die Diagnose einer Urocystitis cystica et glandularis nur bei 5 Männern (8,2% der Männer) und 8 Frauen (13,1% der Frauen) stellen. Die Bedeutung dieser Entzündungsform als Präkanzerose ist umstritten. Nach unseren Beobachtungen ergeben sich in Übereinstimmung mit Wiener et al. (1979) beim Menschen keine zuverlässigen Anhaltspunkte dafür, daß diese Entzündungsformen stärker als andere die Entstehung von Blasenkarzinomen begünstigt.

Wie unsere vorliegenden Untersuchungen gezeigt haben, ist das Urothel des alten Menschen keineswegs atrophisch, sondern es finden sich im Gegenteil ungemein häufig proliferative Prozesse und in einem relativ hohen Prozentsatz auch Veränderungen, die heute allgemein als Präkanzerosen angesehen werden. Dazu müssen vor allem atypische Plattenepithelmetaplasien (Leukoplakien vom epidermalen Typ), atypische Urothelhyperplasien und papilläre Urothelhyperplasien (papilläre Urozystitiden) gerechnet werden. Carcinomata in situ wurden dagegen nur bei einem der 122 Patienten mit einem invasiven Blasenkarzinom als konkomitante Befunde erhoben.

Zusammenfassung

Systematische histopathologische Untersuchungen kurz nach dem Tod fixierter Harnblasen von 61 Männern und 61 Frauen in einem mittleren Alter von 73 Jahren eines unausgewählten nicht urologischen Untersuchungsgutes haben ergeben, daß proliferative Prozesse des Urothels in diesem Lebensalter häufig sind. Befunde, die im Hinblick auf ein erhöhtes Tumorrisiko besondere Beachtung verdienen, sind atypische Plattenepithelmetaplasien (Leukoplakien vom epidermalen Typ), die bei 9,8% der Männer und 4,9% der Frauen gefunden wurden, atypische Urothelhyperplasien, bei 24,6% der Männer und 13,1% der Frauen nachgewiesen und papilläre Zystitiden, die bei 21,3% der Männer und 6,6% der Frauen vorhanden waren. In ihrer Bedeutung als Präkanzerose umstrittene einfache Urothelhyperplasien wurden bei 41,0% der Männer und 37,7% der Frauen beobachtet. Mikropapillome ließen sich bei 9,8% der Männer und 8,2% der Frauen nachweisen, bei 2 Männern wurden Blasenkarzinome gefunden, bei einem und nur bei diesem waren darüber hinaus Carcinomata in situ vorhanden.

Literatur

Althausen AF, Prout jr GR, Daly JJ (1976) Non-invasive papillary carcinoma of the bladder associated with carcinoma in situ. J Urol 116:575
Brawn PN (1982) The origin of invasive carcinoma of the bladder. Cancer 50:515–519
Daroca JP, Mackenzie F, Reed RJ, Keane JM (1976) Primary adenovillous carcinoma of the bladder. J Urol 115:41–45
Eisenberg RB, Roth RB, Schweinsberg MH (1960) Bladder tumors and associated proliferative mucosal lesions. J Urol 84:544–550
Farrow GM, Utz DC, Rife CC (1977) Clinical observation in sixty nine-cases of in situ carcinoma of the urinary bladder. Cancer Res 37:2794–2798
Giani R (1906) Neuer experimenteller Beitrag zur Entstehung der Cystitis cystica; resumierende Mitteilung. Zentralbl Allg Pathol 17:900–903
Harzmann R, Gericke D, Schubert GE, Altenähr E (1983) Modelltumoren der Harnblase In: Schmiedt E, Altwein JE, Bauer H-W (Hrsg) Blasenkarzinom, Entscheidungshilfen bei der Therapie. W Zuckschwerdt Verlag München Berlin Wien 12–22
Jakse G, Jacobi GH, Altwein JE (1979) Das Adenokarzinom der Harnblase. Urologe A 18:86–90
Kaufman JF, Fam B, Jacobs SC, Gabilondo F, Yalla S, Kane JP, Rossier AB (1977) Bladder cancer and squamous metaplasia in spinal cord injury patients. J Urol 118:967–971
Koss LG (1975) Tumors of the urinary bladder atlas of tumor pathology, Second Series Fasc 11 Armed Forces Institute of Pathology, Washington DC
Koss LG (1979) Frühe neoplastische Veränderungen in der Harnblase. Verh Dtsch Ges Pathol 63:241–245
Koss LG, Tiamson EM, Robbins MA (1974) Mapping cancerous and precancerous bladder changes. A study of the urothelium in ten surgically removed bladders. JAMA 227:281–286
Koss LG, Nakanishi I, Freed SZ (1977) Nonpapillary carcinoma in situ and atypical hyperplasia in cancerous bladders. Further studies of surgically removed bladders by mapping. Urology 9:442
Krüger R, Meisser L (1979) Reklassifizierungsergebnisse papillärer Urotheltumoren von Nierenbecken, Harnleiter, Harnblase und Urethra nach den Kriterien der WHO. Verh Dtsch Ges Pathol 63:519
Kunze E (1979) Development of urinary bladder cancer in the rat. Curr Top Pathol 67:145–232
Maeda K (1923) Über die Urocystitis granularis beim weiblichen Geschlecht. Virchows Arch [Pathol] Anat 245:388–402
Melicow MM (1952) Histological study of vesical urothelium intervening between gross neoplasms in total cystectomy. J Urol 68:261–279
Miller A, Mitchell JP, Brown NJ (1969) Classification of bladder tumours. The Bristol Bladder Tumours Registry. E & S Livingstone LTD

Morgan RJ, Cameron KM (1980) Vesical leukoplakia. Br J Urol 52:96–100
Morse HD (1928) The etiology and pathology of pyelitis cystica, ureteritis cys cystica. Amer J Pathol 4:33–50
Mostofi FK (1975) Pathology of malignant tumours of urinary bladder. In: C liams RE (eds) The biology and clinical management of bladder cancer. Bl ic Publications, Oxford London Edinburgh Melbourne, pp 87–109
Murphy WM, Irving CC (1981) The cellular features of developing carcin urinary bladder. Cancer 47:514–522
O'Flynn JD, Mullaney J (1967) Leukoplakia of the bladder. A report on 20 ca cases progressing to squamous cell carcinoma. Br J Urol 39:461
Packham DA (1971) The epithelial lining of female trigone and urethra. Br J U:
Pugh RCB (1959) The pathology of bladder tumours. pp 116–156. In: Wallace Tumours of the bladder. Neoplastic disease at various sites. Edinburgh, E & Ltd Baltimore, The Williams & Wilkins Co.
Reece RW, Koontz WW (1975) Leukoplakia of the urinary tract: A review. J Ui
Sarma KP (1972) Proliferative and lymphoid reaction in bladder cancer. 10:199–207
Schade ROK, Swinney J (1968) Precancerous changes in bladder epit II:943–946
Schade ROK, Swinney J (1973) The association of urothelial atypism with no portance in treatment and prognosis. J Urol 109:619–622
Schubert GE, Kaiser HK, Steinert M (1979) Präkanzeröse Veränderungen c schleimhaut mit einem kritischen Beitrag zur Wertigkeit des Blasenpapillc Ges Pathol 63:423–426
Schubert GE, Bethke-Bedürftig BA (1981) Das Papillom der Harnblase nach d fikation. Ein kritischer Beitrag zur morphologischen Diagnostik. Urologe A
Schubert GE, Pavković M, Kirchhoff L (1981) Metaplastische und proliferati Blasenschleimhaut im höheren Lebensalter. Urologe A 20:196–203
Selberg W (1961) Die Kanzerisierung des Urothels beim Harnblasenkarzinom. Pathol 45:197–201
Soto EA, Friedell GH, Tiltman AJ (1977) Bladder cancer as seen in giant his Cancer 39:447–455
Tannenbaum M, Romas NA (1978) The pathobiology of early urothelial canc DG, Dekernion JB (eds) Genitourinary cancer. WB Saunders Co Philac Toronto, pp 232–255
Utz DC, Hanash KA, Farrow GM (1970) The plight of the patient with carcino bladder. J Urol 103:160–164
Wallace MA, Hindmarsh JR, Webb JN, Busntil A, Hargreave TB, Newsam E (1979) The role of multiple mucosal biopsies in the management of patier cancer. Br J Urol 51:535–540
Wolf H, Højgaard K (1980) Urothelial dysplasia in random mucosal biopsic with bladder tumors. Scand J Urol Nephrol 14:38–41
Wiener DP, Koss LG, Sablay B, Freed SZ (1979) The prevalence and signific nests cystitis cystica and squamous metaplasia in normal bladders. J Urol 1:
Winsbury-White HP (1932) Leukoplakia in urinary tract with report of a case. I
Wolbach SB, Howe PR (1925) Tissue changes following depreciation of fat-so: J Exp Med 42:753

Die Ultrastruktur der Membranen des Urothels und des Urothelkarzinoms

ST. PETER [1]

Die Zellmembran ist eine wichtige Hülle zum Schutz der zellulären biologischen Reaktionen. Trotz dieser für die Zelle lebensnotwendigen wichtigen Aufgabe nimmt die Zellmembran mengen- und volumenmäßig nur einen kleinen Teil ein. Bei Lymphozyten beträgt z. B. das Volumen der Zellmembran nur 1% des gesamten Zellvolumens im Gegensatz z. B. zum Volumen des Zellkerns, welches 30–40% des gesamten Lymphozytenvolumens ausmacht. Nur ca. 1% des gesamten Zellproteins befindet sich in der Zellmembran (Brunner 1978). Wenn man die für das gesamte Zellgeschehen wichtige Funktion der Zellmembran in Betracht zieht, sind dies verschwindend kleine Prozentsätze verglichen mit den anderen Zellbestandteilen.

Membraneigenschaften und ihren Veränderungen wurden in der biologischen Forschung relativ spät Aufmerksamkeit geschenkt (Abercrombie u. Ambrose 1962). Die Technik der früheren elektronenmikroskopischen Untersuchungen ließ keine genaue Differenzierung der Membranveränderungen zu. Mit der Entwicklung der Gefrierbruchmethode und besonderen Kontrastierungstechniken konnten wesentliche neue Erkenntnisse über die Morphologie der Zellmembran gewonnen werden. Wegen der besonderen Schwierigkeit der Fixation für die Elektronenmikroskopie entstanden die meisten Arbeiten an Material von Labortieren. Die Aufnahmen dieser Arbeit entstammen ultrastrukturellen Untersuchungen der Harnblase der Wistar-Ratte. Material und Methode entsprechen früheren Untersuchungen (Peter 1978; Peter 1982). Die Harnblasentumoren der Wistar-Ratte wurde durch FANFT (Ertürk et al. 1969) erzeugt.

Die Harnblase von Mensch und Säugetieren wird von einem Übergangsepithel ausgekleidet. Nur dieses ca. 1 mm dünne Urothel schützt die darunterliegenden Gefäße und Muskulatur vor dem hypertonen und zelltoxischen Urin der Harnblase. Um den hohen chemischen Gradienten zwischen Urin und Blutplasma aufrecht zu erhalten, wurde das Harnblasenepithel als undurchlässige Schicht für Wasser und Elektrolyte angesehen (Englund 1956) – vergleichbar einem Plastiksack. Nur hoch spezialisierte Membranen können diese physiologischen Eigenschaften garantieren. Neuere Untersuchungen am Urothel von Mensch und Säugetier (Lewis u. Diamond 1975, 1976; Schütz 1980) zeigten dagegen einen transepithelialen Ionentransport, womit die früher vertretene Meinung über die absolute Undurchlässigkeit des Urothels eingeschränkt werden muß.

Die Zellen im urothelialen Zellverband besitzen eine dehnungsabhängige Transformationsfähigkeit und können sich verschiedenen Füllungszuständen anpassen. Diese Wandelbarkeit der Urothelzellen setzt ebenfalls besondere Strukturen voraus.

Man unterscheidet beim Übergangsepithel drei Zellschichten bzw. Zonen: eine basale, mittlere und luminale. Die apikale Membran der luminalen Zellschicht, wel-

---

[1] Urologische Klinik, Klinikum Mannheim, der Universität Heidelberg, D-6800 Mannheim 1

che dem Lumen zugewandt ist, besitzt charakteristische Besonderheiten, welche weder die anderen Membranen der Urothelzellen, d.h. die lateralen und basalen Membranen, noch andere Epithelzellen besitzen. Das apikale, luminale Plasmalemm besteht aus einer konkaven Doppelmembran (Abb. 1a). Diese Doppelmembran besitzt ein ca. 80 Å starkes Membranblatt, welches dem Lumen direkt zugewandt ist, und einem schmäleren ca. 40 Å breiten Membranblatt, welches der Zellinnenseite anliegt. Die luminale Plasmamembran besteht jedoch nicht einheitlich nur aus dieser Doppelmembran. Sie setzt sich vielmehr aus einzelnen konkaven Doppelmembranplatten zusammen, die untereinander „scharnierartig" durch einschichtige Membranen zusammengehalten werden. Dadurch entsteht ein faltbares – entfaltbares Gefüge, ähnlich einer Ziehharmonika. Ca. 75% der gesamten luminalen Zellmembran bestehen aus den doppelschichtigen Membranbausteinen. Die restlichen 25% stellen die „scharnierartigen" Membranen. Die gesamte luminale Membranoberfläche ist glatt und besitzt keine Ausstülpungen in Form von Mikrovilli.

Dagegen sind bei der ungedehnten Harnblase häufig Invaginationen festzustellen, die tief in das Zytoplasma der luminalen Zellen reichen können. Die Membranen der Invagination zeigen den gleichen Membranaufbau von konkaven Doppelmembranen und „scharnierartigen" einschichtigen Zwischenstücken.

Unter der apikalen Membran befinden sich im Zytoplasma der luminalen Zellschicht spindelförmige Vakuolen, die bei der ungedehnten Harnblase besonders gehäuft vorkommen (Abb. 2, 3). Die Membranen der spindelförmigen Vakuolen besitzen ebenfalls eine doppelschichtige Membran, wobei ein ca. 80 Å dickes Membranblatt der Innenseite zugewandt liegt und ein ca. 40 Å breites Blatt die äußere Schale bildet (Abb. 1b). Durch intravitale, intravesikale Markierung der luminalen Zellmembran mit Hilfe von Meerrettich-Peroxydase als Tracer kann man erkennen, daß neben der Zellmembran nur die Invagination der Membran durch Tracer markiert sind. Die spindelförmigen Vakuolen zeigen keine Markierung, was darauf hindeutet, daß zwischen dem Lumen der spindelförmigen Vakuolen innerhalb des Zytoplasmas und dem Blasenlumen keine Verbindung besteht.

In einer elektronenmikroskopischen Arbeit konnte Hicks (1966) nachweisen, daß Golgi-Zisternen, spindelförmige Vakuolen und die apikale Zellmembran den gleichen Membranaufbau haben. Sie schloß daraus, daß die spindelförmigen Vakuolen sich aus den Membranen des Golgi-Apparates bilden. Weiterhin konnte nachgewiesen werden, daß die spindelförmigen Vakuolen als Ersatzmembranen für die apikale Zellmembranen dienen. Auch wir können diese Beobachtungen bestätigen (Peter 1982).

Spindelförmige Vakuolen sind häufig in direkter Nachbarschaft zu der luminalen Zellmembran zu sehen, vereinzelt auch in direkter Verbindung mit ihr (Abb. 2, 3). Zum Membraneinbau verbindet sich das dicke Membranblatt der spindelförmigen Vakuole mit dem dicken, äußeren Membranblatt der luminalen Zellmembran.

Durch Markierungsstoffe konnten Porter et al. (1965) sowie Hicks (1966) zeigen, daß die spindelförmigen Vakuolen sich auch nach Einfaltung der apikalen Zellmembran bilden. Dieser Vorgang soll sich während oder zumindest unmittelbar nach einer Blasenentleerung abspielen. Einfaltungen oder Invaginationen der luminalen Zellmembran entstehen bei der Blasenkontraktion, um die luminale Oberfläche dem geringeren Blasenlumen anzupassen. Der umgekehrte Vorgang spielt sich

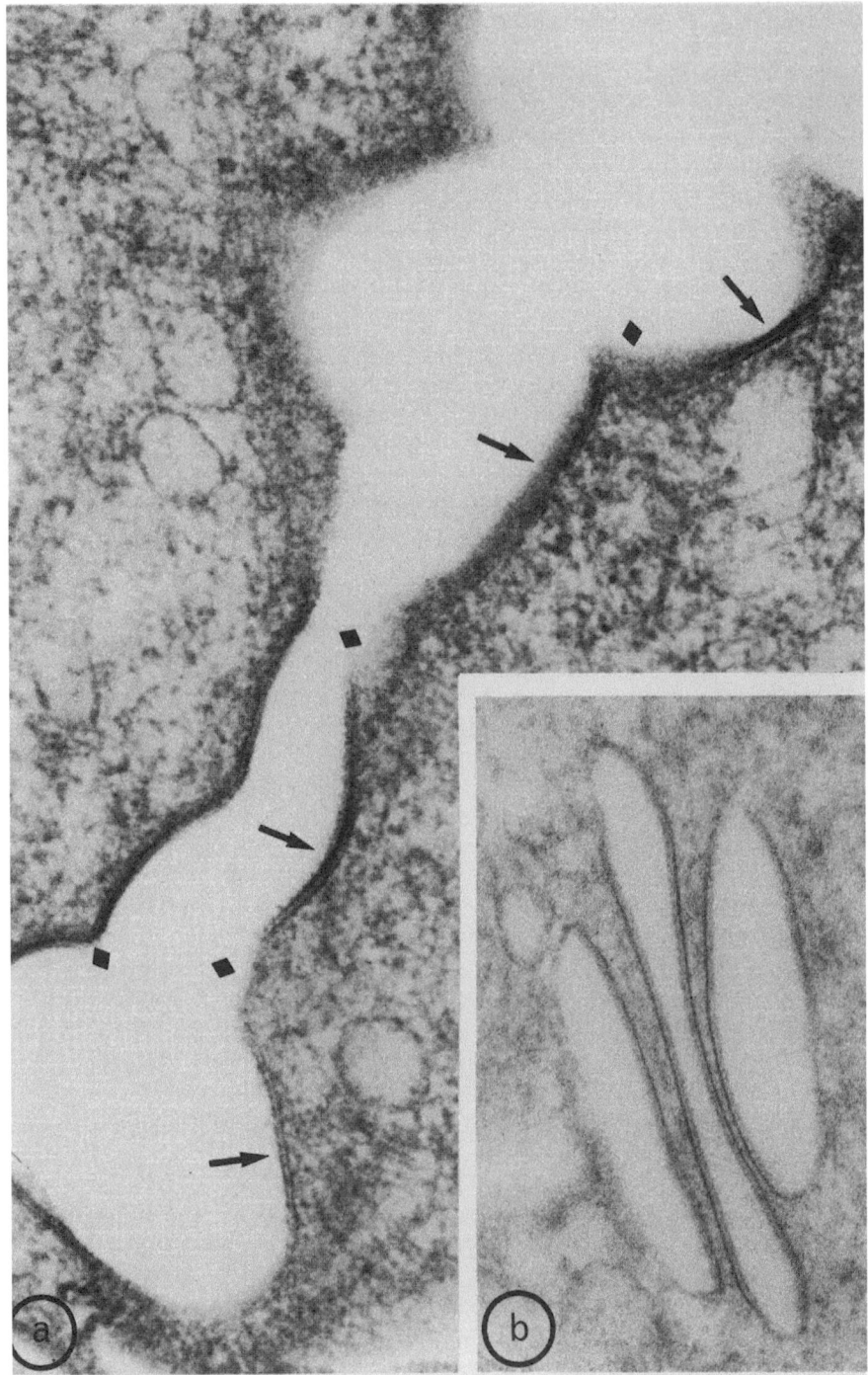

Abb. 1. a Hochauflösung der luminalen Zellmembran. Man erkennt deutlich den zweischichtigen Aufbau der konkaven Membranstruktur (*Pfeile*). Die Membranbrücken (♦) lassen diesen zweischichtigen Aufbau nicht erkennen. **b** Hochauflösung von spindelförmigen Vakuolen, deren Membran ebenfalls wie die luminalen Zellmembranen einen zweischichtigen Aufbau erkennen lassen. Vergr.: ×150 000

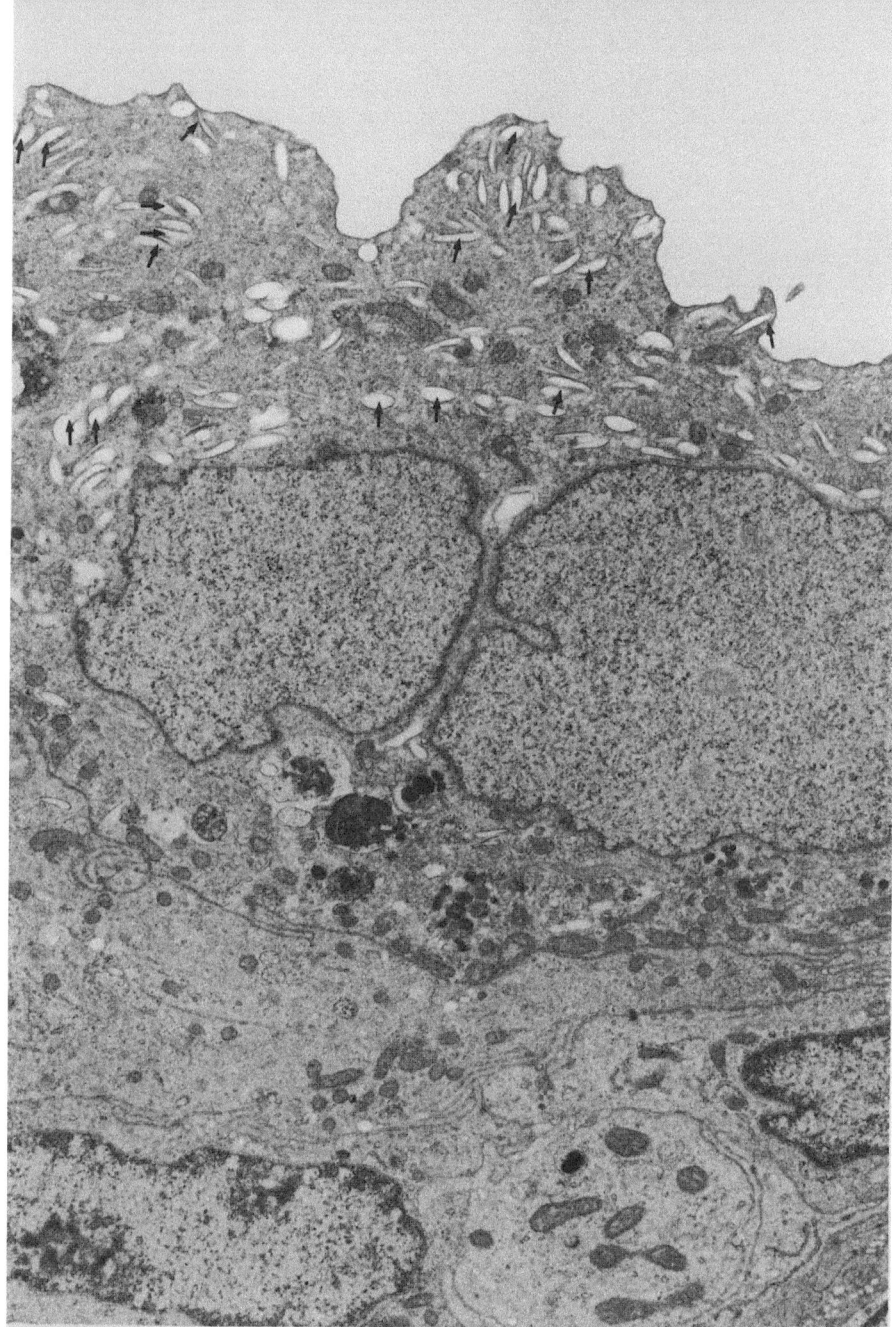

Abb. 2. Übersichtsaufnahme einer luminalen Zelle mit multiplen spindelförmigen Vakuolen, welche teilweise durch kleine Pfeile markiert sind. Ein Teil der spindelförmigen Vakuolen liegt in direkter Nachbarschaft oder sogar in Berührung der luminalen Zellmembran. Vergr.: ×11 000

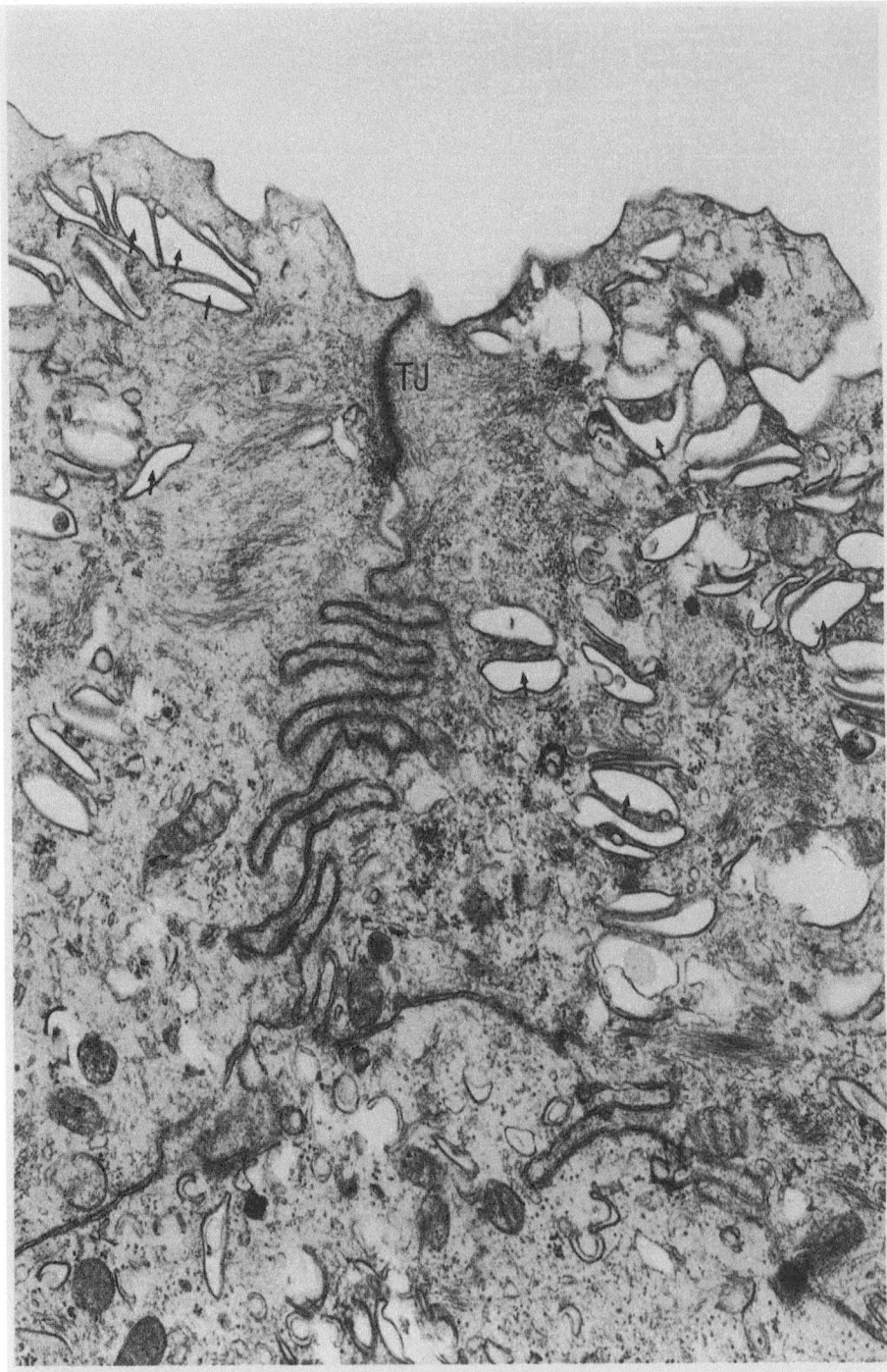

Abb. 3. Aneinanderliegende Zellen der luminalen Zellschicht. Unter der Tight Junction (*TJ*) sind die Zellmembranen deutlich interdigitiert. Spindelförmige Vakuolen sind teilweise durch *Pfeile* markiert. Verg.: ×28 000

dann wohl wieder in der Blasendehnung ab: Membranen der spindelförmigen Vakuolen wie auch der Invaginationen werden zur Vergrößerung der luminalen Membran eingebaut (Minsky u. Chlapowski 1978).

Die Gefrierbruchtechnik (Steere 1973) eröffnete neue Möglichkeiten des Membranstudiums. Bei dieser Technik werden die Zellen im Vakuum bei tiefer Temperatur gebrochen. Anschließend wird von der gebrochenen Fläche ein „Oberflächenabdruck", eine sogenannte Replik hergestellt. Diese Replik kann elektronenoptisch untersucht werden. Beim Bruchvorgang werden die Membranen gespalten, so daß die Strukturen der Membraninnenseite freigelegt werden.

Die Innenseite der luminalen Membran des äußeren Membranblattes zeigt eine fleckförmige Anhäufung von kleinen Granula. Diese granulierten runden Flecken sind von einem schmalen Saum granulafreier Membranen umgeben, woran sich dann wieder granulierte Flächen anschließen. Dieser Membranaufbau ist nur in der dem Lumen zugewandten Membran anzutreffen. Membranen des Urothels, welche keiner Berührung mit dem Urin ausgesetzt sind, zeigen keinen zweischichtigen Aufbau und keine Partikelaggregation. Vergleichende Analysen der Befunde aus den Untersuchungen mit der elektronenmikroskopischen Schnittechnik und der Gefrierätztechnik zeigen, daß die granulierten Flecken den konkaven Doppelmembranen entsprechen und der granulafreie Saum das Korrelat für die „scharnierartigen" Verbindungsstücke darstellt (Staehelin et al. 1972).

Die Begrenzung der luminalen Membran zu den lateralen Membranen der apikalen Zelle ist durch die sogenannte Verschlußleiste gewährleistet. Das klassische Verschlußleistensystem besteht aus der Trias: Tight Junction (zonula occludens), Intermediate Junction (zonula adhaerens), Desmosom (macula adhaerens). Diese Interzellularbrücken können bei den verschiedenen Epithelien beachtliche Unterschiede zeigen. Beim Harnblasenepithel sind die Intermediate Junctions nicht zu erkennen. Die Desmosomen sind selten in direkter Nachbarschaft zu den Tight Junctions anzutreffen, was jedoch auch ein numerisches Problem sein kann, da die Desmosomen als runde fleckige Strukturen unregelmäßig über die Zelle verteilt sind und nicht auf jedem Schnitt getroffen sein müssen. Die Tight Junctions umlaufen dagegen gürtelförmig als Band jede Zelle der oberen Zellschicht in ihrem apikalen Teil und sind auf allen Schnitten durch Zellgrenzen vorhanden.

Durch die Tight Junctions wird das luminale Kompartiment vom basolateralen Kompartiment abgedichtet. Im Bereich der Tight Junctions berühren sich die benachbarten Zellen so eng miteinander, daß auch im elektronenmikroskopischen Bild ein Zwischenraum zwischen den benachbarten Zellen in Teilbereichen nicht mehr erkennbar ist. Die Höhe der Tight Junction, welche an der besonderen elektronendichten Struktur zu erkennen ist, beträgt im Urothel der Ratte ca. 1,5 μm (Abb 3).

Im Gefrierbruch imponieren die Tight Junctions als aneinandergereihte Membranpartikel, welche wie ein Gürtel eine Zelle umlaufen und mit dem „Partikelgürtel" der Nachbarzellen verschmelzen. Die Verschmelzungslinien stellen sich dabei als Leiste aneinandergelagerter Membranpartikel dar. Auf der Bruchfläche durch die Zellmembran, welche dem Zytoplasma zugewandt ist, erscheinen sie perlschnurartig erhaben. Die Verbindung der Zellmembranen umfaßt nicht die gesamte Höhe, sondern erfolgt nur in einzelnen Linien, die im Bereich des Gürtels die Zellen umlaufen. Die Zahl der Verschmelzungslinien bestimmt die Höhe des Gürtels. Die

Tight Junctions der Rattenharnblase bestehen aus mindestens 4–6 Graten von untereinander verbundenen Verschmelzungslinien (Abb. 4). Sie trennen damit den luminalen Teil der Zellmembran von dem baso-lateralen Teil der Zellmembran.

Die Tight Junctions sind im Blasenepithel der Harnblase von mittlerem Füllungszustand nie direkt an der Oberfläche zu finden, sondern immer in einem gewissen Abstand zwischen geringen Einfaltungen. Die Einfaltungen sind damit auch als luminale Reservemembran anzusehen, die bei stärkerer Füllung sich dem Lumen zuwenden. In der gefüllten Blase sind Tight Junctions in direkter Nähe des Lumens anzutreffen. Außerhalb der beschriebenen apikalen Zonen sind keine Tight Junctions vorhanden.

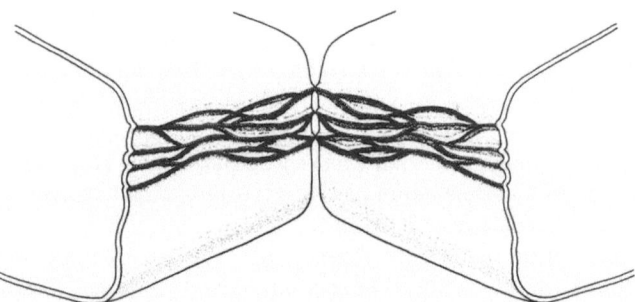

Abb. 4. Schematische Darstellung einer geöffneten Tight Junction, welche gürtelförmig die Zellen umläuft. Die Tight Junctions sind unterschiedlich breit. Die Breite der Tight Junctions wird von der Anzahl der Grate oder „strands" bestimmt

Kleine Desmosomen (Maculae adhaerentes) von 0,10–0,26 µm Größe verbinden die Zellen aller Schichten untereinander. Die physiologische Aufgabe der Desmosomen liegt in der mechanischen Koppelung der Einzelzellen im Zellverband. Durch die fleckförmigen Verbindungen einer Zelle zu all ihren Nachbarzellen wird die mechanische Koppelung garantiert, d. h. aus vielen nebeneinanderliegenden Einzelzellen wird funktionell mechanisch ein Zellverband. Die in den Zellen verlaufenden fibrillären Strukturen (Tonofilamente) sind an den Desmosomen verankert und bilden so das Zytoskelett. Im Schnittbild erkennt man die Desmosomen als elektronendichte, feinfaserige Membranverdichtungen (Abb. 5). Im Interzellularraum befindet sich elektronendichtes Material. Eine Verschmelzung der beiden gegenüberliegenden Membranen findet nicht statt. Da sie im Gegensatz zu den Tight Junctions punktförmige Membranverbindungen sind, kann aufgrund der Schnittbilder ohne Morphometrie keine Aussage über die prozentuale Häufigkeit per Membranoberfläche gemacht werden. Desmosomen sind jedoch regelmäßig auf allen Schnitten zu finden. Sie sind in allen Zellschichten vorhanden. Eine bevorzugte Anhäufung an Membranen einer Zellschicht ist nicht zu erkennen.

Im Gefrierbruch sind Desmosomen nur sehr schwierig auszumachen. Sie erscheinen im Gefrierbruch des Harnblasenepithels als unförmige Anhäufung von Partikeln. Eine systematische Partikelverteilung und einheitliche Partikelgröße besteht nicht.

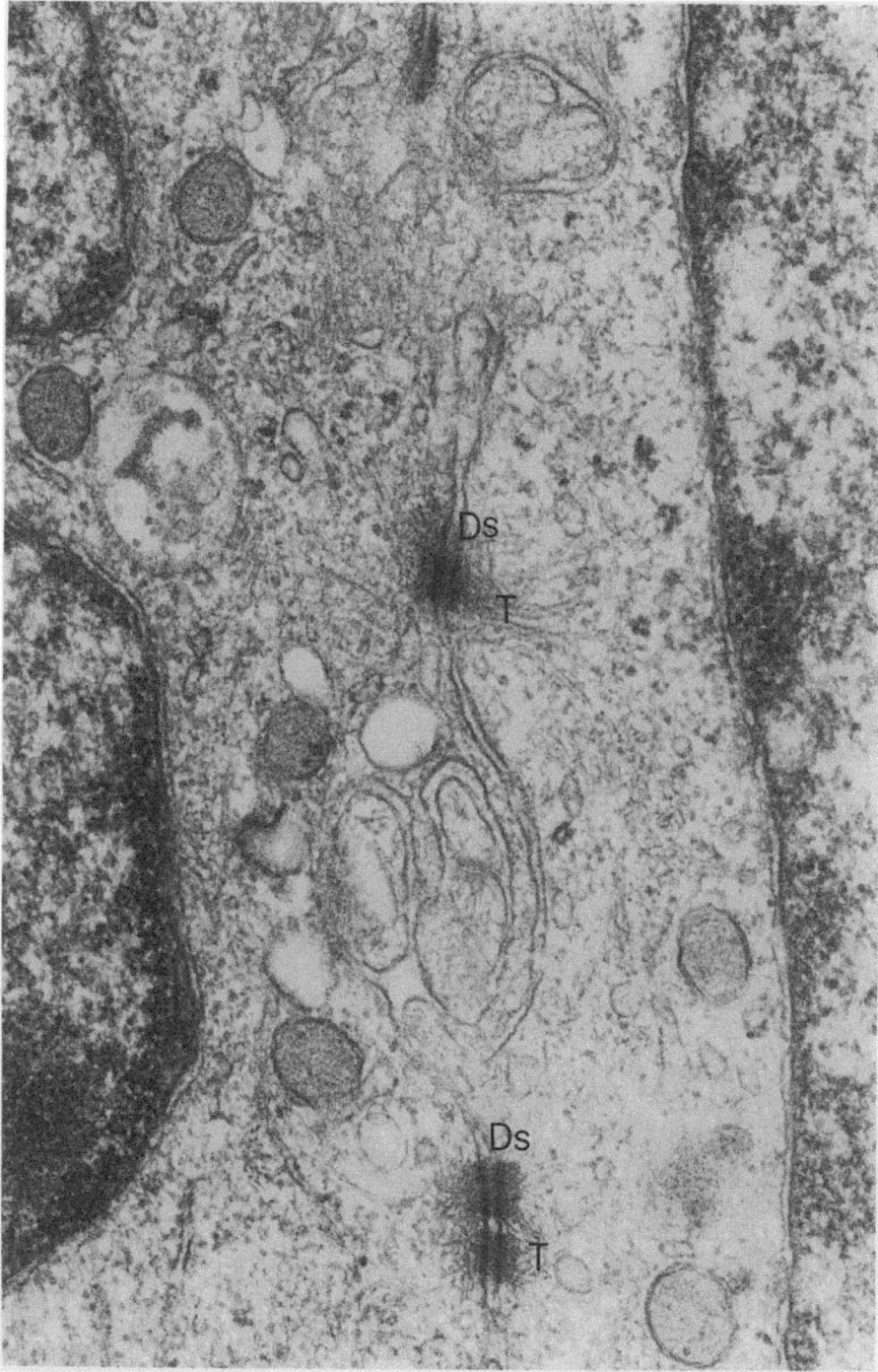

Abb. 5. Desmosomen (*Ds*) sind mechanische Haftpunkte. In die Desmosomen können Tonofibrillen (*T*) einstrahlen

Trotz intensiven Studiums unzähliger Membranen konnten mit letzter Sicherheit Gap Junctions nie mit Hilfe der elektronenmikroskopischen Schnittechnik erkannt werden. Dies mag daran liegen, daß die lateralen und latero-basalen Membranen des Urothels häufig serpentinenförmig interdigitieren und Gap Junctions des Urothels verglichen mit anderen Zellen klein sind, wie die Gefrierbruchuntersuchungen zeigen.

Die physiologische Funktion der Gap Junctions wurde insbesondere durch die Arbeitsgruppe von Loewenstein (1975) aufgeklärt, wobei man als Hauptaufgabe die elektrische und metabolische Koppelung untersuchte. Im Gefrierbruch erscheinen die Gap Junctions als dicht gepackte symmetrische Partikel mit einer kleinen zentralen Eindellung. Diese zentralen Löcher in den Gap Junction-Partikeln entsprechen nach zahlreichen Befunden zellverbindenden Kanälen (Friend u. Gilula 1972). Die Membranpartikel stellen damit das morphologische Korrelat der transzellulären Kanälchen dar, die durch die Passage von Aminosäuren, Nukleotiden, Zuckern etc. die elektrische und metabolische Koppelung der Zellen ermöglichen (Abb. 6).

Auf der Gefrierätzreplik zeigen die Gap Junctions des Uroepithels eine große Form- und Größenvariation. Durch Lokalisation und inneren Aufbau weisen sie spezifische Merkmale auf. Die Gap Junctions sind nicht regelmäßig auf den Membranen verteilt. Im oberen Epithelverband (direkt unter den Tight Junctions) wurden Gap Junctions nie gefunden. Sie erscheinen beschränkt auf die Zellen der mittleren und unteren Zellschichten. Doch auch in diesem Bereich ist eine unregelmäßige Verteilung und keine Gesetzmäßigkeit zu erkennen: Bruchflächen von Zellmembranen mit zahlreichen Gap Junctions wechseln mit Membranen ohne Gap Junctions. Die Gap Junctions erkennt man an der charakteristischen Anhäufung von membrangebundenen Partikeln gleicher Größe (Abb. 7 a) auf der P-Seite der Membran, d. h. der Membranhälfte, welche dem Zytoplasma zugewandt ist.

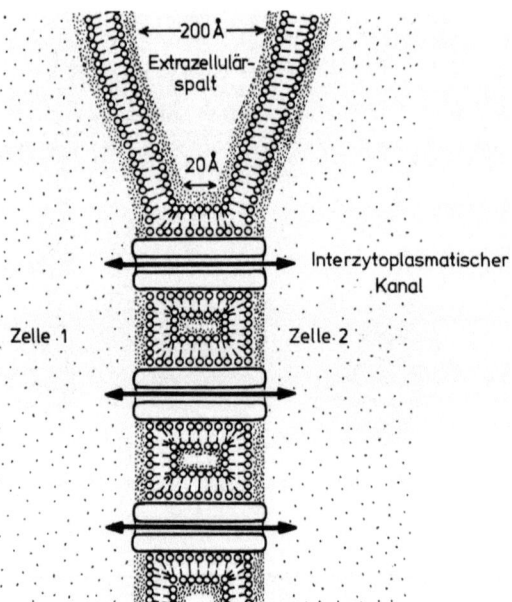

Abb. 6. Schematische Darstellung der Kanäle einer Gap Junction. Durch die Kanäle ist ein freier interzellulärer Transport möglich

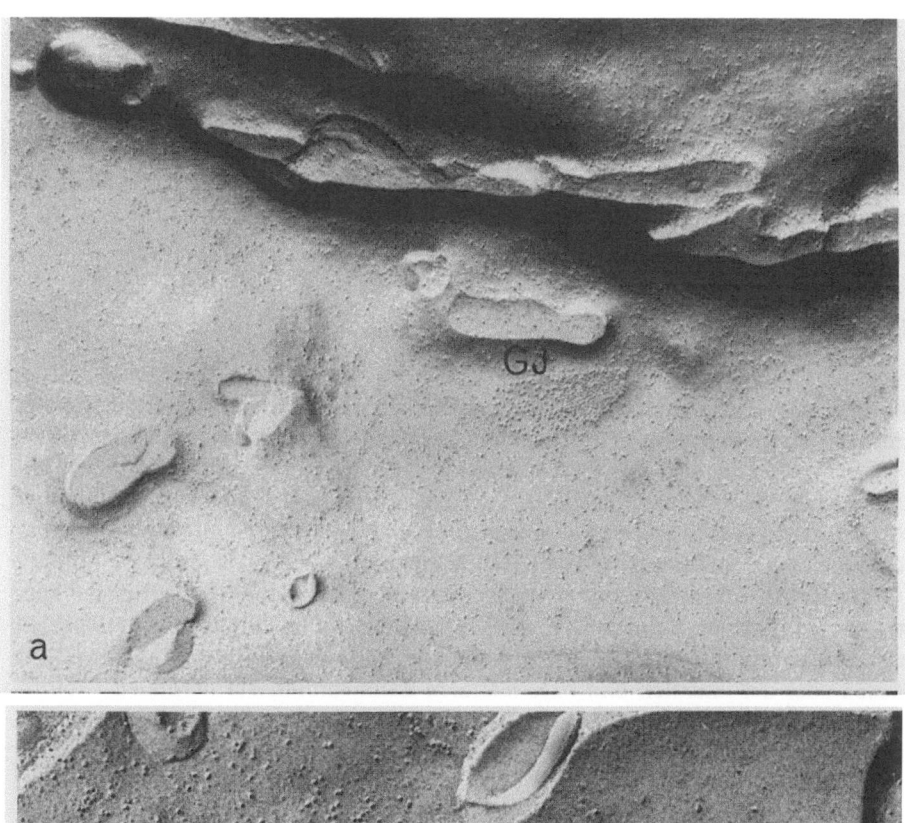
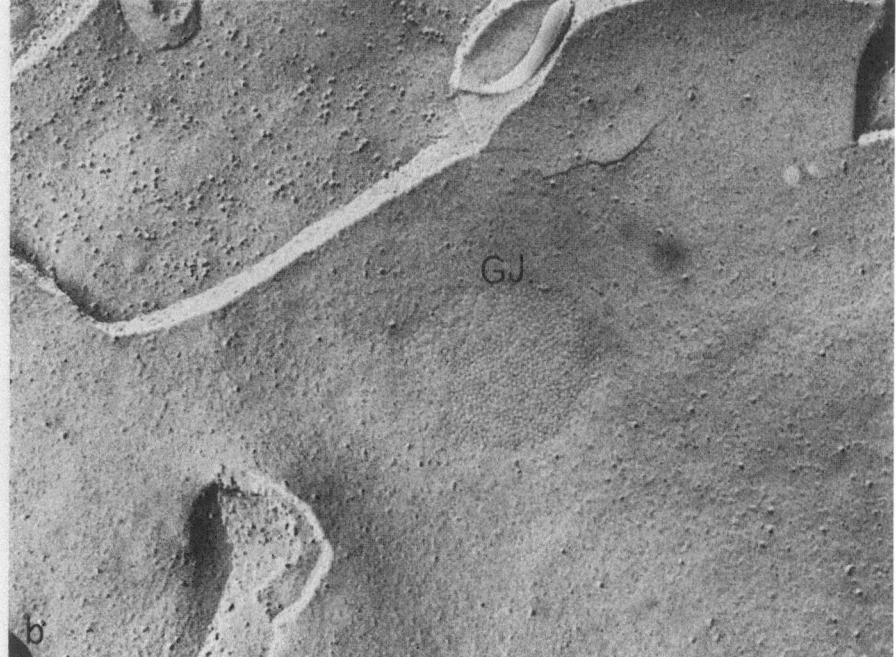

Abb. 7. a P-Seite einer Membran. (*GJ*) mit der charakteristischen Anhäufung von membrangebundenen Partikeln gleicher Größe. **b** Die Gap-Junction (*GJ*) der E-Seite einer Membran ist durch kleine Vertiefungen charakterisiert, die dem Negativ der Partikel entsprechen

Auf der gegenüberliegenden E-Seite erscheinen statt der Partikel kleine Vertiefungen, die dem Negativ der Partikel entsprechen (Abb. 7b). Die gefundenen Gap Junctions können nur wenige Partikel besitzen oder auch bis zu 0,4 µm groß sein. Weiterhin haben sie unterschiedliche Formen und können eine unterschiedliche Partikelverteilung aufweisen. Die Membranpartikel können lose verteilt oder dicht angeordnet sein. Gap Junctions, in denen sich dicht und locker verteilte Membranpartikel befinden, wurden gleichermaßen angefunden.

Die Membranen des Uroepithelkarzinoms

Im Laufe der Entdifferenzierung der Epithelzellen durch die Induktionsbehandlung mit dem Kanzerogen FANFT fällt schon in der elektronenmikroskopischen Übersichtsvergrößerung auf, daß die Deckzellschicht die typischen spindelförmigen Vakuolen nicht mehr besitzt. Es finden sich zwar noch vereinzelt Membranstrukturen ähnlich den spindelförmigen Vakuolen; diese sind jedoch immer kollabiert und besitzen keine Verbindung zu apikalen Zellmembranen.

Die Zellen der undifferenzierten Uroheltumoren zeigen einen Verlust der spezialisierten apikalen Zellmembranen. Die apikalen Zellmembranen unterscheiden sich elektronenmikroskopisch nicht mehr von normalen Zellmembranen anderer Zellen oder der lateralen und baso-lateralen Zellmembran der normalen Urothelzellen. Charakteristisch für die Karzinom-induzierte Urothelzelle ist der Verlust der Doppelmembran und das Auftreten von stummelartig, lumenwärts gerichteten Zellfortsätzen, sogenannten Mikrovilli (Abb. 8). Die Zahl der Mikrovilli pro Schnitt durch die Membranen nimmt im Laufe der Entdifferenzierung zu und ist nicht nur auf die lumenseitige Membran beschränkt. Je mehr sich die Zellen aus dem Gewebeverband lösen, desto mehr treten allseits Mikrovilli auf (Abb. 8). Mit Verlust der typischen luminalen Zellmembran im Laufe der FANFT-Behandlung geht auch der Verlust der lateralen Abdichtungen der Tight Junction einher. Dies geht soweit, daß die apikalen Zellen einen freien Passageraum in die darunterliegenden Zellschichten zulassen. Im Laufe der Entdifferenzierung verlieren die Membranen auch ihre Gap Junctions. Von allen Interzellularverbindungen erscheint die Gap Junction die „empfindlichste" Struktur zu sein, welche die Zellmembran bei der Entdifferenzierung der Zelle zuerst verliert.

Mit der Entdifferenzierung weichen die Zellen auseinander und die Spalten zwischen den Karzinomzellen werden größer. Mit der Entdifferenzierung verschwinden auch noch die wenigen mechanischen Haftpunkte in Form der Desmosomen (Abb. 9).

Der Verlust der spezialisierten apikalen Zellmembran wurde als charakteristisches Merkmal entdifferenzierter Uroheltumoren angesehen (Fulker et al. 1971; Koss 1977). Der Verlust der spezialisierten luminalen Zellmembran beim Urothelkarzinom ist in erster Linie wohl auf die eingestellte Produktion von Ersatzmembranen durch den Golgiapparat und damit auch der spindelförmigen Vakuolen zurückzuführen. Wie schon ausgeführt, werden die luminalen Zellmembranen durch Umbau der Membranen des Golgiapparates gebildet und über spindelförmige Vakuolen in die luminale Membran eingebaut.

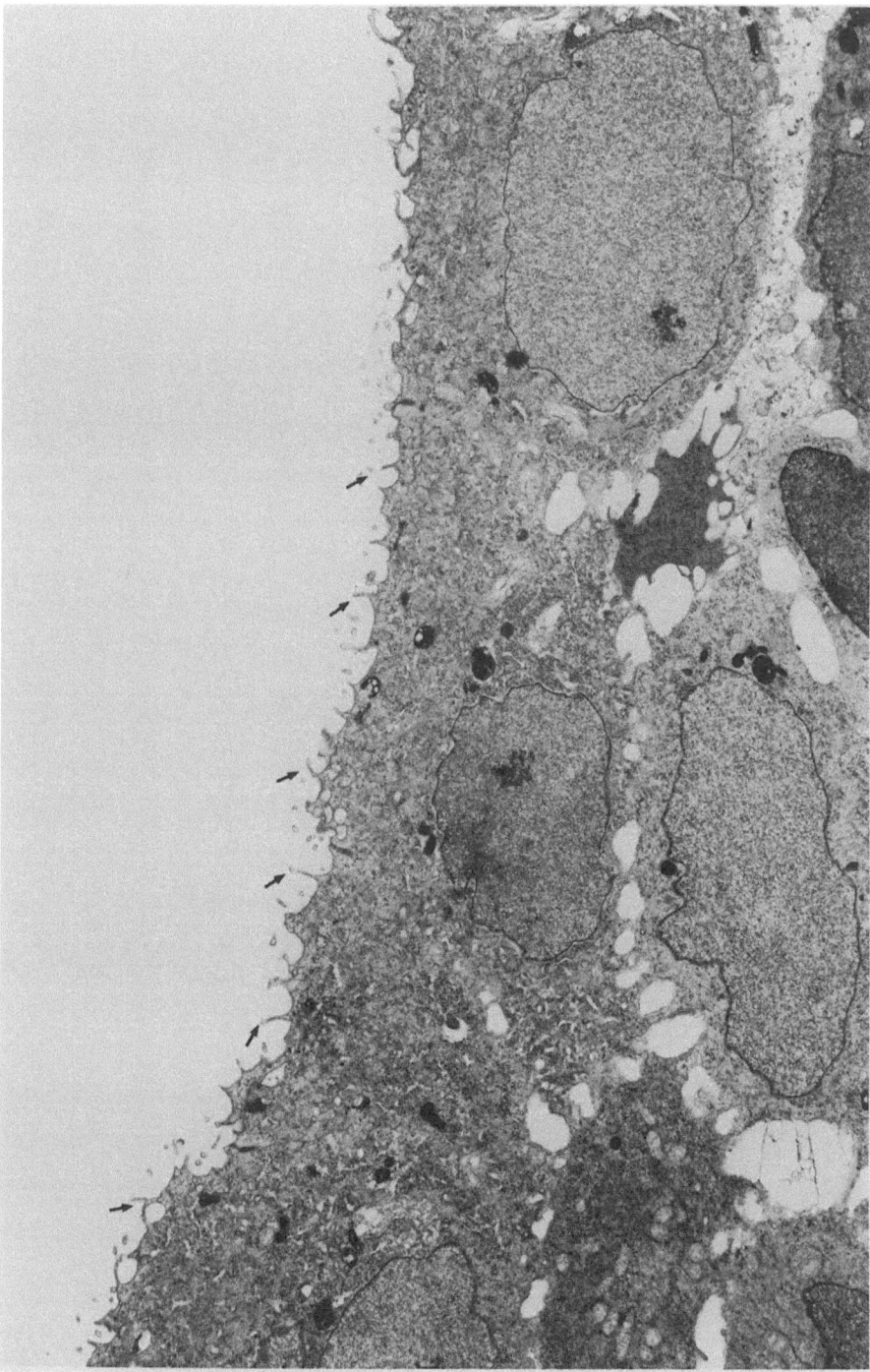

Abb. 8. Luminale Zellen eines Urothelkarzinoms der Rattenharnblase. Zahlreiche Mikrovilli (*Pfeile*) charakterisieren die Membranveränderung. Spindelförmige Vakuolen sind nicht mehr zu erkennen

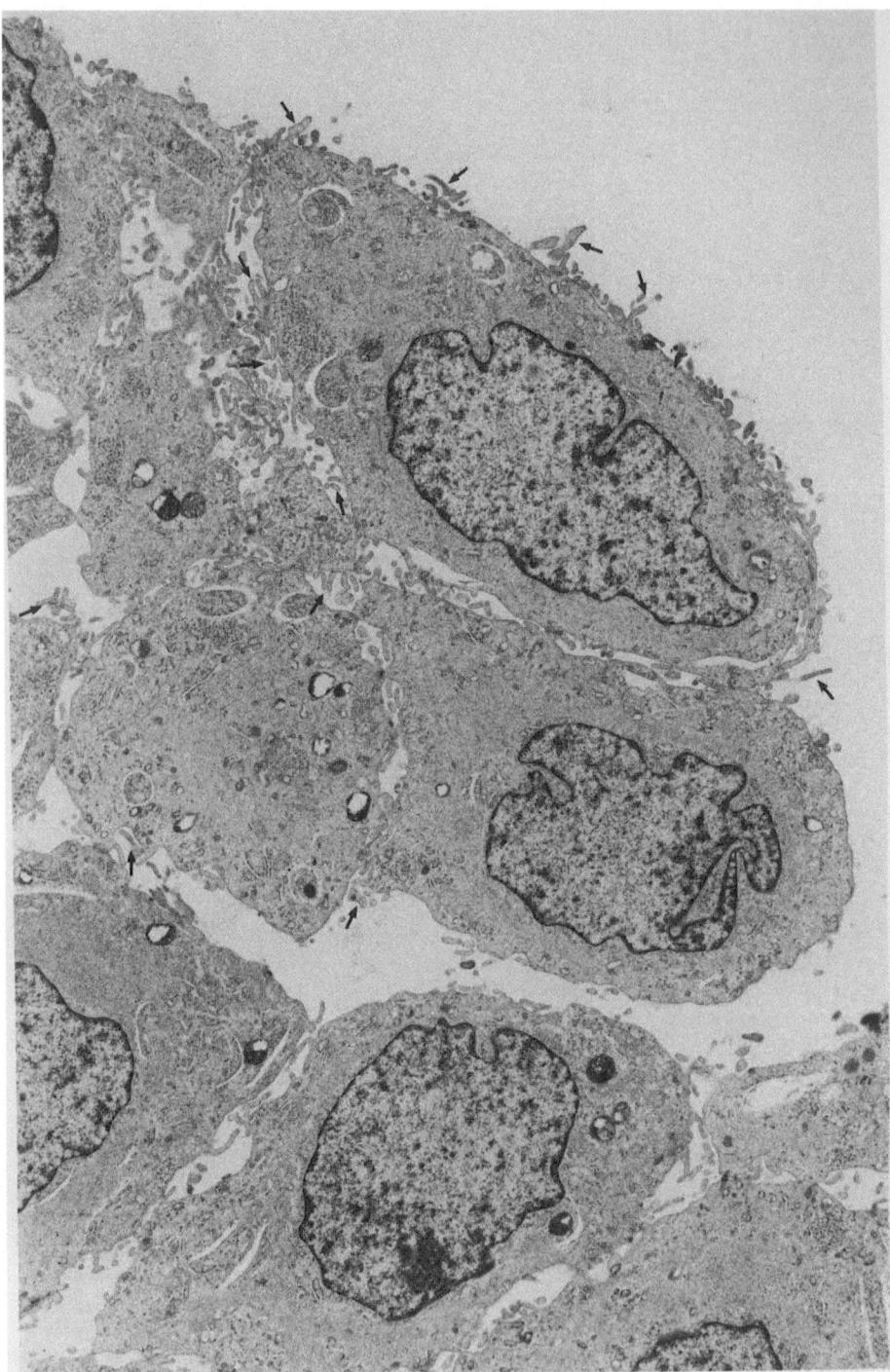

Abb. 9. Diese Urothelkarzinom-Zellen stehen nur noch durch einzelne Haftpunkte miteinander in Verbindung. Allseits sind Mikrovilli (*Pfeile*) ausgebildet

Im Rahmen der kanzerogen gestörten DNS kommt es möglicherweise zur Produktion einer falschen mRNS, die zur Biosynthese von Membranen im Golgiapparat nicht geeignet ist.

Die Reduzierung der Tight Junctions bis zum völligen Fehlen bei entdifferenzierten Blasentumoren wurde auch von anderen Untersuchern in elektronenmikroskopischen Schnittbilduntersuchungen beschrieben (Merk et al. 1977). Zumindest bei einigen Tumoren korreliert die Reduzierung der Tight Junction direkt mit der Anaplasie. Die Erhöhung der transepithelialen Permeabilität erleichtert dann den Zugang von Karzinogenen auf die basale Zellschicht (Simani et al. 1974).

Die Gap Junctions bei normalen Epithelstrukturen der Säugetierharnblase erlauben eine enge metabolische und informative Koppelung des Epithelzellverbandes. Zu dieser informativen Koppelung zählt auch die Regulation des Wachstums. Zellwachstum und Zelldifferenzierung wurden in differenzierten Geweben ausgiebig untersucht. Sicher ist, daß die Zellverbindungen in Form der Gap Junctions eine bedeutende Rolle in der Wachstumsregulation spielen, da die intakten Kanäle der Gap Junctions zur transzellulären Überbringung des Regulationssignals notwendig sind (Loewenstein 1974).

Das Wachstum einzelner Gewebe ist in normalen Organen genau ausbalanciert und koordiniert. Die Zahl der neugebildeten Zellen gleicht die Zahl der Zellverluste aus, wodurch die Organmasse konstant gehalten werden kann.

Da die Gap Junctions den Zellen des Urothelkarzinoms fehlen, ist der interzelluläre Informationsaustausch der Harnblasenepithelzellen nicht mehr gewährleistet. Wir wissen aus Untersuchungen am Zervix-Karzinom (McNutt et al. 1971), daß mit dem Verlust der Gap Junctions und der damit verbundenen Entkoppelung der Zellen ungeordnetes und invasives Wachstum beginnt. Auch beim Harnblasenepithel könnte dieser Mechanismus gelten: mit dem Verlust der Gap Junctions verliert die Zelle eine kontrollierte Differenzierung; ungeordnete Zellteilung und invasives Wachstum beginnen.

Literatur

Abercrombie M, Ambrose EJ (1962) The surface properties of cancer cells: a review. Cancer Res 22:525–549

Brunner G (1978) Struktur der Zellmembran. Biol unserer Zeit 8:65–74

Englund SE (1956) Observation on the migration of some labelled substances between the urinary and the blood in rabbit. Review of the literature. Acta Radiol (Stockh) [Suppl] 135:1

Ertürk E, Cohen SM, Price JM, Bryan GT (1969) Pathogenesis, histology, and transplantibility of urinary bladder carcinomas induced in albino rats by oral administration of N-(4-(5-Nitro-2-furyl)-2-thiazolyl) formamide. Cancer Res 29:2219–2228

Friend DS, Gilula NB (1972) Variations in tight and gap junctions in mammalian tissues. J Cell Biol 53:758–776

Fulker MJ, Cooper EH, Tanaka T (1971) Proliferation and ultrastructure of papillary transitional cell carcinoma of the human bladder. Cancer 27:71–82

Hicks RM (1966) The function of the Golgi complex in transitional epithelium. J Cell Biol 30:623–643

Koss LG (1977) Some ultrastructural aspects of experimental and human carcinoma of the bladder. Cancer Res 37:2824–2831

Lewis SA, Diamond JM (1975) Active sodium transport by mammalian urinary bladder. Nature 253:747–748

Lewis SA, Diamond JM (1976) Na$^+$ transport by rabbit urinary bladder, a tight epithelium. J Membr Biol 28:1–40

Loewenstein WR (1974) Intercellular communication through membrane junctions and cancer etiology. In: Schulz, Block (eds) Membran transformations in neoplasia. Academic Press, New York, p 103–124

Loewenstein WR (1975) Cellular communication by membrane junction. In: Weissmann, Caiborne (eds) Cell membranes biochemistry, cell biology and pathology. HP Publishing Co, Inc. New York, p 105–114

McNutt NS, Hershberg RA, Weinstein RS (1971) Further observations on the occurrence of nexuses in benign and malignant human cervical epithelium. J Cell Biol 51:805–825

Merk FB, Pauli BU, Jacobs JB, Alroy J, Friedell GH, Weinstein RS (1977) Malignant transformation of urinary bladder in humans and in formamide exposed Fischer rats: ultrastructure of the major components of the permeability barrier. Cancer Res 37:2843–2853

Minsky BD, Chaplowski FJ (1978) Morphometric analysis of the translocation of lumenal membran between cytoplasm and cell surface of transitional epithelial cells during the expansion-contraction cycles of mammalian urinary bladder. J Cell Biol 77:685–697

Peter St (1978) The junctional connections between the cells of the urinary bladder in the rat. Cell Tissue Res 187:439–448

Peter St (1982) Ultrastrukturelle Untersuchungen am Uroepithel und Uroepithelcarcinom. Habil. Schrift, Fakultät f. Klin. Med. Mannheim, Ruprecht Carl Univers. Heidelberg

Porter KR, Kenyon KR, Badenhausen S (1965) Origin of discoidal vesicles in cells of transitional epithelium. Anat Rec 151:401

Schütz W (1980) Aktiver transepithelialer Natriumtransport am isolierten Warmblüterurothel. Habil. Schrift, Fakultät f. Med. der Technischen Universität München

Simani AS, Inoue S, Hogg JC (1974) Penetration of the respiratory epithelium of guinea pigs following exposure to cigarette smoke. Lab Invest 31:75–81

Staehelin LA, Chlapowski FJ, Bonneville MA (1972) Luminal plasma membrane of the urinary bladder. I. Three-dimensional reconstruction from freeze-etch images. J Cell Biol 53:73–91

Steere RL (1973) Preparation of high-solution freeze-etch, freeze-fracture, frozen-surface and freeze-dried replicas in a single freeze-etch module, and the use of stereo electron microscopy to obtain maximum information from them. In: Benedetti, Favard (eds) Freeze-etching techniques and applications. Société française de microscopie électronique, Paris, p 223–255

Automatisierte Urin-Zytologie mit Hilfe des LEYTAS Bildanalysesystems

H. J. Tanke[1], J. A. M. Brussee[1], C. F. H. M. Schelvis-Knepfle[2],
A. M. J. van Driel-Kulker[2], M. J. M. van der Burg[2], J. S. Ploem[2]
und U. Jonas[1]

Einführung

Die zytopathologische Untersuchung zu Früherkennung und Diagnose von Tumoren des Blasenepithels ist ein wertvolles und empfindliches Verfahren (de Voogt et al. 1977; Koss 1979). Zellen des Blasenepithels in Spontanurin oder Spüllösung ermöglichen solche zytologischen Untersuchungen. Die Fragestellung ist dabei die Früherkennung von Tumoren *vor* Manifestation invasiver Stadien (Koss 1979), um somit die Chance für eine erfolgreiche Therapie zu vergrößern. Es besteht eine durchaus gute Korrelation zwischen der zytologischen und histologischen Diagnose (Busch 1977). Verschiedene Untersuchungen haben jedoch gezeigt, daß die Reproduzierbarkeit der zytologischen Klassifizierung von Präparaten und Einzelzellen bei nur 70–80% liegt. Eine detaillierte Gradierung des Tumors wird dadurch erschwert. Diese Gradierung ist jedoch für die Dignitätsbeurteilung entscheidend.

In den letzten Jahren wurde versucht, unabhängige Parameter zur objektiven Klassifizierung zu finden, um dadurch die Reproduzierbarkeit zu verbessern. Messungen von DNS-Gehalt oder morphologischen Merkmalen (Kernform, Textur des Chromatins, Kern-Zytoplasmaverhältnis) sind bekannt (Koss 1980). So wurden bei Tumoren des Blasenepithels oft Zellen mit aneuploiden DNS-Werten gefunden (Tribukait et al. 1973). Auch Tumoren mit einer sogenannten diploiden Hauptpopulation („stemline") enthalten oft Zellen mit aneuploiden DNS-Werten. Jedoch ist die Häufigkeit dieser Zellen im allgemeinen sehr gering. Quantitative Untersuchungen bedeuten daher eine wichtige Unterstützung in Diagnose und Therapie.

Die vorliegende Studie versucht, den Wert nukleärer Merkmale (DNS- und Chromatinkontrast) für eine automatisierte Klassifizierung positiver und negativer zytologischer Präparate des Blasenepithels festzustellen. Dazu wurden zytologische Präparate von Blasenepithelzellen aus Spontanharn mit Acriflavin-Feulgen-SITS (AFS) (für DNS und Eiweiß) gefärbt (Tanke et al. 1979). Acriflavin-Feulgen-SITS gefärbte Zellen liefern Fluoreszenz- und Absorptionsbilder von Zellkern und Zytoplasma, die nicht nur optimal für eine Bildanalyse geeignet sind, sondern auch eine visuelle Klassifizierung ermöglichen (Ploem-Zaayer et al. 1979). Somit ist eine automatisierte Analyse jederzeit vom Zytologen verfolg- und überprüfbar. 328 nach AFS gefärbte Präparate wurden mit Hilfe eines automatisierten Bildsystem-LEYTAS (Leyden Television Analysis System) analysiert. Die Klassifizierung wurde auf der

---

1 Abteilung für Urologie, Universitätskrankenhaus Leiden, Rijnsburgerweg 10, NL-2333 AA Leiden
2 Labor für Histochemie und Zytochemie, Universität Leiden, Rijnsburgerweg 10, NL-2333 AA Leiden

Basis neuentwickelter mathematischer, morphologischer Verfahren (Meyer 1979) mit Hilfe eines von Leitz (Wetzlar) entwickelten Texturanalysators (TAS) durchgeführt. Dieses Gerät benutzt zur Bildanalyse ein rechnergesteuertes TV-Mikroskop.

Ziel der Studie war, *erstens* die Möglichkeit eines automatisierten „screening" zu prüfen und *zweitens* neben einer noch genaueren zytopathologischen Diagnose weitere zytologische Kenndaten zu gewinnen.

Material und Methode

Präparation und Färbung

Für eine quantitative Analyse von Zellen sind gute Zellkonservierung und Fixierung erforderlich. Die Konservierung der zytologischen Präparate ist darauf gerichtet, die Zeitdifferenz zwischen Entnahme und Herstellung der mikroskopischen Präparate zu überbrücken. Dazu werden die Zellen in ein mit Konservierungsflüssigkeit gefülltes Reagenzglas gefüllt. Um die mit 25% Aethanol fixierten Zellen anschließend auf einen Objektträger bringen zu können, wurde eine spezielle Zentrifugationskammer entwickelt (van Driel-Kulker et al. 1980). Die Zellen müssen dabei so fest am Objektträger haften, daß die Feulgen-Hydrolyse mit 5 N HCl die Zellen nicht vom Glas entfernt. Eine mikroprozessorgesteuerte Färbeeinrichtung garantiert dabei eine standardisierte zytochemische Färbung.

Spontanharn wurde gesammelt und sofort zentrifugiert. Das Zellzentrifugat wird in einer gepufferten Salzlösung mit 25% Aethanol zur Zellkonservierung (0,09 M Natriumchlorid, 0,03 M Natriumacetat, 0,03 M Natriumgluconat, 6 mM Kaliumchlorid, 1,5 mM Magnesiumchlorid, pH 7,4) resuspendiert und bei 4 °C bis zur weiteren Verarbeitung aufbewahrt. Das Zellzentrifugat wird in 2% Polyäthylenglycol und 50% Aethanol resuspendiert, mehrere Male (zur Lösung eventueller Zellaggregate) durch 21er Nadeln gesaugt und sofort mit Hilfe spezieller Zentrifugekammern auf den Objektträger zentrifugiert (van Driel-Kulker et al. 1980). Die mikroskopischen Präparate werden dann mit Acriflavin-Feulgen-SITS (AFS) gefärbt. Die AFS Färbung führt zu einem Kernabsorptionsbild (DNS) und zwei Fluoreszenzbildern (Kern-DNS und Zytoplasma-Eiweiß). Die automatisierte Analyse basiert in dieser Studie auf dem Kernabsorptionsbild. Alle drei Bilder wurden letztlich zur zytologischen Klassifizierung herangezogen. Ein (stets angefertigtes) zweites Präparat wurde nach Papanicolaou gefärbt. Beide Präparate wurden *vor* der Bildanalyse unabhängig von 2 Zytologen beurteilt.

Bildanalyse

LEYTAS (Leyden Television Analysis System) basiert auf einem automatisierten Mikroskop, einem Leitz T.A.S.-Bildanalysegerät (Wetzlar, West-Deutschland) und einem Bildspeichersystem. Das System wird von einem PDP 11/04 Rechner kontrolliert (van Ingen et al. 1980) (Abb. 1). Die verschiedenen Stufen der Bildanalyse sind:

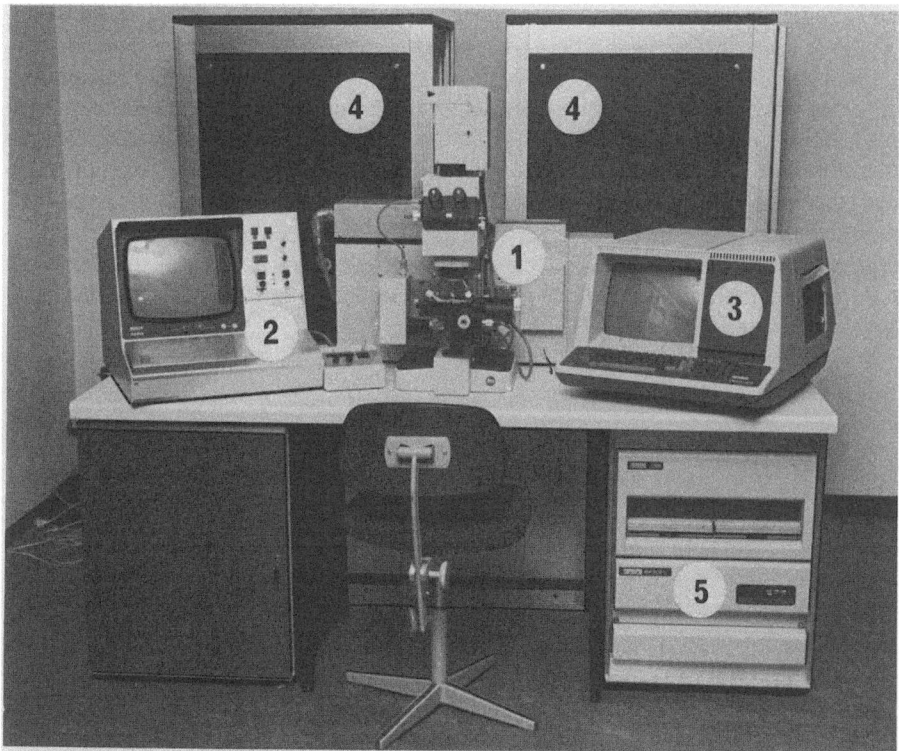

Abb. 1. LEYTAS Bildanalysesystem: *1* Rechnergesteuertes Mikroskop, *2* Leitz T.A.S. Bildanalysesystem, *3* Kontroll-terminal, *4* Elektronik, *5* PDP 11/03 Rechner. (Das zugehörige Bildspeichersystem wird auf diesem Bild nicht gezeigt)

1. schnelle, komplett automatisierte Selektionierung und Speicherung abnormaler Zellen und automatisierte Eliminierung der meisten Artefakte,
2. visuelle Beobachtung der Bildmemories mit den gespeicherten Zellen,
3. Eliminierung der wenigen übriggebliebenen Artefakte und weitere Analyse z. B. der Chromatinverteilung.

Die automatisierte Bildanalyse beruht auf der Auswertung des Kernabsorptionsbildes. Ein Programm wurde entwickelt, automatisch abnormale Zellkerne mit erhöhtem DNS-Wert oder dunklem Chromatin zu selektionieren (Meyer 1979). Dabei werden zwei Zelltypen differenziert: abnormale (Typ-A) und besonders abnormale Zellkerne (Typ-B). Diese Selektionskriterien werden durch eine sequentielle Analyse auf ein „learning set" von 50 zytologischen Präparaten übertragen. Während der Analyse werden Artefakte (überlappende Zellkerne, Leukozytengruppen usw.) durch mathematische Analyse der Mikroskopbilder eliminiert (van Driel-Kulker u. Ploem 1982). Alle übriggebliebenen Objekte mit erhöhtem DNS-Gehalt oder dunklem Chromatin werden danach in Bild„memories" gespeichert und auf einem Fernsehmonitor aufgezeigt. Zur automatisierten Klassifizierung der Präparate (alle von LEYTAS selektionierten Objekte tragen zur Präparatklassifizierung bei) wurden folgende Kriterien genutzt: *positiv:* alle Präparate mit mindestens 8 selektionierten Objekten. Zusätzlich zur automatisierten Klassifizierung besteht die Möglichkeit, die im Bild „memory" gespeicherten Objekte mühelos visuell zu verifizieren. So können die wenigen übriggebliebenen Artefakte eliminiert werden. Weiterhin können alle detektierten Objekte, deren Präparatkoordinaten bekannt sind, mit Hilfe des Mikroskops zur zytologischen Klassifizierung zurückgeordnet werden. Auf diese Weise sind die ausgesuchten verdächtigen Zellen als mögliche Tumorzellen zu identifizieren. Zur Präparatklassifizierung nach visueller Interaktion (von allen selektionierten Objekten tragen nur die zytologisch verifizierten Einzelzellen zur Präparatklassifizierung bei) wurden die folgende Kriterien genutzt: Ein Präparat wurde *positiv* genannt, wenn mindestens 8 abnormale Kerne (Typ-A und B) gefunden wurden. Als zweites Kriterium wurde die Identifikation von mindestens einer vom Zytologen verifizierten Typ-B Zellen herangezogen.

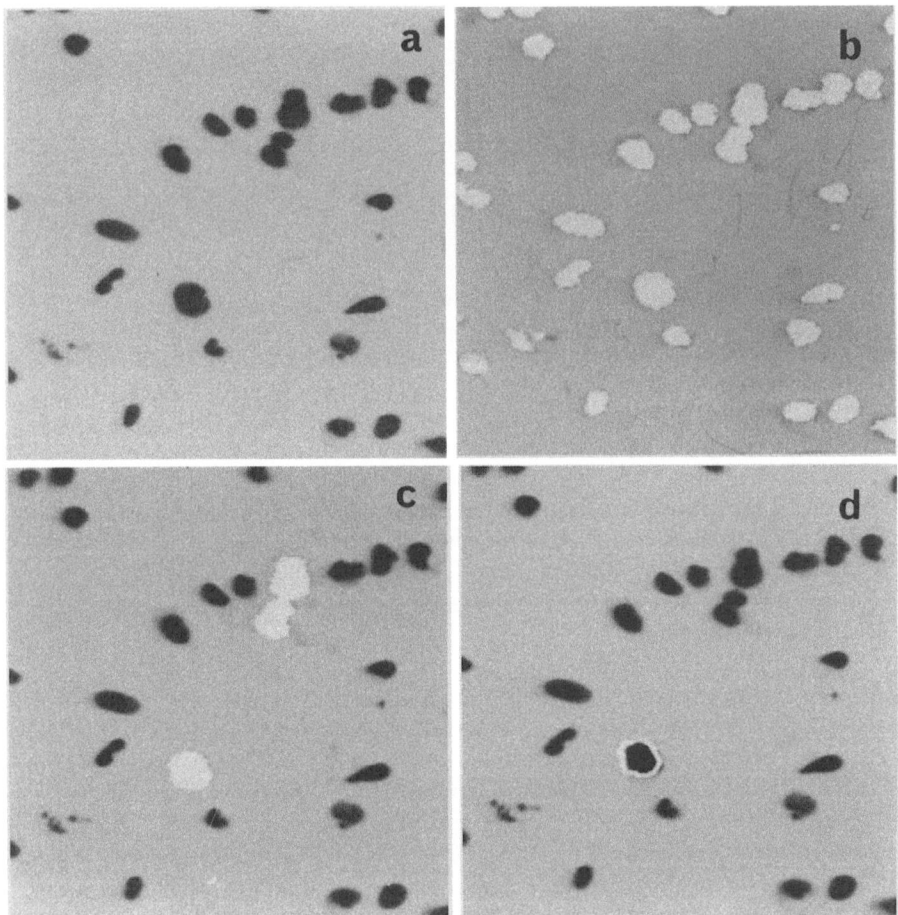

Abb. 2a–d. Die auf den TV-Monitor visualisierten Kernabsorptionsbilder zeigen die verschiedenen Stufen der LEYTAS-Bildanalyse: **a** Typisches Kernabsorptionsbild von mit Acriflavin-Feulgen gefärbten Zellen, **b** Trennung von Kernen und Hintergrund (entsprechend der Intensität), **c** Selektionierung von allen Objekten mit erhöhtem DNS-Gehalt oder dunklem Chromatin (nach Größe und Intensität), **d** abnormaler Zellkern nach Eliminierung der Artefakte (überlappende Zellkerne)

Automatisierte Urin-Zytologie mit Hilfe des LEYTAS Bildanalysesystems

Ergebnisse

Die hier vorgestellte Präparationstechnik und die Acriflavin-Feulgen-SITS (AFS)-Färbung liefern Zellbilder, die nicht nur wegen ihres hohen Kontrastes zur maschinellen Analyse geeignet sind, sondern auch von Zytologen gut beurteilt werden können (Abb. 1). Die automatisierte Analyse wurde in dieser Studie auf dem Absorptionsbild durchgeführt. Alle drei Bilder wurden jedoch zur zytologischen Klassifizierung herangezogen.

Eine typische Reihenfolge der verschiedenen Bildtransformationen der LEYTAS-Analyse wird in Abb. 2 gezeigt. Während dieser Prozedur werden mehr als 99% normaler Zellen und Artefakte eliminiert und Einzelzellen mit erhöhtem DNS-Wert oder dunklem Chromatin ausgesucht und in den Bild„memories" gespeichert (Abb. 3). Die gesamte Analyse inklusive Fokussierung des Mikroskops findet komplett automatisiert statt.

Die Ergebnisse der Bildanalyse von 328 Blasenepithelpräparaten werden in Tabelle 1 und 2 aufgezeigt. Tabelle 1 zeigt die Resultate der komplett automatisierten Analyse *ohne* menschliche Interaktion, während in Tabelle 2 die Resultate *nach* Interaktion aufgezeigt sind. Die LEYTAS-Klassifizierung wurde mit der zytologischen Klassifizierung derselben Präparate verglichen. Die analysierten Präparate wurden in drei Gruppen aufgeteilt: zytologisch negativ (Pap 1,2), verdächtig (Pap 3A–B) und positiv (Pap 4,5). 119 der 178 negativen Präparate wurden vom LEYTAS-System als „positiv", und 1 der 51 zytologisch positiven Präparate als „negativ" klassi-

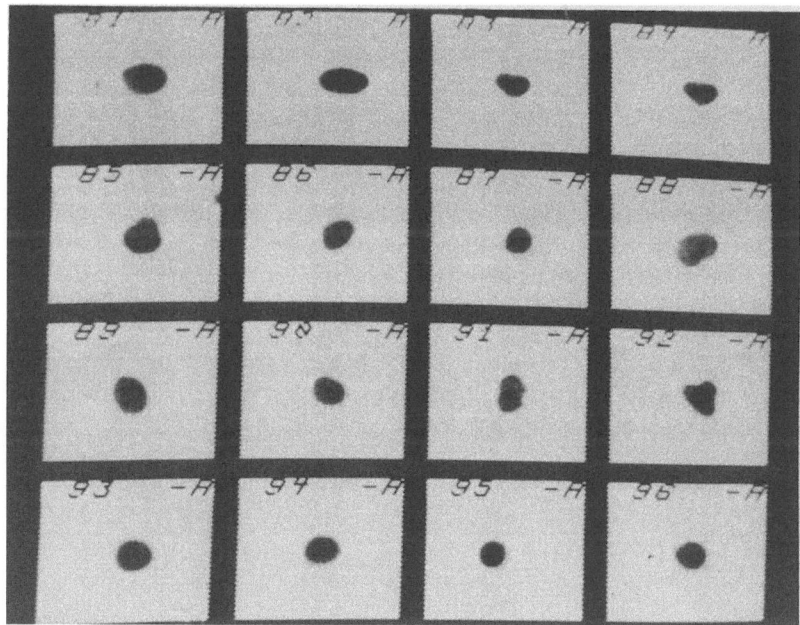

Abb. 3. Bild„memory" mit selektionierten Objekten (hauptsächlich Kerne mit erhöhtem DNS-Gehalt oder dunklem Chromatin)

Tabelle 1. Resultate der automatisierten Analyse von 328 zytologischen Präparaten des Blasenepithels (vor manueller Interaktion)

Zytologie	Leytas		
	Negativ	Positiv	Total
Negativ (PAP 1, 2)	119	59	178
Verdächtig (PAP 3 A – B)	31	68	99
Positiv (PAP 4, 5)	1	50	51
			328

Tabelle 2. Resultate der Automatisierten Analyse von 328 zytologischen Präparaten des Blasenepithels (nach manueller Interaktion)

Zytologie	Leytas		
	Negativ	Positiv	Total
Negativ (PAP 1, 2)	156	22	178
Verdächtig (PAP 3 A – B)	59	40	99
Positiv (PAP 4, 5)	2	49	51
			328

fiziert. 31 der 99 verdächtigen Präparate wurden als „negativ" und 68 als „positiv" befunden. Nach visueller Eliminierung der Artefakte (Tabelle 2) sind die Ergebnisse deutlich besser: negative LEYTAS-Klassifizierung bei 156 der 178 zytologisch negativen Präparate, positive LEYTAS-Klassifizierung bei 49 der 52 zytologisch positiven Präparate; 59 der 99 zytologisch verdächtigen Präparate wurden von LEYTAS als „positiv" klassifiziert.

Die Nicht-Erkennung der beiden positiven Präparate muß der Tatsache zugeschrieben werden, daß wenig Einzelzellen von vielen Leukocyten und Bakterien überlagert waren. Mit Hilfe eines neuentwickelten Programmes mit einer verbesserten Zellselektionierung wurden diese beiden Präparate später als positiv klassifiziert.

Neben den 328 untersuchten Präparaten wurden 28 Präparate *vor* der Analyse vom Zytologen verworfen, da zu wenig Material vorhanden war (20 Präparate) oder die Zellen nach der Färbung degeneriert erschienen (8 Präparate).

Diskussion

Die Anwendung der Mikroskopzytophotometrie zur Bestimmung des DNS-Gehaltes von Zellen in malignen Tumoren ist bekannt (Tribukait et al. 1973; Tanke et al. 1982). Die in dieser Studie beschriebene LEYTAS-Analyse bietet die Möglichkeit, diese Zellen – unter visueller Kontrolle – automatisiert zu selektionieren und klassifizieren. Für diese Prozedur wurde die Acriflavin-Feulgen-SITS Färbung entwickelt und perfektioniert. Da diese Technik eine reproduzierbare und quantitative Färbung der DNS ermöglicht, lassen sich standartisierte Kriterien zur Zellselektionierung anwenden. Diese Kriterien wurden auf einen „learning-set" von 50 Präparaten festgestellt und während dieser Studie an 328 Präparaten niemals geändert. Weiterhin ermöglicht diese Färbung die zytologische Klassifizierung erkannter Objekte. Dadurch ist jede Stufe der automatisierten Analyse visuell kontrollierbar. Obwohl eine zytochemische Färbung im Vergleich zur Papanicolaou-Methode durchaus komplizierter ist, wird die Reproduzierbarkeit der Acriflavin-Feulgen-SITS Färbung durch die Anwendung einer mikroprozessorgesteuerten Färbeeinrichtung garantiert.

Die Anwendung von 2 Kriterien zur Zellselektionierung, basiert auf der Biologie vieler Tumoren (van Driel-Kulker u. Ploem 1982). Daher wurden sowohl die Zellen der Tumorstammlinien, als auch sehr abnormale und seltene Zellen, die unabhängig von der Ploidie der Stammlinien vorkommen, selektioniert. Auch Tumoren mit einer sogenannten „diploiden" Stammlinie, haben oft Zellen mit erhöhtem DNS-Gehalt. Die Häufigkeit dieser Zelltypen kann jedoch so gering sein, daß es notwendig ist, die gesamten Präparate zu untersuchen, um sie zu finden. Das LEYTAS-System ist besonders geeignet, dieses „Screening" komplett automatisiert durchzuführen.

Die Ergebnisse der automatisierten Klassifizierung sind ermutigend. Nach schneller visueller Kontrolle der Bild„memories" mit gespeicherten Objekten war die falsch-positiv Rate 12% (22 von 178 Präparaten). Nur zwei zytologisch positive Präparate wurden als negativ klassifiziert. Das entspricht einer falsch-negativ Rate von 4% (2 von 51 Präparaten). Die zwei nicht erkannten positiven Präparate wurden als Pap 4 (2×) bzw. als Pap 3 b und 5 klassifiziert – eine Diskrepanz, die möglicherweise die negative Klassifizierung erklärt. Darüber hinaus fanden sich in beiden

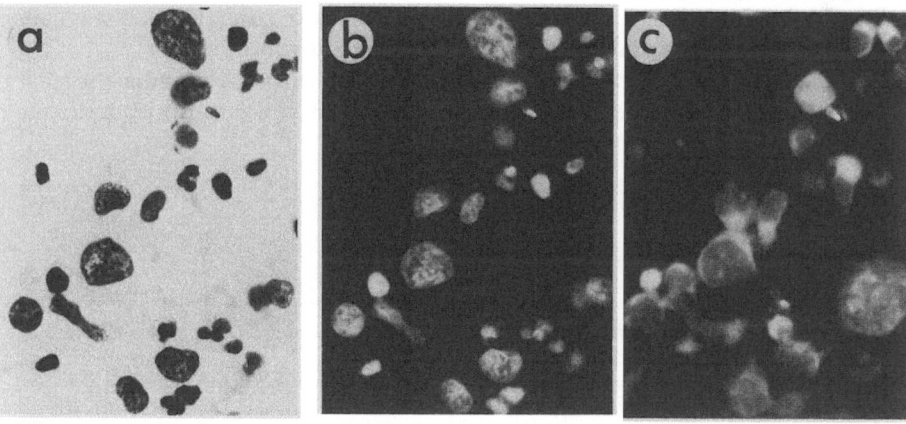

Abb. 4a–c. Acriflavin-Feulgen-SITS gefärbte Blasenepithelzellen: **a** Kernabsorptionsbild (Beleuchtung mit blauem Licht im Hellfeldmikroskop), **b** Kernfluoreszenzbild (Gelbe Acriflavin-Fluoreszenz [DNS] bei Anregung mit blauem Licht), **c** Zytoplasmafluoreszenz (Blaue SITS-Fluoreszenz [Eiweiß] bei Anregung mit UV Licht)

Präparaten wenig Einzelzellen, die von vielen Leukocyten und Bakterien überlagert waren. Mit Hilfe eines neuentwickelten Programmes wurden diese beiden Präparate als positiv klassifiziert.

Die positive LEYTAS-Klassifizierung von 40 der 99 verdächtigen Präparate ist als ein interessantes Ergebnis anzusehen. Die Frage ist, ob es hier tatsächlich um Fälle geht, die sich möglicherweise später zu Blasentumoren weiterentwickeln. Um diese Frage zu beantworten, ist es nötig, erstens die Reproduzierbarkeit dieser Beobachtung an mehreren Präparaten pro Patient festzustellen. Weiterhin sollten dann Patienten mit verdächtiger Zytologie und positiver LEYTAS-Klassifizierung verfolgt werden. Möglicherweise bietet die LEYTAS-Analyse eine objektive Methode, frühe Stadien von Blasentumoren zu entdecken. Für eine eventuelle Therapie würde das eine entscheidende Verbesserung bedeuten.

Die in dieser Studie gezeigten Ergebnisse sind im Hinblick auf ein eventuell automatisiertes „Screening" z. B. bei Gruppen mit erhöhtem Risiko von Blasentumoren ermutigend. Insbesondere, da nach der LEYTAS-Analyse die gefundenen abnormalen Zellen zur weiteren Analyse (z. B. Verteilung des Chromatins im Zellkern) zur Verfügung stehen. So kann die automatisierte Analyse nicht nur die Unterscheidung zwischen negativen und positiven Präparaten weiter verbessern, sondern liefert möglicherweise auch zusätzliche Informationen zur weiteren Verbesserung von Diagnose und Prognose.

Zusammenfassung

1. Die automatisierte Erkennung von Zellen mit erhöhtem DNS-Gehalt oder verstärktem Chromatinkontrast charakterisiert spezifisch ein positives Präparat (falsch positiv-Rate: 12%, falsch negativ-Rate: 4%) und bietet eine hoffnungsvolle Möglichkeit, zytologische Präparate komplett automatisiert zu klassifizieren.
2. Der Zytologe ist jederzeit in der Lage, die komplett automatisierte Analyse visuell zu kontrollieren und damit bei Bedarf die Maschine zu korrigieren.
3. Die gespeicherten Zellen stehen zur späteren manuellen oder automatisierten Analyse (z. B. Analyse der Verteilung des Chromatin im Zellkern) jederzeit zur Verfügung.

Literatur

Busch LA, Angberg A, Norlen BJ, Stenkvist B (1977) Malignancy grading of epithelial bladder tumors. Scand J Urol Nephrol 11:143–148
Koss LG (1979) Urinary cytology. The subjective diagnostic clues and their evaluation by computer. Anal Quant Cytol 2:202–205
Koss LG, Sherman A, Bartels PH, Sychra JJ, Wied GL (1980) Hierarchic classification of multiple types of urothelial cells by computer. Anal Quant Cytol 2:166–174
Meyer F (1979) Iterative image transformations for an automatic screening of cervical smears. J Histochem Cytochem 27:128–135

Ploem-Zaayer JJ, Beyer-Boon ME, Leyte-Veldstra L, Ploem JS (1979) Cytofluorometric and cytophotometric DNA measurements of cervical smears using a new bicolor staining method. In: Pressmann NJ, Wied GL (eds) The automation of cancer cytology and cell image analysis. Tutorials of Chicago, Chicago, p 225–235

Tanke HJ, van Ingen EM, Ploem JS (1979) Acriflavine-Feulgen-SITS: A procedure for automated cervical cytology with a television based system (Leytas). J Histochem Cytochem 27:84–86

Tanke HJ, Ploem JS, Jonas U (1982) Kombinierte Durchflußzytophotometrie und Bildanalyse zur automatisierten Zytologie von Blasenepithel und Prostata. Akt Urol 3:109–115

Tribukait B, Gustafsson H, Esposti P (1973) Ploidy and proliferation in human bladder tumors as measured by flowcytofluorometric DNA analysis and its relation to histopathology and cytology. Cancer 43:1742–4348

van Driel-Kulker AMJ, Ploem-Zaayer JJ, van der Zwan-van der Zwan M, Tanke HJ (1980) A preparation technique for exfoliated and aspirated cells allowing different staining procedures. Anal Quant Cytol 2:243–246

van Driel-Kulker AMJ, Ploem JS (1982) The use of Leytas in analytical and quantitative cytology. IEEE Trans Biomed Eng 2:92–100

van Ingen EM, Verwoerd N, Ploem JS (1980) Leytas 2: A hybridsystem for the analysis of cytological preparations using hardware and software methods. Microsc Acta [Suppl] 4:3–14

Voogt HJ de, Rathert P, Beyer-Boon ME (1977) Urinary Cytology. Springer Verlag, Berlin Heidelberg New York

Impulszytophotometrie

A. ZIMMERMANN[1]

Bei der Impulszytophotometrie (ICP) handelt es sich um ein Verfahren, das zur Automatisierung der Zytodiagnostik entwickelt wurde (Dittrich u. Goehde 1969; Goehde 1972). Das Prinzip der Impulszytophotometrie besteht darin, daß man aus einem Gewebe eine Suspension von Einzelzellen erstellt und bestimmte interessierende Zellinhaltsstoffe selektiv und stöchiometrisch färbt. Der Gehalt dieser so markierten Substanz wird vom Impulszytophotometer in jeder Einzelzelle gemessen und registriert, wobei innerhalb von 1 Sekunde bis zu 1000 Zellen untersucht werden können.

Besonderes Interesse für impulszytophotometrische Untersuchungen hat der Desoxyribonukleinsäuregehalt des Zellkerns gefunden, da wesentliche malignitätsverdächtige Parameter durch DNS-Messungen zu erfassen sind. Bei diesen Parametern handelt es sich um die bei malignen Geschwülsten häufig von der Norm abweichende erhöhte Proliferationskinetik und die chromosomale Aberration in Form der Aneuploidie (Goehde 1972).

Seit 1975 führen wir Untersuchungen durch, um die Aussagekraft der impulszytophotometrischen DNS-Bestimmungen bei den Tumoren des Urogenitalsystems zu ermitteln (Blech et al. 1982; Zimmermann 1980; Zimmermann 1982; Zimmermann u. Truss 1978; Zimmermann u. Truss 1980; Zimmermann et al. 1979). Über einen Teil der Ergebnisse, die wir bei der Diagnostik des Harnblasenkarzinoms durch Untersuchung von Blasenspülflüssigkeiten erhalten haben, soll nachfolgend berichtet werden.

Material und Methodik

Ausgewertet werden konnten die Befunde von 159 Patienten, die folgende Kriterien erfüllt haben:
1. Es mußte sich um eine Erstuntersuchung handeln,
2. es mußten zytologische, impulszytophotometrische und histologische Befunde vorliegen und
3. das Zeitintervall zwischen den beiden zytodiagnostischen Verfahren und der histologischen Untersuchung durfte nicht mehr als 4 Wochen betragen.

Die zu untersuchenden Harnblasenzellen wurden durch Blasenspülungen gewonnen, wobei über einen Zystoskopschaft oder einen 18 Ch.-Katheter 100 ml physiologischer Kochsalzlösung mehrere Male in die Blase gespült und wieder angesaugt worden sind. Die Spülflüssigkeit wurde sofort 5 Minuten mit 2000 U/Min.

---

1 Urologische Klinik, Städt. Krankenanstalten, An den Vossbergen, D-2900 Oldenburg

zentrifugiert. Nach Dekantierung des Überstandes wurden Teile des Sediments mit einer Pipette auf Objektträger übertragen, luftgetrocknet und nach MAY-GRÜN-WALD-GIEMSA gefärbt. Die zytologische Beurteilung erfolgte anschließend im Pathologischen Institut der Universität Göttingen.

Der Rest des Sediments wurde für die impulszytophotometrische Untersuchung aufgearbeitet. Zur Erstellung einer Einzelzellsuspension wurde das Sediment mehrfach mit einer auf pH 7,5 eingestellten Trispufferlösung zentrifugiert und mit einer 0,5%igen Pepsinlösung 10 Minuten bei 37 °C inkubiert.

Die Fluorochromierung der Nukleinsäuren erfolgte mit 5 ml einer 0,001%igen Ethidiumbromidlösung. Zum Abbau der gleichzeitig fluorochromierten Ribonukleinsäure wurden einige Tropfen 0,1%ige Ribonukleaselösung zugesetzt. Nach Filtration durch ein Spezialfilter erfolgte die DNS-Bestimmung im Impulszytophotometer ICP 11.

Die histologische Untersuchung wurde im Pathologischen Institut der Universität Göttingen an transurethral gewonnenen Resektionsspänen vorgenommen, wobei das histologische Grading der Karzinome entsprechend den Empfehlungen der WHO durchgeführt wurde. Die Ergebnisse der zytologischen und impulszytophotometrischen Beurteilung sind mit dem der histologischen Untersuchung, deren Ergebnis als verbindlich angesehen worden ist, verglichen worden.

Beurteilung der DNS-Histogramme

Das Ergebnis der impulszytophotometrischen Zellkern-DNS-Bestimmung wird als Histogramm ausgedruckt, wobei auf der Ordinate des Histogramms die relative Zellzahl, auf der Abszisse der relative DNS-Gehalt pro Einzelzelle angegeben werden (Abb. 1). Damit läßt sich aus dem Kurvenverlauf abschätzen, wie groß der Anteil an Zellen mit einem bestimmten DNS-Gehalt in der Gesamtpopulation ist.

Ein normales Histogramm gesunder Harnblasen zeigt im 2c-Bereich einen sehr hohen Gipfel, der durch die vielen Zellen der Ruhephase des Zellzyklus gebildet

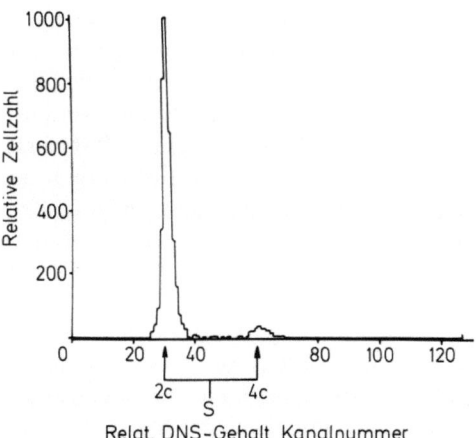

Abb. 1. Typisches impulszytophotometrisch erstelltes DNS-Histogramm einer Blasenspülflüssigkeit bei tumorfreier Harnblase ($2c$ = DNS-Gehalt von Zellen mit diploidem Chromosomensatz; $4c$ = DNS-Gehalt von Zellen mit tetraploidem Chromosomensatz; S = Bereich, in dem die Zellen der Synthesephase registriert werden)

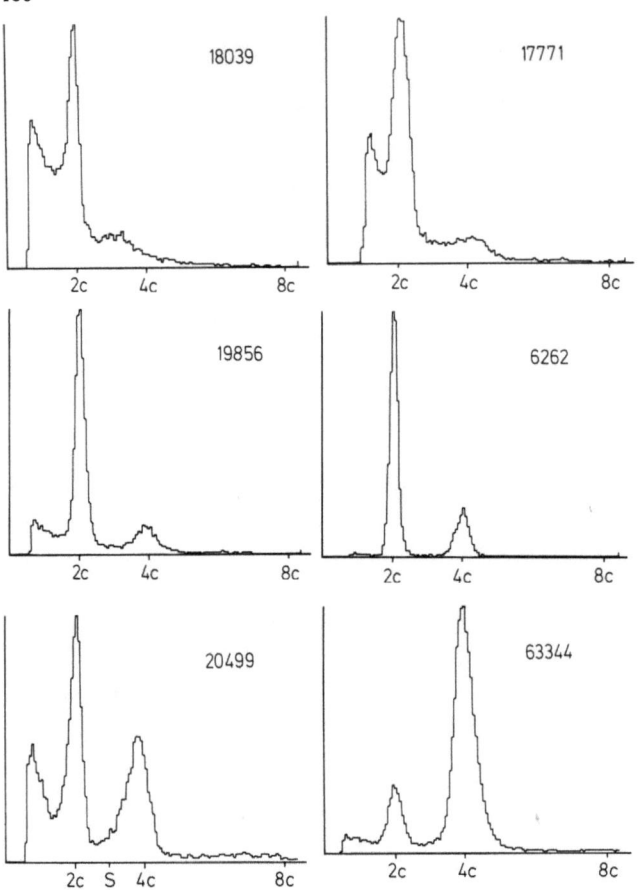

Abb. 2. DNS-Histogramme von Blasenspülflüssigkeiten bei histologisch gesicherten Harnblasenkarzinomen. *Obere Reihe:* Erhöhter Kurvenverlauf im *S-Phase*-Bereich. *Mittlere* und *untere Reihe:* Zunehmende abnorme Höhe des Kurvenverlaufs über *4c.* Der Gipfel vor *2c* entspricht Zelltrümmern; Impulse oberhalb *4c* entsprechen hypertetraploiden Zellen. (*Arabische Zahlen:* Gesamtzahl registrierter Impulse)

wird, die in der untersuchten Probe einen normalen diploiden Chromosomensatz und einen entsprechenden diploiden DNS-Gehalt haben (Abb. 1). Ein zweiter, nicht immer ausgeprägter, sehr viel kleinerer Gipfel über 4c repräsentiert die Zellen der Mitosephase. Da diese Zelle im Vergleich mit den Ruhephasezellen einen verdoppelten Chromosomensatz und dementsprechend einen verdoppelten DNS-Gehalt aufweisen, findet sich dieser Gipfel auf dem linear geschriebenen Histogramm im doppelten Abstand des 2c-Peaks vom Nullpunkt. Zwischen diesen durch 2c und 4c gekennzeichneten Bereichen werden die Impulse der Zellen aufgezeichnet, die sich in der Synthesephase (S-Phase) des Zellzyklus befinden und daher allmählich ihren DNS-Gehalt verdoppeln.

Die bei Harnblasenkarzinomen oft erhöhte Proliferationskinetik findet im Vergleich mit dem Kurvenverlauf tumorfreier Harnblasen ihren Ausdruck entweder in einem erhöhten Anteil an Zellen im Bereich der S-Phase oder häufiger in einem erhöhten Gipfel über 4c (Abb. 2). Der Anteil an Zellen mit einem der Mitose entspre-

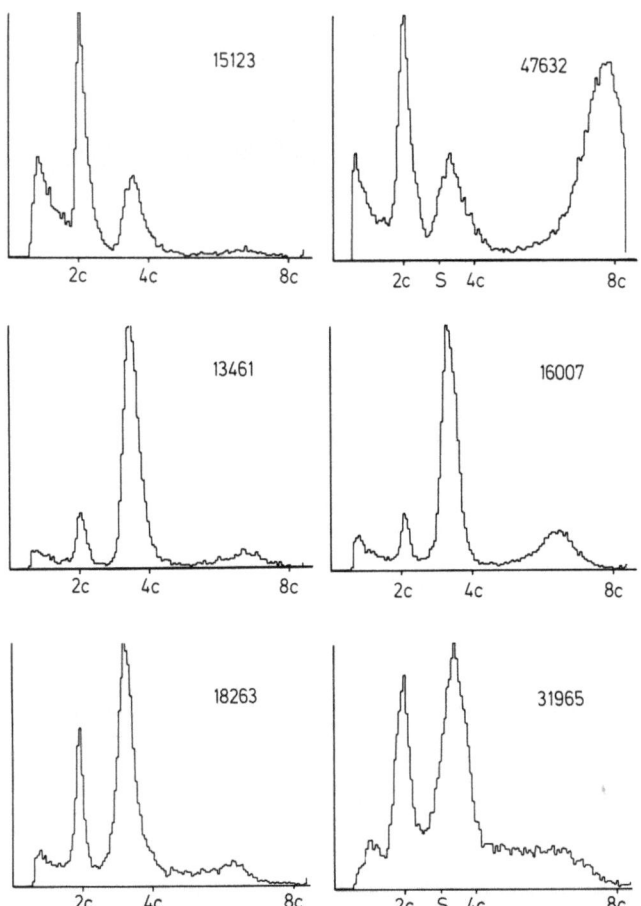

Abb. 3. DNS-Histogramme aus Blasenspülflüssigkeiten bei histologisch gesicherten Harnblasenkarzinomen. In allen Fällen besteht ein zwischen *2c* und *4c* gelegener unterschiedlich hoher aneuploider Zusatzgipfel, teilweise mit eigenem Verdoppelungsrhythmus

chenden tetraploiden DNS-Gehalt kann dabei höher werden als der Anteil diploider Ruhephasezellen. Es läßt sich allerdings nicht entscheiden, ob es sich hierbei um Zellen mit einer echten tetraploiden DNS-Menge handelt oder ob es nicht vielmehr Zellen mit einem aneuploiden, aber tetraploidnahen DNS-Gehalt sind. Die unterschiedlich ausgeprägten Gipfel vor 2c entsprechen Impulsen, die durch Zelltrümmer, also DNS-Bruchstücke hervorgerufen werden.

Eine Aneuploidie zeigt sich im Histogramm durch das vermehrte Auftreten von Zellen mit einem hypertetraploiden DNS-Gehalt oberhalb 4c oder durch das Auftreten aneuploider Zusatzgipfel neben dem 2c- oder 4c-Bereich (Abb. 3). In vielen Fällen bilden die Tumorzellen einen eigenen Verdoppelungsrhythmus, der sich durch einen weiteren Gipfel im doppelten Abstand des ersten Tumorgipfels vom Nullpunkt dokumentiert.

Als karzinomverdächtige Paramter im DNS-Histogramm wurden eindeutig nachweisbare aneuploide Gipfel, ein vermehrtes Auftreten von Signalen im hypertetraploiden Bereich oberhalb 4c oder ein erhöhter Kurvenverlauf über 4c gewertet, wobei aus über 2000 Untersuchungen von Urinen und Blasenspülflüssigkeiten für den 4c-Peak empirisch eine obere Normgrenze von 7% der maximal möglichen Kurvenhöhe ermittelt wurde.

Ergebnisse

Die Ergebnisse unserer Untersuchungen wurden am histologischen Befund orientiert. Dabei wurden die Ergebnisse der zytologischen und der impulszytophotometrischen Untersuchungen sowohl getrennt als auch gemeinsam ausgewertet. Der Befund der Kombination Zytologie/ICP galt als positiv, wenn bei einem Patienten mindestens eine der beiden Methoden ein karzinomverdächtiges Ergebnis erbrachte. Ergab keine der beiden Untersuchungsverfahren einen karzinomverdächtigen Befund, galt das Ergebnis der kombinierten Auswertung als negativ.

Bei 159 in diese Studie einbezogenen Patienten konnte bei der Erstuntersuchung in 109 Fällen ein Harnblasenkarzinom histologisch gesichert werden. Die Ergebnisse der zytologischen und impulszytophotometrischen Beurteilung hinsichtlich nicht auswertbarer Proben sowie falsch-negativer und richtig-positiver Ergebnisse sind in Tabelle 1 zusammengestellt. Es ergibt sich, daß die konventionelle Zytologie mit 64,2% richtig-positiver Ergebnisse der Impulszytophotometrie mit 59,6% richtig-positiver Resultate gering überlegen ist. Durch die Kombination beider Untersuchungsverfahren konnten jedoch 76,1% der Karzinome diagnostiziert werden.

50 Patienten zeigten bei der Erstuntersuchung histologisch tumorfreie Harnblasen (Tabelle 2). Falsch-positive Ergebnisse wurden zytologisch in 18%, impulszytophotometrisch in 16% und bei kombinierter Beurteilung beider Methoden in 22% ermittelt.

Tabelle 1. Ergebnisse der zytologischen, impulszytophotometrischen und kombinierten zytodiagnostischen Untersuchung von 109 primär histologisch gesicherten Harnblasenkarzinomen

	nicht auswertbar	falsch-negativ	richtig-positiv
Zytologie	2	37	70 = 64,2%
ICP	2	42	65 = 59,6%
Zytologie/ICP	1	25	83 = 76,1%

Tabelle 2. Ergebnisse der zytologischen, impulszytophotometrischen und kombinierten zytodiagnostischen Untersuchung von 50 histologisch gesicherten tumorfreien Harnblasen

	nicht auswertbar	richtig-negativ	falsch-positiv
Zytologie	2	39	9 = 18%
ICP	0	42	8 = 16%
Zytologie/ICP	0	39	11 = 22%

Tabelle 3. Verlauf bei Patienten mit im Vergleich zur Histologie primär „falsch-positiven" Ergebnissen der zytodiagnostischen Untersuchungsverfahren

	N	sekundär Karzinom	tumorfrei nach > 1 Jahr	Verlauf unbekannt
Zytologie	9	4	2	3
ICP	8	5	1	2
Zytologie/ICP	11	5	2	4

Tabelle 4. Ergebnisse der zytologischen, impulszytophotometrischen und kombinierten zytodiagnostischen Untersuchung unter Berücksichtigung des weiteren Verlaufs (114 histologisch gesicherte Karzinome, 45 histologisch tumorfreie Harnblasen)

	richtig-positiv von 114	falsch-positiv von 45
Zytologie	74 = 64,9%	5 = 11,1%
ICP	70 = 61,4%	3 = 6,7%
Zytologie/ICP	88 = 77,2%	6 = 13,3%

Tabelle 5. Korrelation zwischen histologischem Grading und richtig-positiven Ergebnissen der zytodiagnostischen Untersuchungsverfahren

	Histologie		
	Ca I° N=32	Ca II° N=45	Ca III° N=25
Zytologie	34,4%	68,9%	84,0%
ICP	28,1%	64,4%	72,0%
Zytologie/ICP	50,0%	86,7%	88,0%

Da bekannt ist, daß zytologisch karzinomverdächtige Ergebnisse häufig erst später histologisch bestätigt werden können, wurde der weitere Verlauf bei Patienten mit primär falsch-positiven Befunden beobachtet. Dabei ergab sich, daß von den 9 Patienten mit primär falsch-positiver Zytologie 4 und von den 8 Patienten mit primär falsch-positiver Impulszytophotometrie 5 später ein Harnblasenkarzinom entwickelten (Tabelle 3). Ebenfalls 5 Karzinome wurden bei den 11 Fällen mit primär falsch-positiver Kombinationsbefunden beobachtet. Ein kleiner Teil der Patienten dieser Gruppe ist auch nach mehr als einem Jahr tumorfrei geblieben, bei einem anderen Teil ist der weitere Verlauf nicht bekannt. Berücksichtigt man diese Ergebnisse bei der Auswertung, so ergeben sich die in Tabelle 4 dargestellten richtig-positiven Befunde bei 114 Karzinomen und die falsch-positiven Resultate bei 45 tumorfreien Harnblasen.

Die Korrelation zwischen dem histologischen Grading entsprechend den Empfehlungen der WHO und dem Anteil richtig-positiver Befunde bei zytologischer, impulszytophotometrischer und kombinierter zytodiagnostischer Untersuchung zeigt in allen Fällen eine Zunahme diagnostizierter Karzinome mit zunehmender Malignität (Tabelle 5).

Diskussion

Wie die Untersuchungen gezeigt haben, ergibt in unserem Krankengut die zytologische Untersuchung von Blasenspülflüssigkeiten bei Tumoren der Harnblase in etwa 65% ein richtig-positives Ergebnis. Dieser Wert entspricht ungefähr dem, der von uns in einer anderen Untersuchungsreihe bereits früher mitgeteilt wurde (Droese et al. 1982). Die impulszytophotometrische Zellkern-DNS-Bestimmung zeigte mit 61,4% richtig-positiver Resultate nur wenig ungünstigere Resultate. Bemerkenswert ist jedoch, daß der Anteil richtig-positiver Diagnosen bei Harnblasentumoren auf 77,2% gesteigert werden konnte, wenn simultan zytologische und impulszytophotometrische Untersuchungen durchgeführt wurden und ein Krebsverdacht ausgesprochen worden ist, sobald mindestens eine der beiden Methoden ein karzinomverdächtiges Ergebnis lieferte.

Diese Zunahme der diagnostischen Sicherheit ist, wie die Ergebnisse der Untersuchungen an tumorfreien Harnblasen gezeigt haben, dabei kaum mit einer vermehrten Rate falsch-positiver Ergebnisse belastet. Dies gilt besonders, wenn man den weiteren Verlauf bei Patienten mit primär „falsch-positiven" Befunden berücksichtigt: Während die Zytologie 11,1% und die Impulszytophotometrie 6,7% falsch-positive Ergebnisse erbrachte, war ihr Anteil bei kombinierter Beurteilung beider Untersuchungsverfahren mit 13,3% nur gering höher.

Da hochdifferenzierte Harnblasenkarzinome zytologisch besonders schwierig zu erfassen sind, erschien es interessant zu überprüfen, ob die Zellkern-DNS-Bestimmung bessere Ergebnisse bei dieser Tumorgruppe zu erbringen vermag. Wenn man die positiven Befunde der beiden zytodiagnostischen Verfahren mit dem histologischen Grading in Beziehung setzt (Tabelle 5), so ergibt sich sowohl für die Zytologie als auch für die Impulszytophotometrie und die kombinierte Beurteilung beider Verfahren die bekannte Zunahme richtig-positiver Ergebnisse mit zunehmender Malignität. Die DNS-Bestimmung schneidet im Vergleich mit der Zytologie zwar immer etwas ungünstiger ab, durch die Kombination beider zytodiagnostischer Verfahren erhöht sich jedoch in den einzelnen Malignitätsstufen die Treffsicherheit deutlich. Dabei ist auffallend, daß diese Zunahme vor allem die Grad I- und Grad II-Karzinome betrifft, von denen 50% bzw. 86,7% im Gegensatz zu 34,4% und 68,9% bei konventioneller Zytologie diagnostiziert werden konnten. Bei den Grad III-Karzinomen war der Unterschied dagegen relativ gering: Zytologisch wurden 84,0% und bei zusätzlicher impulszytophotometrischer Messung 88,0% dieser Karzinome diagnostiziert.

Faßt man diese Ergebnisse zusammen, so muß man feststellen, daß die impulszytophotometrische Zellkern-DNS-Bestimmung zur Diagnostik des Harnblasenkarzinoms in Blasenspülflüssigkeiten nicht ganz die diagnostische Sicherheit der konventionellen Zytologie erreicht und sie daher nicht, wie ursprünglich angestrebt wurde, ersetzen kann. Als Zusatzuntersuchung zur Zytologie hat sie jedoch den Anteil diagnostizierter Karzinome insgesamt um etwa 12% erhöhen können, wobei der Anteil falsch-positiver Ergebnisse nur gering um etwa 2% zunahm. Besonders bemerkenswert erscheint dabei, daß die Zunahme richtig-positiver Diagnosen vor allem die zytologisch schwierig zu diagnostizierenden Grad I-, aber auch die Grad II-Karzinome betrifft. Somit bedeutet die Einbeziehung der Impulszytophotometrie eine Zunahme der Sicherheit bei der Diagnostik von Harnblasenkarzinomen, vor allem ihrer höher differenzierten Formen. Allerdings sind die Ergebnisse, die erzielt wurden, nicht sicher genug, um auf andere diagnostische Verfahren verzichten zu können.

In einer früheren Untersuchung haben wir gezeigt, daß mit zunehmender Malignität einer Geschwulst nicht nur ihr zytologisches Erscheinungsbild, sondern auch ihre im DNS-Histogramm erfaßbare Proliferations- und Aneuploidierate zunimmt (Blech et al. 1982; Zimmermann et al. 1982). Wie aus Abb. 4 hervorgeht, steigt mit zunehmender Entdifferenzierung der Geschwulst der Anteil an Zellen der Synthese- und Mitosephase konstant an. Dasselbe gilt für den Anteil hypertetraploider Zellen und die Häufigkeit aneuploider Zusatzgipfel.

Einem bestimmten morphologischen Malignitätsgrad kommen somit nicht nur bestimmte zytologische Veränderungen, sondern auch entsprechende Änderungen im DNS-Histogramm zu. Diese Meinung wird auch von anderen Autoren vertreten, nachdem bei impulszytophotometrischen DNS-Bestimmungen in Spülflüssigkeiten oder Probeexzisionen von unbehandelten Harnblasenkarzinomen nachgewiesen werden konnte, daß 82% der Grad I-Karzinome diploid und 95% der Grad III-Karzinome aneuploid waren (Tribukait u. Gustafson 1980). Über ähnliche Ergebnisse hatten Tribukait u. Esposti bereits 1978 berichtet.

Von der offensichtlichen Regel, daß mit zunehmender Malignität einer Geschwulst auch das DNS-Histogramm eine zunehmende Abweichung vom Normalbefund zeigt, gibt es jedoch Ausnahmen. In unseren Untersuchungen wurden Geschwülste beobachtet, die histologisch als sogenannte „benigne, atypiefreie Papillome" oder als hochdifferenzierte Karzinome Grad I eingestuft wurden, deren DNS-Histogramme aber denen bei schlecht differenzierten Grad III-Karzinomen entsprachen (Abb. 5). Dies bedeutet, daß diese morphologisch als relativ gut differenziert eingestuften Geschwülste offensichtlich ein erhebliches Malignitätspotential enthalten, das nicht durch die feingewebliche, sondern durch die impulszytophotometrische Untersuchung erfaßt wird. Der klinische Verlauf bei diesen Patienten, der mit zunehmender DNS-Abweichung ungünstiger zu werden scheint (Gustafson et al. 1982), entsprach dabei eher dem impulszytophotometrischen als dem morphologischen Befund.

Unsere Untersuchungen haben gezeigt, daß mit der automatisierten impulszytophotometrischen DNS-Bestimmung die Proliferationskinetik und das Ploidieverhalten der Harnblasengeschwülste sehr gut charakterisiert werden können. Dadurch ergibt sich die Möglichkeit, das in einer Geschwulst enthaltene Malignitätspotential besser zu charakterisieren und so das histologische und zytologische Grading in seiner Aussagekraft zu ergänzen. Tribukait u. Gustafson (1980) betonen ebenfalls, daß hinsichtlich des Malignitätsgradings ein „klarer Bedarf nach weiterer Information über die biologischen Eigenschaften" der Tumoren bestehe und diese Information zumindest teilweise durch zelluläre DNS-Messungen zu erhalten sei. Dies gilt in besonderem Maße auch für die Effektivitätskontrolle einer lokalen Chemotherapie der

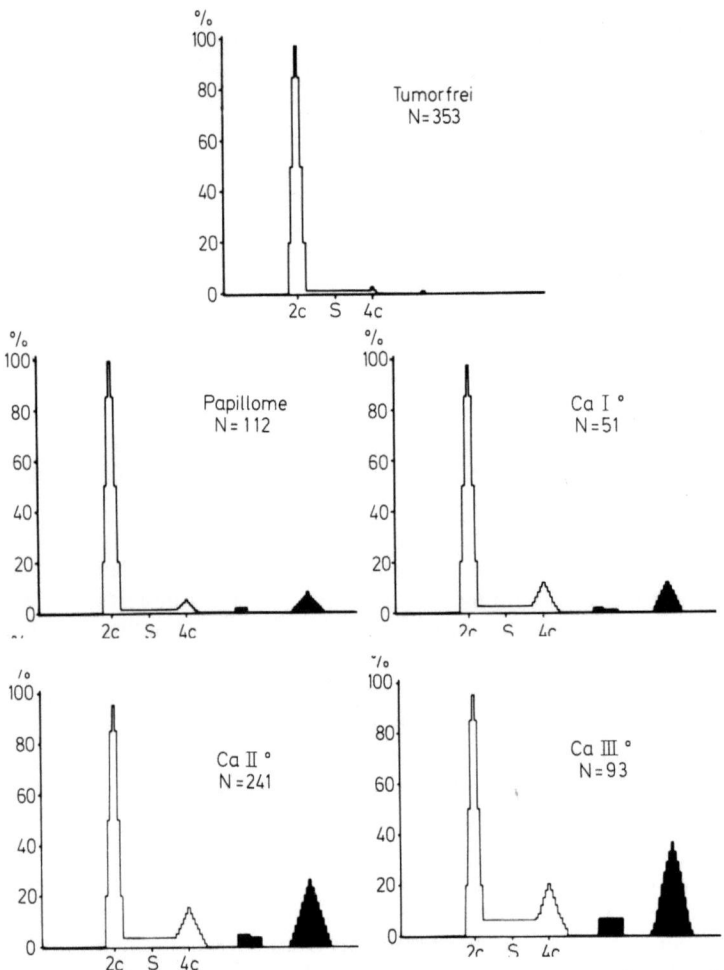

Abb. 4. Graphische Darstellung der Mittelwerte von Histogrammkurven über *2c*, in der Mitte des *S-Phase*-Bereichs und über *4c* sowie der Anzahl hypertetraploider Impulse und der prozentualen Häufigkeit aneuploider Zusatzgipfel. Die Mittelwerte wurden aus Blasenspülflüssigkeiten von 353 tumorfreien Blasen, 112 Harnblasen mit atypiefreien Papillomen und 385 histologisch gesicherten Karzinomen gewonnen und in Abhängigkeit vom histologischen Grading aufgeschlüsselt (*schwarze Kästen* = durchschnittlicher Anteil von hypertetraploiden Impulsen; *schwarze Pyramiden* = Prozentualer Anteil aneuploider Zusatzgipfel)

Harnblasenkarzinome. In eigenen, noch unveröffentlichten Untersuchungen und in den Untersuchungen von Tribukait u. Gustafson (1980) konnte gezeigt werden, daß sich unter einer wirksamen Chemotherapie ursprünglich erheblich veränderte DNS-Histogramme allmählich normalisierten.

Somit ergibt sich, daß die Impulszytophotometrie als automatisiertes zytodiagnostisches Verfahren an Blasenspülflüssigkeiten mit Erfolg Anwendung finden kann als zusätzliche Maßnahme bei der Primärdiagnostik und dem Malignitätsgrading der Harnblasenkarzinome sowie zum Nachweis der Wirksamkeit einer lokalen Chemotherapie. Da erhebliche Anstrengungen zur Verbesserung der Automatisie-

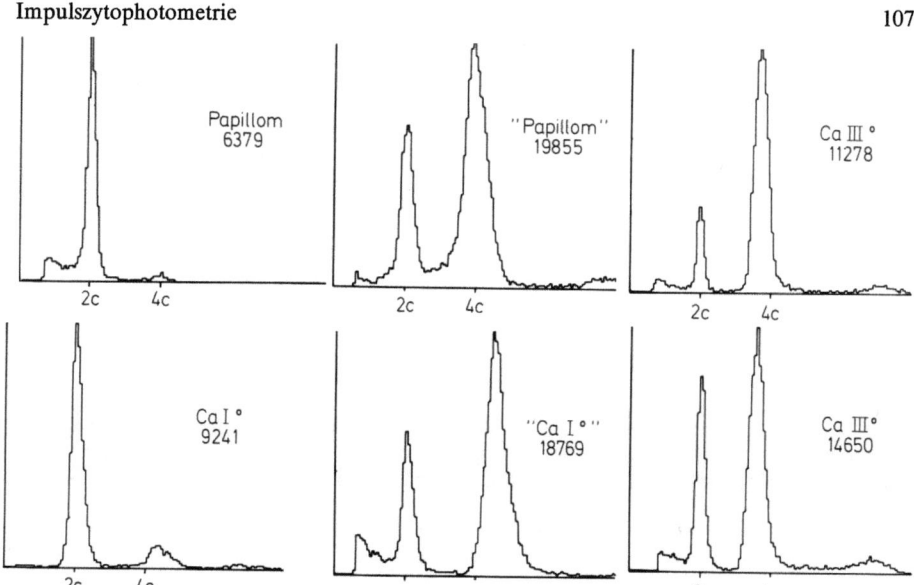

Abb. 5. Beispiele für Diskrepanzen zwischen morphologischem Grading und DNS-Grading: *Links* typische Histogramme hochdifferenzierter Harnblasentumoren, *rechts* typische Histogramme schlecht-differenzierter Blasenkarzinome. Die Veränderungen der DNS-Histogramme entsprechen dabei jeweils dem morphologischen Befund. *In der Mitte* dagegen DNS-Histogramme von Tumoren, die morphologisch denen der links abgebildeten hochdifferenzierten Geschwülste entsprachen, impulszytophotometrisch aber Kurvenverläufe wie die rechts abgebildeten schlechtdifferenzierten Karzinome lieferten

rung der Zytodiagnostik der Blasenkarzinome unternommen werden, ist es jedoch möglich, daß die Bedeutung der impulszytophotometrischen Zellkern-DNS-Bestimmung für die Primärdiagnostik dieser Karzinome in Zukunft geringer werden könnte.

Zusammenfassung

Bei 159 Patienten wurden simultan zytologische Untersuchungen und impulszytophotometrische Zellkern-DNS-Bestimmungen an Blasenspülflüssigkeiten sowie histologische Untersuchungen an Resektionsspänen der Harnblase vorgenommen. Bei 114 Patienten mit histologisch gesicherten Harnblasenkarzinomen ergab sich bei konventioneller Zytodiagnostik ein etwas höherer Anteil richtig-positiver Befunde als bei impulszytophotometrischer Untersuchung. Durch den Einsatz der Impulszytophotometrie als Zusatzuntersuchung zur Zytologie konnte jedoch der Anteil zytologisch diagnostizierter Karzinome um etwa 12% gesteigert werden, ohne daß sich dadurch der an 45 histologisch tumorfreien Harnblasen ermittelte Anteil falsch-positiver Ergebnisse wesentlich erhöhte. Die Steigerung der diagnostischen Sicherheit durch die zusätzliche impulszytophotometrische Messung betraf vor allem die Grad I- und Grad II-Karzinome. Die Impulszytophotometrie eignet sich daher als Zusatzuntersuchung bei der Primärdiagnostik der Harnblasenkarzinome. Daneben ist es mit diesem Verfahren aber auch möglich, das morphologische Malignitätsgrading zu ergänzen und die Wirksamkeit einer lokalen Chemotherapie zu kontrollieren.

Danksagung: Frau Waltraud Schröter wird für die Hilfe bei der zytologischen Beurteilung, für die gewissenhafte Durchführung der impulszytophotometrischen Messungen und die sorgfältige Anfertigung der Abbildungen herzlich gedankt.

Literatur

Blech M, Zimmermann A, Truss F (1982) Stellenwert der Impulszytophotometrie für Diagnose und Prognose des Blasenkarzinoms. Helv Chir Acta 49:415–418

Dittrich W, Goehde W (1969) Impulsfluorometrie bei Einzelzellen in Suspensionen. Z Naturforsch [B] 24:360–361

Droese M, Woeltjen H, Zimmermann A, Schröter W (1982) Treffsicherheit, Grading und Ursachen diagnostischer Fehler bei der zytologischen Diagnose des Blasenkarzinoms. Urologe [A] 21:73–78

Goehde W (1972) Automation in der quantitativen Zytologie mit dem Impulszytophotometer. GBK-Mitteilungsdienst 6:255–276

Gustafson H, Tribukait B, Esposti PL (1982) DNA Profile and tumour progression in patients with superfical bladder tumours. Urol Res 10:13–18

Tribukait B, Esposti PL (1978) Quantitative flow-microfluorometric analysis of the DNA in cells from the neoplasms of the urinary bladder: Correlation of aneuploidy with histological grading and the cytological findings. Urol Res 6:201–205

Tribukait B, Gustafson H (1980) Impulszytophotometrische DNS-Untersuchungen bei Blasenkarzinomen. Onkologie 6:278–288

Zimmermann A (1980) Aneuploidie bei malignen Hodentumoren und ihren Lymphknotenmetastasen. Urologe [A] 19:391–396

Zimmermann A (1982) Untersuchungen zur Automatisierung der Zytodiagnostik des Harnblasenkarzinoms. Urologe [A] 21: 92–97

Zimmermann A, Truss F (1978) Vergleichende zytologische und impulszytophotometrische Untersuchungen an Prostatazellen. Urologe [A] 17:391–394

Zimmermann A, Truss F (1980) The prognostic power of flow-through-cytophotometric DNA-determinations for testicular diseases. Anal Quantit Cytol J 2:247–251

Zimmermann A, Schauer A, Truss F (1979) Automatisierte Zellkern-DNS-Bestimmung zur Diagnostik des Prostatakarzinoms. Aktuell Urol 10:347–352

Zimmermann A, Blech M, Truss F (1982) DNS-Grading der Karzinome des Urogenitaltraktes. Verh Ber Dtsch Ges Urol 33. Tagung. Springer, Berlin Heidelberg New York, p 309–311

Das proliferative Verhalten von Harnblasenkarzinomen und urothelialen Dysplasien

B. HELPAP[1], H. W. SCHWABE[2] und H.-D. ADOLPHS[2]

Einleitung

Im Rahmen der Früherkennung von Harnblasenkarzinomen ist es von Interesse, wie sich proliferationskinetisch normales Urothel, urotheliale Hyperplasien mit Atypien, d. h. Dysplasien leichten, mäßigen und schweren Grades, Carcinomata in situ und manifeste Karzinome verhalten. Obwohl es seit Einführung der WHO-Einteilung zu einer Vereinheitlichung der Nomenklatur gekommen ist, liegen Angaben über die biologische Wertigkeit bzw. über die Wachstumsaktivitäten von Harnblasenkarzinomen nur sehr spärlich in der Literatur vor (Hainau u. Dombernowsky 1974; Dhlos et al. 1979; Neagu et al. 1979). Zellkinetische Analysen von verschiedenen Dysplasiegraden sind bislang noch nicht durchgeführt worden. Proliferationskinetische Analysen können mit der DNA-Autoradiographie, unter Einsatz von radioaktiv markiertem Thymidin oder mit zytophotometrischen Untersuchungen vorgenommen werden.

Neben einer retrospektiven histologischen Analyse von Harnblasenbiopsiematerial wurden an inkubierten Harnblasengewebsproben mit urothelialen Karzinomen unterschiedlichen Malignitätsgrades und unterschiedlicher Invasionstiefe sowie begleitenden Urotheldysplasien und Entzündungen mit radioaktiv markiertem Thymidin zellkinetische Untersuchungen durchgeführt. Gleichzeitig wurden zytologische und impulszytophotometrische Studien an Spontanurin bzw. Blasenspülflüssigkeit vorgenommen.

Material und Methodik

Histologische Analyse

3423 Gewebsproben aus der Harnblase wurden nachklassifiziert und urotheliale Karzinome sowie urotheliale Dysplasien ohne Entzündung und ohne oder mit bestehendem Karzinom analysiert. Das Material war durch transurethrale Resektion der Harnblase aufgrund von Blasenteilresektion oder totalen Zystektomiepräparaten gewonnen worden. Die urothelialen Karzinome wurden nach den bekannten Kriterien der WHO (Mostofi et al. 1973) und nach den Richtlinien der UICC (1979)

---

1 Pathologisches Institut Singen, Postfach 720, D-7700 Singen
2 Urologische Klinik der Universität Bonn, Sigmund-Freud-Straße 25, D-5300 Bonn-Venusberg

		Zell-lagen	Mitosen	Kern-Plasma-Relation	Kern-chromasie
Papillom	Grad 0	< 7	0	< 1:4	0
Papilläres Ca	Grad 1	> 7	vereinzelt Basalzone	1 : 4	leicht
Papilläres Ca	Grad 2	> 20	< 5 in allen Zonen	1 : 2	mäßig
Papilläres Ca	Grad 3	∞	> 5 in allen Zonen	> 3:4	stark

a

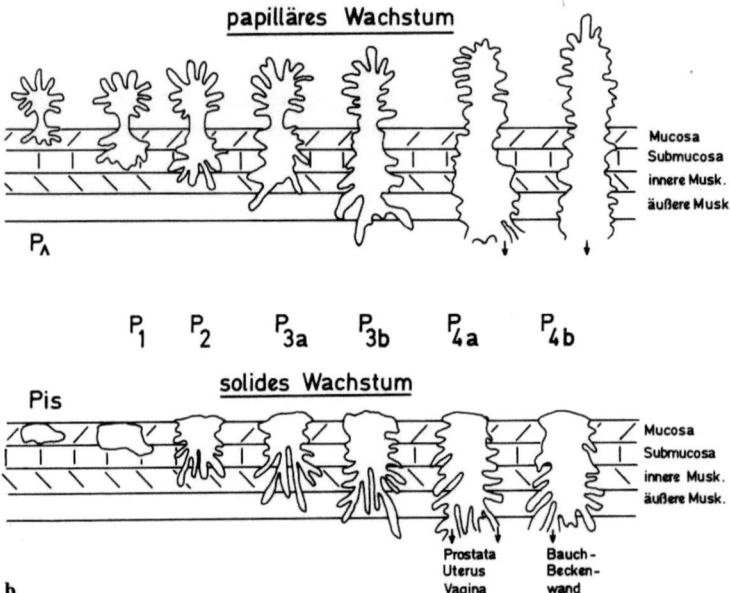

Abb. 1. a Grading papillärer Harnblasentumoren. **b** Pathologisch-anatomische Ausbreitungsstadien von Harnblasenkarzinomen mit papillärem und solidem Wachstum

klassifiziert, graduiert und, bei ausreichendem Material, auch die Invasionstiefe bestimmt (Abb. 1a, b).

Die urothelialen Dysplasien wurden entsprechend der Klassifikation von urothelialen Karzinomen in 3 Grade unterteilt: Leichte Dysplasie (D 1), mäßige Dysplasie (D 2) und schwere Dysplasie (D 3). Das Carcinoma in situ (Cis) entsprach der Dysplasie D 3.

Das in Formalin fixierte Material war in Paraplast eingebettet und mit Haematoxylin-Eosin, PAS, nach van Gieson und Gomori gefärbt.

Zellkinetische Analyse

Durch transurethrale Resektion gewonnenes Frischmaterial aus der Harnblase wurde in autologem Plasma 5 bis 10 Min. nach Entnahme bei 37 °C unter 2,2 atm Carbogendruck (95% O_2/5% CO_2) in einer Schüttelapparatur inkubiert. In der 1. Stunde wurde dem Plasma 3 H-Thymidin, in der 2. Stunde 14 C-Thymidin zugefügt (5,0 µCi/ml 3 H-Thymidin; spezifische Aktivität 20,0 Ci/mmol; 0,5 µCi/ml 14 C-Thymidin, spezifische Aktivität 56 mCi/mmol; NEN Chemicals, Boston, Mass., USA).

Nach Beendigung der Inkubation wurde das Biopsiematerial in 4%igem, neutralem Formalin fixiert und in üblicher Weise in Paraplast eingebettet. Die histologischen Präparate wurden mit Haematoxylin-Eosin, PAS und nach van Gieson gefärbt. Ein Teil der Präparate wurde außerdem mit Filmemulsionen überschichtet (G 5/K 2-Emulsionen, Ilford oder mit Stripping-Filmen (Kodak, AR 10). Die Autoradiogramme wurden bei 4 °C, 10 und 20 Tage exponiert.

In den Autoradiogrammen, die mit Haematoxylin-Eosin gefärbt waren, wurden die Prozentsätze radioaktiv markierter Tumorzellkerne (Markierungsindizes) bestimmt. Mit der Doppelmarkierungsmethode wurden außerdem die Prozentsätze doppelt-, 3 H- und 14 C-Thymidin markierter Kerne und die einfach nur mit 3 H- und 14 C-Thymidin markierten Zellkerne gemessen und die Dauer der DNA-Synthesephase durch das Verhältnis der Zahl aller mit 14 C-markierten Kerne zur Zahl der nur 3 H-markierten Kerne bei einem Zeitintervall von 1 Stunde (Δt) berechnet (Helpap u. Maurer 1969; Helpap 1980).

Impulszytophotometrie und Zytologie

Außerdem wurden impulszytophotometrische Messungen an Einzelzellsuspensionen aus Spontanurin oder Blasenspülflüssigkeit durchgeführt. Hierzu wurden die Zellsedimente mit DAPI (DNA-Fluoreszenzfarbstoff) und Sulforhodamin (Protein-Fluoreszenzfarbstoff) gefärbt und in einem ICP-22 (Phywe, Göttingen) gemessen. Nach Eliminierung von Leukozytenbeimengungen mittels eines Antikoinzidenzdiskriminators konnten die DNA-Histogramme der Urothelzellen aufgezeichnet werden. Eine ausführliche Darstellung der Methode findet sich bei Schwabe u. Adolphs (1982).

Darüber hinaus wurden an Ausstrichen des Urinsediments nach der Einteilung von Papanicolaou, eine übliche zytologische Analyse durchgeführt.

Ergebnisse

Histologische Analyse

Unter den konventionell histologisch analysierten 3423 Harnblasenbiopsien fanden sich 2085 Karzinome (60,6%). 51% waren papillär, 26% papillär und solide und 23% solide aufgebaut. Nach dem Grading entsprachen 46,2% der Karzinome G I, 37,7% G II und 16,1% G III (Tabelle 1).

Tabelle 1. Histologische Analyse von 3423 Harnblasenbiopsien

Histologische Diagnosen	n	%
Ohne pathologischen Befund	29	0,9
Unspezifische Urozystitis	1003	29,3
Spezifische Entzündung (Tbc u. Bilharziose)	8	0,2
Metaplasien	7	0,2
Polypen	9	0,3
Dysplasien ohne Entzündung, ohne Ka.	40	1,2
Papillome (G0)	112	3,3
Urotheliale Karzinome	2085	60,6
G I 963 46,2%, G II 786 37,7%, G III 336 16,1%		
Plattenepithelkarzinome	40	1,2
Adenokarzinome (Urachuska. 3)	39	1,2
Undifferenzierte Ka.	12	0,4
Eingebrochene Prostatakarzinome	10	0,3
In die Blase metastasierende Ka.	16	0,5
Sarkome	7	0,2
Angiome	1	0,03
Divertikel	5	0,2

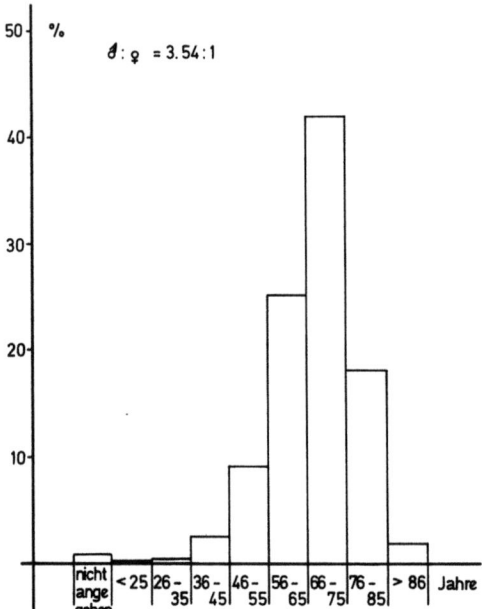

Abb. 2. Alters- und Geschlechtsverteilung bei 2085 urothelialen Harnblasenkarzinomen

70% der G-I-Karzinome zeigten ein exophytisches Wachstum ohne Einbruch der Lamina propria (Ausbreitungsstadium PA). 66% der G-II-Karzinome waren in die Lamina propria eingebrochen bzw. hatten diese durchbrochen (Ausbreitungsstadium P 1). 80% der G-III-Karzinome hatten bereits oberflächliche und tiefe Muskelschichten infiltriert (Ausbreitungsstadium P 2 bis P 3).

Die Altersverteilung ergab ein typisches Maximum zwischen dem 66. und 75. Lebensjahr (Abb. 2).

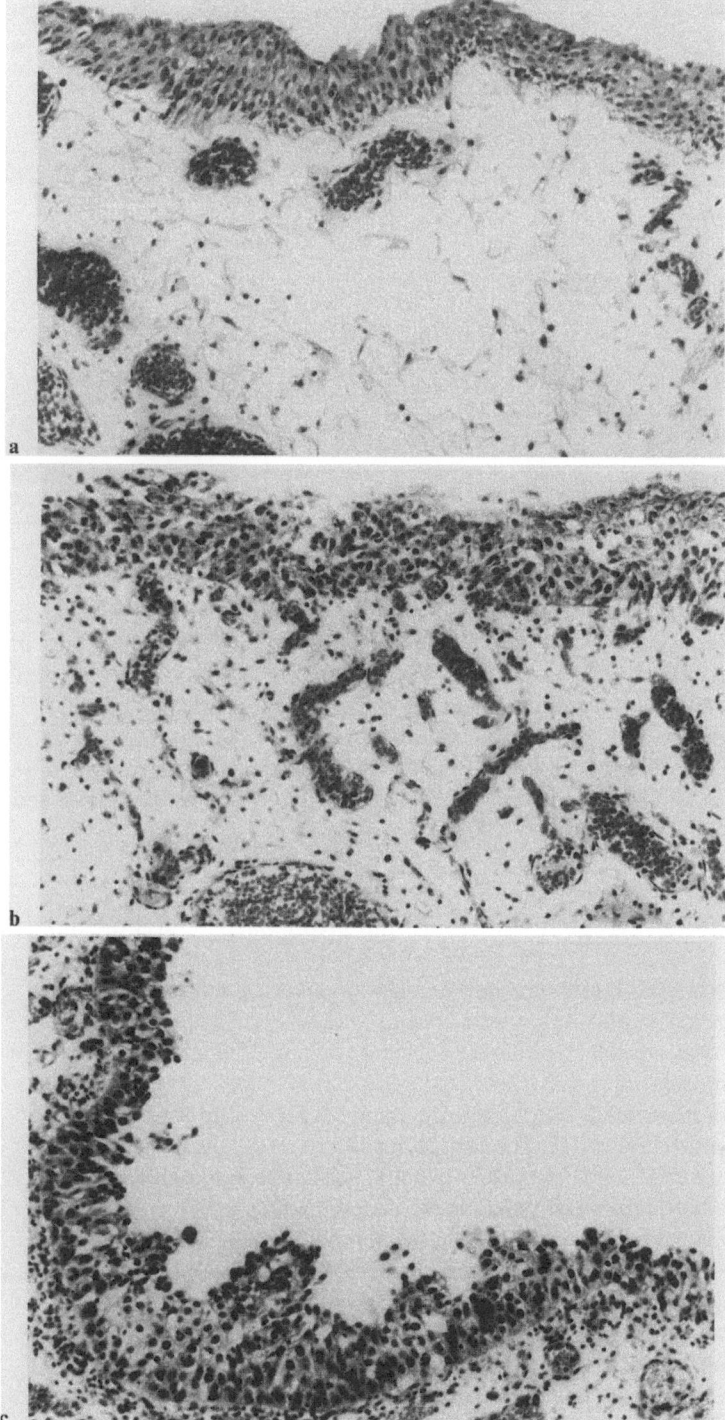

Abb. 3a–c. Urotheliale Dysplasien in der Harnblasenschleimhaut. **a** Leichte Dysplasie (D 1), **b** mäßige Dysplasie (D 2), **c** schwere Dysplasie (D 3)

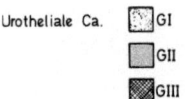
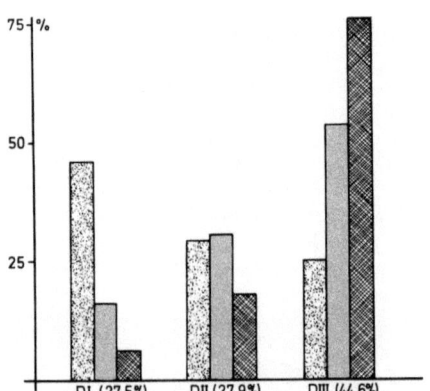

Abb. 4. Prozentuale Verteilung von 301 Dysplasien (14,4%) bei 2085 urothelialen Harnblasenkarzinomen

Unter den 2085 manifesten Karzinomen fanden sich zusätzlich 301 Dysplasien (14,4%). In 27,5% bestand eine leichte, in 27,9% eine mäßiggradige und in 44,6% eine schwere Dysplasie (Abb. 3a–c). Bei den G-I–G-III-Karzinomen fanden sich im einzelnen folgende Verteilungsmuster von Dysplasiegraden: Eine leichte Dysplasie (D 1) war in 45,9% bei G-I-Karzinomen, in 16,1% bei G-II-Karzinomen und in 6,0% in G-III-Karzinomen nachweisbar. Eine mäßige Dysplasie (D 2) fand sich in 29,3% bei G I, in 30,5% bei G II und in 18,0% bei G-III-Karzinomen. Eine schwere Dysplasie (D 3) war in 24,8% bei G-I-, in 53,4% bei G-II- und in 76,0% bei G-III-Karzinomen erkennbar (Abb. 4).

Autoradiographische, zytophotometrische und zytologische Untersuchungen

In den 49 untersuchten Inkubaten betrug der Markierungsindex von normalem Urothel 0,2%. In von Brunn-Zellnestern konnten Markierungsindizes bis zu 1,5% gemessen werden. Die leichte Dysplasie (D 1) zeigte einen Mitoseindex von 0,001% und einen Markierungsindex von 2,8%. Die zytologische Analyse ergab einen Pap-II-Befund. Zytophotometrisch zeigte sich eine euploide DNA-Verteilung.

Bei der mäßigen Dysplasie (D 2) betrug der Mitoseindex 0,1%, der mittlere Markierungsindex lag bei 11,3±6,7%. Die Pap-Werte schwankten zwischen III und IV. Ein Teil der Fälle zeigte Euploidie, ein anderer Aneuploidie.

Bei der schweren Dysplasie (D 3/Carcinoma in situ) lag ein Mitoseindex von 0,3%, ein mittlerer Markierungsindex von 20,9±6,8%, Pap-Werte von V und Aneuploidie vor (Tabelle 2, Abb. 5).

Die Dauer der DNA-Synthesephasen für mäßige Dysplasien betrug 16,6±3,4 Stunden, für schwere Dysplasien 11,6±0,2 Stunden (Tabelle 2).

Urotheliale Karzinome weisen, mit Zunahme des Malignitätsgrades, ansteigende Mitose- und Markierungsindizes auf (Abb. 6a–f). Die Dauer der DNA-Synthesephasen nahm ab. Im vorliegenden Material zeigten nur G O (Papillome) G I/PA

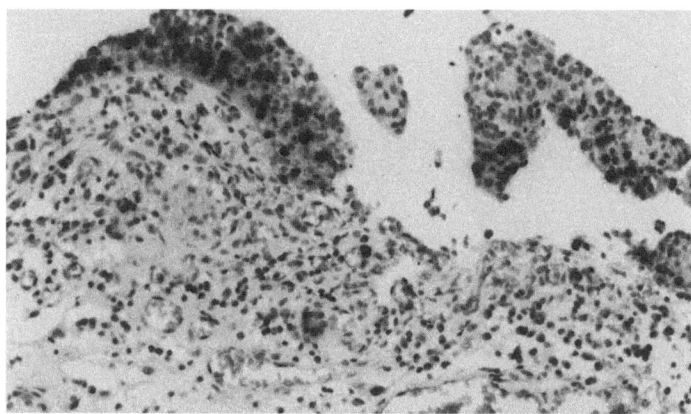

Abb. 5. Autoradiogramm einer mäßigen bis schweren, urothelialen Harnblasendysplasie, Haematoxylin-Eosin 160

Tabelle 2. Übersicht über zellkinetische, zytologische und zytophotometrische Untersuchungen an Dysplasien und Urothelkarzinomen

Diagnose	Mitose-index (%)	Markierungs-index (%)	S-Phase (h)	Zytologie Pap.	Zytophoto-metrie
Dysplasien					
leicht D 1 n=1	0,01	2,8	–	II	euploid
mäßig D 2 n=8	0,1	4,8 – 26,6% (11,3± 6,7)	11,5 – 20,4 (16,6± 3,4)	III bis V	eu-/aneuploid
schwer D 3 n=4	0,3	11,3 – 27,3 (20,9± 6,8)	11,0 – 12,3 (11,6± 0,2)	V	aneuploid
Karzinome					
G0 (Papillom)	0,05	4,4	20,4	III	euploid
G I/PA (G I a) n=7	0,1	0,6 – 10,0 (5,3± 3,7)	16,2 – 20,4 (18,8± 2,1)	II/III	euploid
G I/P 1 (G I b) n=4	0,1	3,1 – 10,4 (6,6± 2,9)	14,5 – 23,0 (19,4± 3,6)	IV/V	eu-/aneuploid
G I/P 1– GII PA (G I b) n=6	0,1	2,8 – 15,1 (9,1± 5,5)	12,6 – 21,5 (17,6± 3,2)	IV – V	(eu-)aneuploid
G II/P 1 n=5	0,2	11,4 – 31,5 (22,5± 7,7)	12,9 – 16,6 (14,4± 1,6)	V	aneuploid
G II/P 2 n=5	0,2	7,1 – 21,8	12,7 – 16,6	V	aneuploid
G III/P 2 – P 3 a n=7	1,1 – 2,9	16,3 – 36,3 (24,7± 8,6)	11,0 – 15,6 (13,6± 1,9)	V	aneuploid

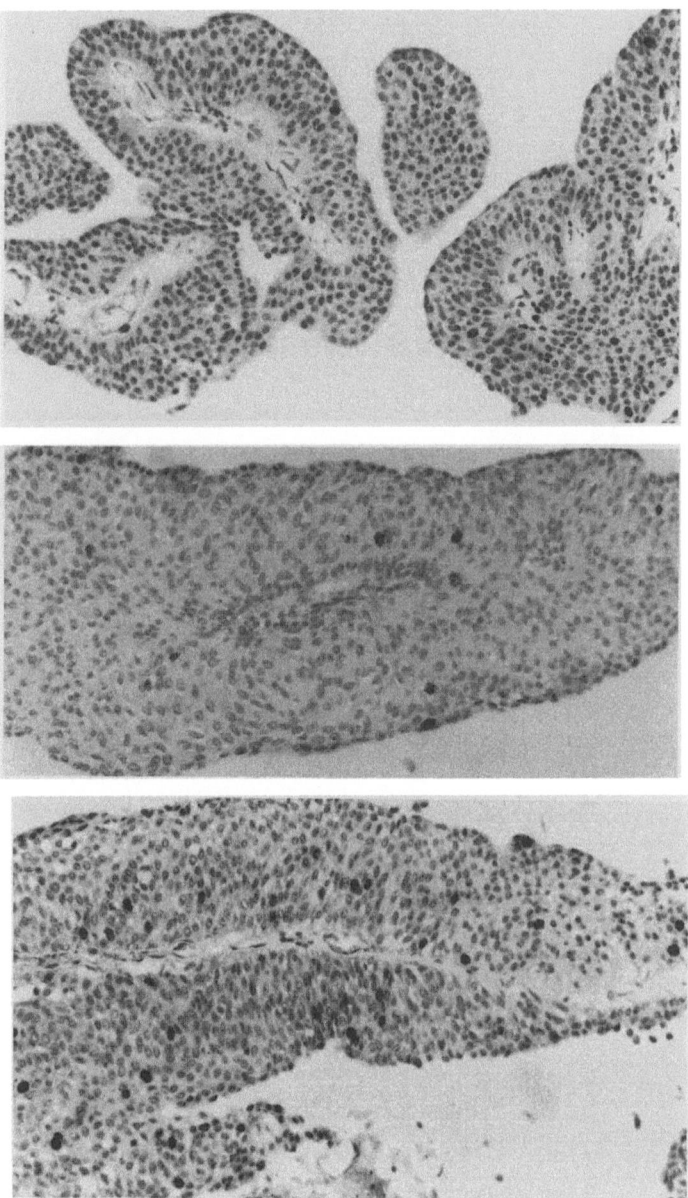

Abb. 6a–f. Autoradiogramme von Harnblasenkarzinomen. **a** Papillom (G O), Haematoxylin-Eosin 160×. **b** Papilläres G I a-Karzinom, Haematoxylin-Eosin 160×. **c** Papilläres G I b-Karzinom mit Zunahme des Markierungsindex gegenüber G I a, Haematoxylin-Eosin 160×. **d** Papilläres G II-Karzinon, Haematoxylin-Eosin 250×. **e** Vornehmlich solides G III-Karzinom, Haematoxylin-Eosin 250×. **f** Zahlreiche doppelt 14 C- und 3 H-radioaktiv markierte Karzinomzellen, Haematoxylin-Eosin 630×

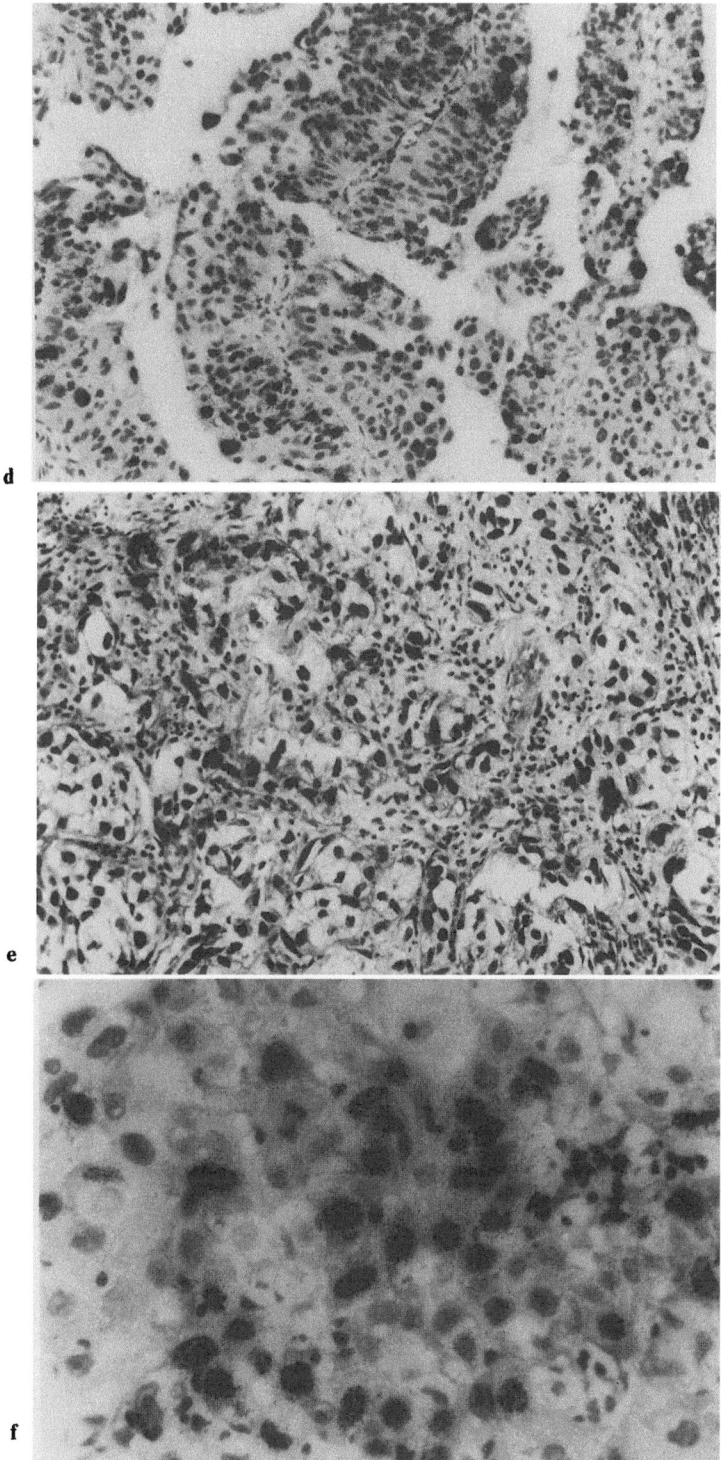

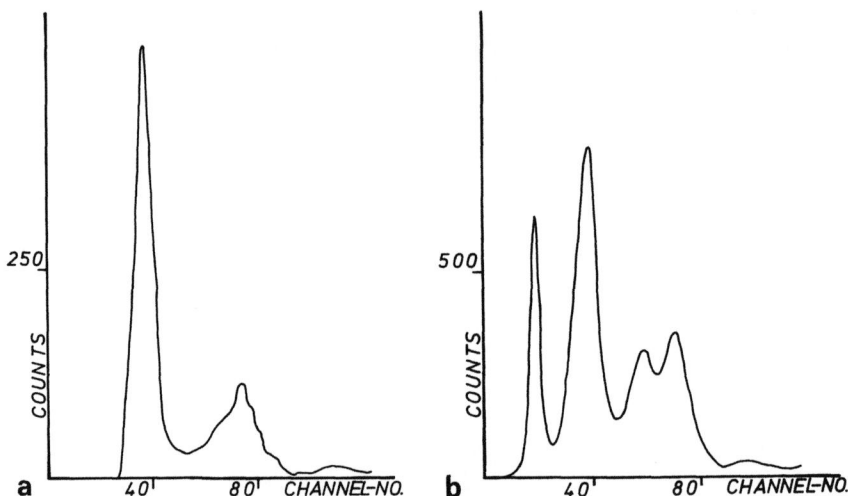

Abb. 7a, b. Impulszytophotometrische DNA-Messung an Zellsedimenten aus den Urinen zweier Tumorpatienten. **a** Euploide DNA-Verteilung bei einem Patienten mit einem G I-Karzinom. **b** DNA-Histogramm mit aneuploiden Tumorzellstammlinien bei einem Patienten mit einem G III-Karzinom

und ein einzelnes G II/PA-Karzinom eine Euploidie, während alle anderen Karzinomgrade eine Aneuploidie sowie zytologische Werte Pap V aufwiesen (Abb. 7a, b). Die Streubreiten und Mittelwerte sind in der Tabelle 2 dargestellt. Man erkennt, daß nicht nur mit Zunahme des Malignitätsgrades, sondern auch bei Zunahme der Invasionstiefe der Markierungsindex ansteigt. Dies gilt sowohl für die G-I- wie G-II-Karzinome. Insgesamt kommt es zu einer Steigerung der proliferationskinetischen Werte um den Faktor 5, während die Dauer der S-Phasen nur geringfügig abnimmt

Tabelle 3. Vergleichende zellkinetische, zytologische und zytophotometrische Analyse von Harnblasenkarzinomen mit Abgrenzung der G I a- und I b-Karzinome

Methode	Parameter	Grenzwerte	WHO-Klassifikation		
			I	II	III
Autoradiographie	Markierungsindex (%)	0 – 4	6⎫ a	–	–
		5 – 10	8⎭	2	–
		11 – 14	2⎫ b	2	–
		15 –	–⎭	7	7
Autoradiographie	S-Phase (h)	20 – 23	8 a	1	–
		17 – 19	4⎫ b	2	–
		12 – 16	3⎭	6	7
Zytologie	Differenzierung (Pap)	I/II	2⎫ a	–	–
		III	7⎭	1	–
		IV/V	8 b	9	7
Zytophotometrie	Ploidie-Analyse	euploid	13 a	3	–
		aneuploid	3 b	8	7

von 18,8 auf 13,6 Stunden. Bei einem Vergleich mit den Dysplasien ist der Anstieg des Markierungsindex mit Zunahme der Dysplasie noch stärker als bei den Karzinomen. Die Schwankungsbreiten entsprechen jedoch den verschiedenen Karzinomgraden.

Eine Analyse aller Karzinome ist in Tabelle 3 wiedergegeben. Hier wird bei Zugrundelegung der Grenzwerte für die einzelnen Methoden deutlich, daß eine Reihe von G-I-Karzinomen mit ihren Ploidiegraden, Pap-Werten und S-Phasen sowie in einem einzelnen Fall auch mit dem Markierungsindex in Grenzwerte von G-II-Karzinomen hineinreichen. Diese Gruppe wird als G I b dem Normbereich der G-I-Karzinome (G I a) gegenübergestellt.

Diskussion

Das Verteilungsmuster urothelialer Karzinome in der Harnblase sowohl die Alters- und Geschlechtsverteilung entsprechen den Literaturangaben. Die eigenen Ergebnisse zum Malignitätsgrad und der Invasionstiefe sind am ehesten mit den Analysen des Harnblasenkarzinomregisters Aachen in Übereinstimmung zu bringen (s. ausführliche Darstellung Helpap u. Giesbert 1982).

Ein Vergleich der eigenen zellkinetischen Werte mit denjenigen aus der Literatur läßt z. T. erhebliche Schwankungen erkennen. Für normales Urothel sind Werte von 0 bis 1,5%, für Urothelhyperplasien 3,2 bis 4,4%, für G-0-Karzinome (Papillome) 3,5 bis 4,2%, für G-I-Karzinome 0,34 bis 9,0%, für G-II-Karzinome 0,72 bis 17% und für G-III-Karzinome Markierungsindizes von 1,72 bis 26,0% mitgeteilt worden. Solide Urothelkarzinome zeigen höchste Werte von 17,4 bis 24,2% (Hainau u. Dombernowsky 1974; Awwad et al. 1979; Dhlos et al. 1979; Neagu et al. 1979).

Urotheliale Dysplasie

Ein Vergleich zellkinetischer Parameter von Dysplasiegraden und manifesten Karzinomen ist bislang aus der Literatur nicht bekannt. Es überrascht jedoch nicht, daß die Schwankungsbreiten der zellkinetischen Werte der verschiedenen Dysplasiegrade mit denjenigen unterschiedlich differenzierter, papillärer Karzinome übereinstimmen, da eine hohe Koinzidenz zwischen D 1, D 2, D 3-Dysplasien und G 0, G I, G II, G-III-Karzinomen besteht (Übersicht Helpap u. Giesbert 1982).

Die urotheliale Dysplasie ist eine flache Urothelläsion, die niemals eine Zellagenbreite von 6 bis 8 überschreitet. Von der leichten bis zur schweren Form nimmt die Zellschichtungsstörung zu. Der Kernchromasiegrad steigt an. Die Kernformen werden unregelmäßiger und bei der schweren Dysplasie können prominente Kernnukleolen nachgewiesen werden. Mitosen sind bei leichten Dysplasien kaum vorhanden, während sie bei der mäßigen und schweren Dysplasie häufig sind. Die schwere Dysplasie (D 3) entspricht dem Carcinoma in situ mit schwerer Schichtungsstörung, Verlust der zellulären Polarisation, Zunahme der Kern-Plasma-Relation zugunsten des Kernes bei schwerer, nukleärer Pleomorphie und Hyperchromasie sowie prominenten großen Nukleolen.

Die aufgezeigte, zellkinetische, zytologisch und zytophotometrische Analyse leichter, mäßiger und schwerer Dysplasien belegt, daß die einzelnen Werte denjenigen entsprechen, die bei manifesten Karzinomen mit Malignitätsgrad I, II und III angetroffen werden.

Die leichte Dysplasie, die z. T. auch als urotheliale Hyperplasie bezeichnet wird, ist zytologisch und zytophotometrisch von dem normalen Urothel in der Regel nicht zu unterscheiden. Ein Vergleich mit den zellkinetischen Analysen manifester G-I-Karzinome zeigt, daß der Markierungsindex, die Zytologie und Zytophotometrie der Dysplasie in den Streubereichen der G-I-Karzinome liegt, d. h., daß G O (Papillome) und G-I-Karzinome auf dem Boden einer einfachen Hyperplasie (leichten Dysplasie) entstehen können (Melicow 1952; Koss 1979; Helpap u. Giesbert 1982). Proliferationskinetisch findet somit der Schritt bei der Entwicklung von G-O-/G-I-Karzinomen über die schwere Dysplasie (D 3) offensichtlich nicht statt. Dementsprechend konnten in den vorliegenden, zytologischen, zytophotometrischen und zellkinetischen Untersuchungen Carcinomata in situ mit Parametern, wie sie charakteristisch für ein G-I-Karzinom bzw. eine leichte Dysplasie oder Hyperplasie sind, nicht nachgewiesen werden. Ein sog. G-I-Carcinoma in situ (Murphy u. Soloway 1982; Schubert 1982) ist somit nicht verifizierbar. Die Entwicklung von G-II- und G-III-Karzinomen aus einer schweren Dysplasie ist demgegenüber durch zahlreiche experimentelle und klinische Untersuchungen belegt. Dies entspricht auch der hohen Koinzidenz von schwerer Dysplasie/Carcinoma in situ und manifestem G-III-Karzinom (Koss 1979; Krüger u. Meisser 1979; Helpap u. Giesbert 1982).

Ähnliche Proliferationsmuster und Koinzidenzen sind zwischen manifesten Karzinomen und Hyperplasien bzw. Dysplasien der Portio (Fettig u. Sievers 1966; Averette et al. 1976) des Kehlkopfes (Fabrikant et al. 1972) und des Magen-Darmtraktes (Deschner et al. 1966; Steenbeck u. Wolff 1971; Bleiberg u. Galand 1976; Bleiberg et al. 1977; Maskens u. Deschner 1977) gefunden worden.

In der Prostata ist ein ähnliches histologisch-zytologisches Grading an der atypischen Hyperplasie durchgeführt worden. Dabei konnte nicht nur, wie bei der schweren, urothelialen Dysplasie eine hohe Koinzidenz zu manifesten Karzinomen gefunden werden, sondern auch ein ähnliches zellkinetisches Verhalten von schweren, atypischen Prostatahyperplasien zu wenig differenzierten, glandulären und kribriformen Karzinomen der Prostata (Helpap 1980; Kastendieck 1980).

Ähnlich wie bei der atypischen Hyperplasie sollten leichte und mäßige Grade urothelialer Dysplasien klinisch und zytologisch überwacht werden. Die schwere Dysplasie mit ihrer hohen Koinzidenz und proliferationskinetischen Verwandtschaft zum Karzinom sollte kurzfristig zystoskopisch-bioptisch kontrolliert werden. Therapeutisch sollte entsprechend den Angaben von Murphy u. Soloway (1982), wie bei einem Carcinoma in situ vorgegangen werden.

Urotheliale Karzinome

Aufgrund der durchgeführten zellkinetischen, zytologischen und zytophotometrischen Untersuchungen scheint es 2 Untergruppen von G-I-Karzinomen zu geben. Die vorgeschlagene Gruppe G Ia (Helpap et al. 1983) hat einen niedrigen Markierungsindex von 0,6 bis 10%, eine S-Phase von 20 bis 23 Stunden, eine zytologische

Differenzierung von Pap I bis III und eine euploide DNA-Verteilung. Der pathologische Bereich als Untergruppe G Ib bezeichnet, hat höhere Markierungsindizes von 11 bis 15%, kürzere S-Phasen von 12 bis 19 Stunden, Pap-Werte von IV bis V und eine aneuploide DNA-Verteilung. Die Histologie entspricht dem üblichen G-I-Karzinom. Möglicherweise neigt die Gruppe dieser G Ib-Karzinome zu Rezidiven und damit verbunden zu einer Verschlechterung des Malignitätsgrades und zu einer Zunahme der Invasionstiefe wie sie bei einer durchgeführten Rezidivanalyse in 18 bis 24% der Fälle entweder mit einer beginnenden Stromainvasion oder einer Zunahme des Malignitätsgrades nachgewiesen werden konnte (Helpap u. Giesbert 1982). Auf die prognostische Bedeutung der zytophotometrisch gemessenen DNA-Verteilung bei Grad-I–II-Karzinomen wurde bereits hingewiesen (Gustafson et al. 1982).

Auch die G-II-Karzinome scheinen eine inhomogene Gruppe mit Anteilen, die mehr zu den G I und mehr zu den G-III-Karzinomen neigen, darzustellen, wie dies auch durch vergleichende lichtmikroskopische und zytophotometrische Studien belegt worden ist (Tribukait u. Esposti 1978; Jakobsen et al. 1979; Gustafson et al. 1982).

Abschließend ist hervorzuheben, daß die zytologische Screeninguntersuchung von Harnblasenspülflüssigkeit oder Urinsedimenten im Rahmen der Früherkennung eines Harnblasenkarzinoms zwar eine wichtige Methode darstellt, mit einer diagnostischen Sensitivität von 76% und einer Spezifität von 97% (El-Bolkainy 1980), für die Differenzierung zwischen Hyperplasie, leichter Dysplasie und G-O- bis G-I-Karzinomen ist sie jedoch wenig geeignet, da Hyperplasie, leichte Dysplasie und G-O- bis G-I-Karzinome gleiche Bilder aufweisen können. Die histologische Analyse als aggressive Früherkennungsmethode hat sich als exakte diagnostische Methode bewährt. Zusammen mit zellkinetischen und impulszytometrischen Untersuchungen kann sie eine sehr genaue Bestimmung der biologischen Wertigkeit geben. Große Hoffnungen werden derzeit auf die Verfeinerung der zytologischen Technik und der Zytophotometrie gesetzt. Das Ziel muß jedoch sein, Erfahrungen aus diesen komplizierten, technischen Methoden auf die in der Praxis üblichen histologischen und zytologischen Verfahren zu übertragen, wie dies beim Grading von atypischen Prostatahyperplasien und Karzinomen bereits möglich ist (Helpap 1980, 1981).

Zusammenfassung

An frisch entnommenen Harnblasengewebsproben mit Karzinomen unterschiedlichen Malignitätsgrades und unterschiedlicher Invasionstiefen sowie begleitenden, urothelialen Dysplasien wurden im Rahmen der Früherkennung von Harnblasenkarzinomen autoradiographische, zytologische und impulszytophotometrische Untersuchungen durchgeführt. Zellkinetisch zeigten urotheliale Dysplasien leichten, mäßigen und schweren Grades Markierungsindizes, die in ihren Schwankungsbereichen den urothelialen Karzinomen G I, G II und G III entsprachen. Die Markierungsindizes der Karzinome nahmen, mit Zunahme des Malignitätsgrades und der Invasionstiefe, bis um den Faktor 5 zu. Zytophotometrisch wiesen leichte Dysplasien eine Euploidie, mäßige und schwere Dysplasien eine Aneuploidie auf. Bei den urothelialen Karzinomen konnten aufgrund der zytologischen, zytophotometrischen und zellkinetischen Analyse 2 Untergruppen der G-I-Karzinome unterschieden werden. Gruppe I a entsprach hochdifferenzierten, papillären, urothelialen Karzinomen mit niedrigem Markierungsindex, Pap-I- bis -III-Werten und einer Euploidie. Die Untergruppe I b zeigte Pap-Werte von IV bis V, eine Aneuploidie und höhere Markierungsindizes. Diese Untergruppe scheint häufiger zu Rezidiven zu neigen und ist offenbar dann durch eine Zunahme des Malignitätsgrades und der Invasionstiefe gekennzeichnet. Mit den vorgelegten Untersuchungen konnte aufgezeigt werden, daß die Kombination dieser Methoden sehr hilfreich bei der Früherkennung und von Vorstadien des Harnblasenkarzinoms (Dysplasien) und auch bei der exakten Bestimmung der biologischen Wertigkeit von Karzinomen sein kann.

Literatur

Averette HE, Weinstein GD, Ford JH, Girtanner RE, Hoskins WJ, Ramos R (1976) Cell kinetics and programmed chemotherapy for gynecologic cancer I. Squamous-cell carcinoma. Am J Obstet Gynecol 124:912–923

Awwad HK, Hegazy M, Ezzat S, El-Bolkainy N, Burgers MV (1979) Cell proliferation of carcinoma in bilharzial bladder: An autoradiographic study. Cell Tissue Kinet 12:513–520

Bleiberg H, Galand P (1976) In vitro autoradiographic determination of cell kinetic parameters in adenocarcinomas and adjacent healthy mucosa of the human colon and rectum. Cancer Res 36:325–328

Bleiberg H, Salhadin A, Galand P (1977) Cell cycle parameters in human colon. Comparison between primary and recurrent adenocarcinoms, benign polyps and adjacent unaffected mucosa. Cancer 39:1190–1194

Deschner EE, Lipkin M, Solomon C (1966) Study of human rectal epithelial cells in vitro. II. H 3-Thymidine incorporation into polyps and adjacent mucosa. J Natl Cancer Inst 36:849–855

Dhlos A, Lennartz KJ, Dhlos P, Heising J, Kaiser Ch, Engelking R (1979) Zur Zellkinetik von Uroheltumoren. In vitro-Verfahren zur autoradiographischen Untersuchung der Zellproliferation von gut- und bösartigen Veränderungen der menschlichen Harnblasenschleimhaut am Biopsiegewebe. Urologe [A] 18:112–114

El-Bolkainy MN (1980) Cytology of bladder carcinoma. J Urol 124:20–22

Fabrikant JI, Vitak MJ, Wisseman ChL, III (1972) The kinetics of cellular proliferation in normal and malignant tissues. Nucleic acid metabolism in relation of the cell cycle in human tissues. Growth 36:173–183

Fettig O, Sievers R (1966) H 3-Index und mittlere Generationszeit des menschlichen Portiokarzinoms und seiner Vorstufen. Autoradiographische Untersuchungen mit 3 H-Thymidin. Beitr Pathol 133:83–100

Gustafson H, Tribukait B, Esposti PL (1982) DNA profile and tumour progression in patients with superfical bladder tumours. Urol Res 10:13–18

Hainau B, Dombernowsky P (1974) Histology and cell proliferation in human bladder tumours. An autoradiographic study. Cancer 33:115–126

Helpap B (1980) Zellkinetische in vivo und in vitro Untersuchungen mit 3 H- und 14 C-Thymidin an Gewebsbiopsien von Experimental- und Human-Tumoren. Westdeutscher Verlag, Opladen

Helpap B (1980) The biological significance of atypical hyperplasia of the prostate. Virchows Arch [Pathol Anat] 387:307–317

Helpap B, Giesbert A (1980) Grading und Staging von urothelialen Harnblasencarcinomen. Dtsch Med Wochenschr 34:1274–1279

Helpap B, Maurer W (1969) Autoradiographische Untersuchung zur Frage der Vergleichbarkeit des Einbaus von markiertem Thymidin unter in vivo-Bedingungen und bei Inkubation von Gewebsproben. Virchows Arch [Cell Pathol] 4: 102–118

Helpap B, Schwabe HW, Adolphs H-D (1983) Zellkinetische und zytophotometrische Untersuchungen an Harnblasenkarzinomen. Beitr. Urol 3: 89–93

Jakobsen A, Bichel P, Sell A (1979) Flow cytometric investigations of human bladder carcinoma compared to histological classification. Urol Res 7: 109–112

Kastendieck H (1980) Correlations between atypical primary hyperplasia and carcinoma of the prostate. A histological study of 180 total prostatectomies. Pathol Res Pract 169: 366–387

Koss LG (1979) Frühe neoplastische Veränderungen in der Harnblase. Verh Dtsch Ges Path 63: 241–245

Krüger R, Meisser L (1979) Reklassifizierungsergebnisse papillärer Urotheltumoren von Nierenbecken, Harnleiter, Harnblase und Urethra nach den Kriterien der WHO. Verh Dtsch Ges Pathol 63: 519

Maskens AP, Deschner EE (1977) Tritiated thymidine incorporation into epithelial cells of normal-appearing colorected mucosa of cancer patients. J Natl Cancer Inst 58: 1221–1224

Melicow MM (1952) Histological study of vesical urothelium intervening between gross neoplasmas in total cystectomy. J Urol 68: 261–279

Mostofi FK, Sobin L-H, Torloni H (1973) Histological typing of urinary bladder tumors. International histological classification of tumors. No 10 WHO, Genf

Neagu V, Lazar C, Mares V, Pop T, Ioanid PCl (1979) Studies on growth of human bladder tumors. The relationship between the proliferative cell population, the chromosome pattern and histology. Neoplasma 26: 195–200

Schubert G-E (1982) Praeinvasive Befunde des Harnblasenurothels. Tagung Harnblasen-Karzinom, Epidemiologie, Pathogenese, Früherkennung Tübingen

Schwabe HW, Adolphs H-D (1982) Improved application of impulse cytophotometry for the diagnosis of urinary bladder carcinoma. Urol Res 10: 61–66

Steenbeck L, Wolff G (1971) Histoautoradiographische Untersuchungen der menschlichen Magenschleimhaut bei chronischer Gastritis und Magenkarzinom. Arch Geschwulstforsch 38: 132–138

Tribukait B, Esposti PL (1978) Quantitative flow-microfluorometric analysis of the DNA in cells from neoplasma of the urinary bladder; Correlation of aneuploidy with histological grading and the cytological findings. Urol Res 6: 201–205

UICC (1979) TNM-Klassifikation der malignen Tumoren. Springer, Berlin Heidelberg New York

Immunzytologie in der Diagnostik des Harnblasenkarzinoms

H. J. Nelde[1] und K.-H. Bichler[2]

Die Untersuchungen wurden teilweise mit Unterstützung der Deutschen Forschungs- und Versuchsanstalt für Luft- und Raumfahrt e. V. (DFVLR) durchgeführt.

Die Urinzytologie ist heute als eine für die Früherkennung des Harnblasenkarzinoms geeignete Untersuchungsmethode anerkannt. Als nichtinvasive Methode belastet sie die Patienten nicht. Da die Urinzytologie sich im wesentlichen an morphologischen Grundlagen orientiert, zeigen sich ihre Grenzen bei den Frühstadien einer Tumorentwicklung (Stadium T_A/T_{is}), wohingegen bei fortgeschrittener Entwicklung die zytologische Diagnose eindeutiger wird. Eine Verbesserung der zytologischen Diagnostik in dieser „Grauzone" würde aber unmittelbar zu einer Verbesserung der Überlebensrate führen, da die operativen Ergebnisse der Frühstadien des Harnblasenkarzinoms eine gute Prognose zeigen.

Es ist daher ein Anliegen der Urologen, zu einer Verbesserung der diagnostischen Möglichkeiten gerade bei den Frühformen dieses Tumors zu kommen.

Hier bietet sich die Anwendung immunologischer bzw. immunzytologischer Methoden an. Dazu werden immunologische Techniken in die Zytologie eingebracht und durch Nachweise der verschiedensten Substanzen die morphologischen Kriterien der normalen Routinediagnose erhärtet.

In Frage kommende Techniken sind die Immun-Peroxydase- und die Immun-Fluoreszenz-Methode.

Das bei Intestinaltumoren als diagnostischer Marker eingeführte Carcinoembryonale Antigen (CEA) wird auch bei Patienten mit Harnblasen-Karzinom als Parameter insbesondere zur Erfassung von Rezidiven diskutiert [5, 14, 15].

Uns ging es in diesem Zusammenhang um die Frage, ob sich Veränderungen im intrazellulären CEA-Gehalt der exfoliierten Urothelzellen während der malignen Transformation aufzeigen lassen, bzw. ob also eine Korrelation von Tumorstadium bzw. dem zytologischen Malignitätsgrad und dem intrazellulären Gehalt an CEA erkannt werden kann.

Die bisherigen Publikationen über die Lokalisation von CEA im Urothel wurden an histologischem Material durchgeführt [6, 7, 16, 18]. Von Interesse erschien die Möglichkeit, entsprechende Immunreaktionen auf die Zytologie zu übertragen. Ansätze hierzu wurden schon durchgeführt, aber nie bis zu einem routinemäßigen Einsatz ausgebaut [18].

Weiterhin bot sich die Tatsache an, daß Urothelzellen auch Blutgruppenantigene auf der Plasmalemma tragen. Bei den Tumorzellen finden frühe Veränderungen offenbar auch an den Zellmembranen statt. Damit dürfte es möglicherweise erleich-

---

1 Zytologisches Labor der Urologischen Abteilung der Universitätskliniken, Calwer Straße 7, D-7400 Tübingen
2 Lehrstuhl und Abteilung für Urologie, Eberhard-Karls-Universität Tübingen, Calwer Straße 7, D-7400 Tübingen

Das Harnblasenkarzinom
Hrsg. v. K.-H. Bichler und R. Harzmann
© Springer-Verlag Berlin Heidelberg 1984

tert werden, gerade auch die hochdifferenzierten Harnblasentumore (histologischer Malignitätsgrad G_1) zytologisch zu erkennen. Die Ergebnisse aus der Literatur zeigen, daß mit zunehmender Entdifferenzierung der Tumoren die Blutgruppenantigene vermindert werden und es bei einer malignen Transformation zu einem partiellen bzw. totalen Verlust dieser Oberflächenantigene kommt [1, 2, 3, 4, 8, 9, 10, 11, 12, 19].

Als Nachweismethode für die Blutgruppenantigene wurde meistens der Erythrozyten-Adhärenz-Test durchgeführt. Dieser Test erwies sich hier bei den zytologischen Untersuchungen als nicht geeignet.

Da Blutgruppenantigene durch bestimmte auf der Plasmalemma liegende Kohlehydrate festgelegt werden, haben wir mit Hilfe von Lektinen eine Nachweismethode für diese Kohlehydratstrukturen aufgebaut.

Lektine sind Proteine, die aus tierischem und pflanzlichem Gewebe extrahiert werden. Diese Stoffe haben eine starke Assoziation zu bestimmten Kohlehydraten, d.h. bestimmte Lektine können mit speziellen Kohlehydratstrukturen spezifisch reagieren (da der Bindungsmechanismus zwischen Lektinen und Kohlehydraten nicht einer Antigen-/Antikörperreaktion gleichzusetzen ist, müßten diese Untersuchungen von der eigentlichen „Immunzytologie" abgegrenzt werden, wegen der identischen Technik möchten wir aber keine weitere Unterscheidung vornehmen).

Material und Methode

Die Lokalisationsnachweise wurden an histologischen Schnitten und zytologischen Präparaten von Harnblasentumormaterial durchgeführt. Als Vergleich dienten Probeexcisionen und Zytologien von Normalpersonen, d.h. Patienten ohne klinisch nachgewiesenen Tumor. Dadurch war ein Reaktionsvergleich der Nachweisreaktionen am histologischen und zytologischen Material möglich.

Für die Untersuchungen auf CEA wurde ein kommerziell erhältliches Kaninchen-Antihumanserum[3] benutzt. Als Methode wurde die Peroxydase-Antiperoxydase-Methode nach Sternberger durchgeführt [17]. Diese Untersuchung wurde an einem Kollektiv von 8 Personen ohne Harnblasentumor (Normalpersonen) und einem Kollektiv von 20 Patienten mit Harnblasenkarzinom unterschiedlichen zytologischen Malignitätsgrades (G_1–G_3) durchgeführt. Es wurden 9 G_1-Tumore, 5 G_2-Tumore und 6 G_3-Tumore untersucht. Es wurde der Versuch unternommen, die Ergebnisse zu quantifizieren, um einen Hinweis zu erhalten, ob diese Veränderungen eine bessere Abgrenzung der Tumore gestatten. Dazu wurde durch Auszählen der gesamten exfoliierten Urothelzellen und der reaktionspositiven Urothelzellen die prozentuale Verteilung in den zytologischen Präparaten bestimmt.

Zu dem Nachweis der Blutgruppenantigene wurde eine Methode mit einer direkten Fluoreszenztechnik mit FITC-markierten Lektinen aufgebaut und für die verschiedenen Blutgruppen die nachfolgenden Lektine verwendet:

Für Blutgruppe 0 Ulex europaeus (UEA), Blutgruppe A Helix pomatia (HPA) und Blutgruppe B Bandeirea simplicifolia (BSA). Diese Lektine wurden auf Grund

---

3 Fa. DAKO, Vertrieb Boehringer/Ingelheim BRD

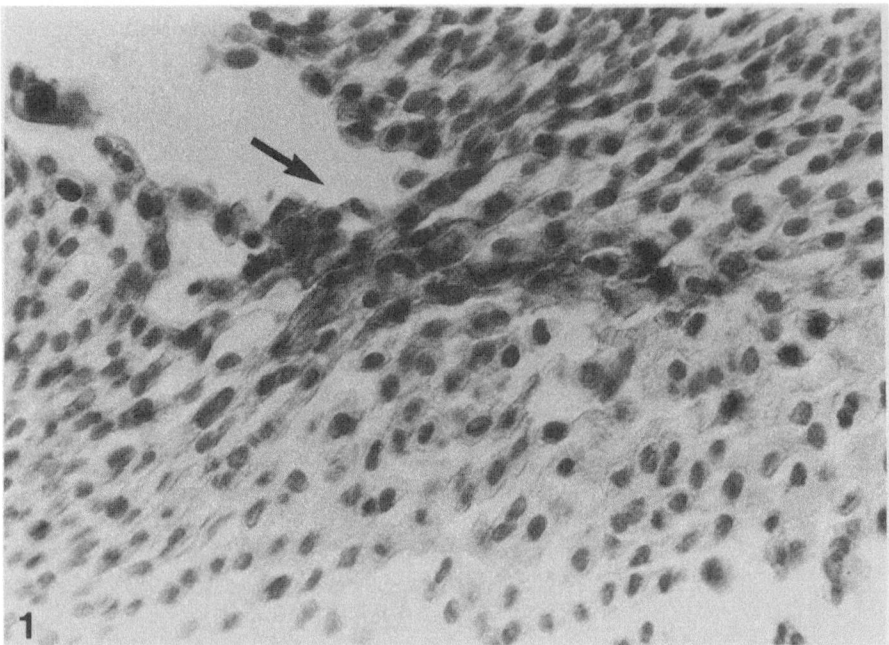

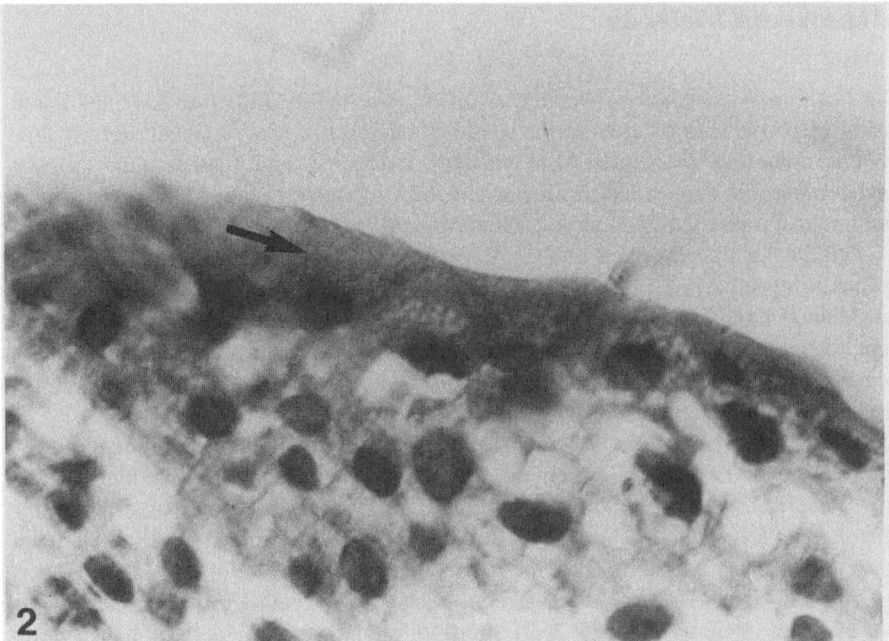

Abb. 1. Nachweis auf Glycoproteide mit einem CEA-Antiserum. Im histologischen Schnitt durch Tumorgewebe zeigt sich eine positive Reaktion nur in einzelnen Bereichen (←)

Abb. 2. Nachweis auf Glycoproteide mit einem CEA-Antiserum. Histologischer Schnitt durch normales Urothel. Nur die äußerste Schicht der Urothelzellen zeigt eine positive Reaktion (←)

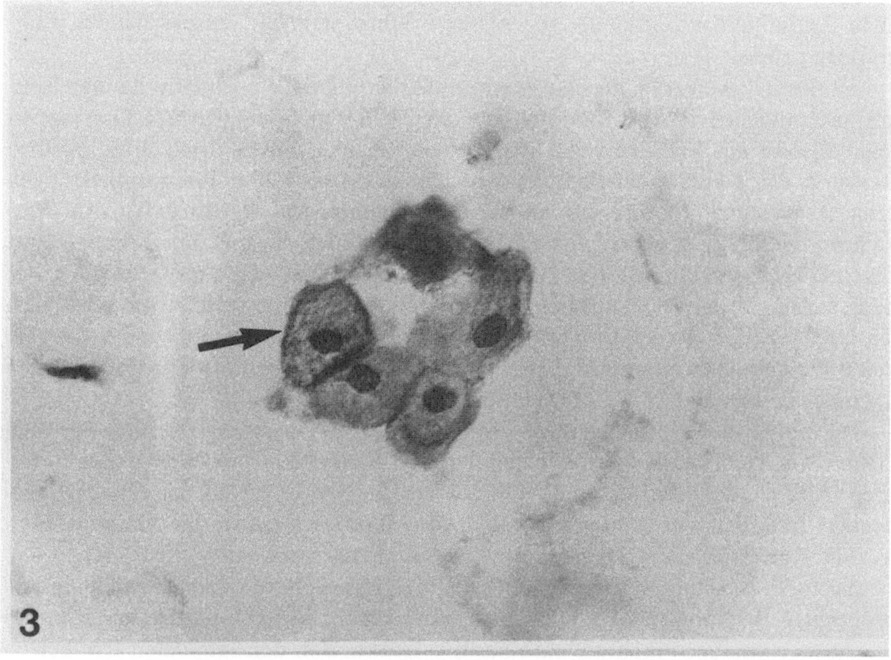

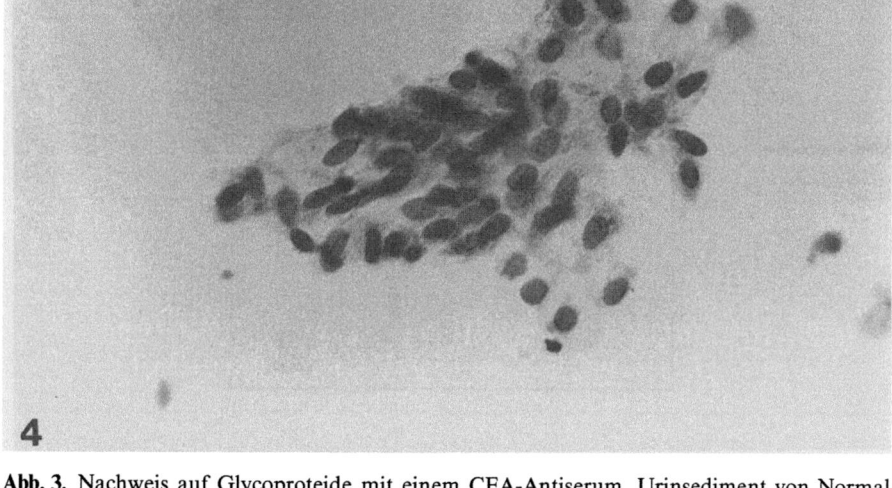

Abb. 3. Nachweis auf Glycoproteide mit einem CEA-Antiserum. Urinsediment von Normalpersonen. Positive Reaktion in den exfoliierten Urothelzellen

Abb. 4. Nachweis auf Glycoproteide mit einem CEA-Antiserum. Urinsediment von Tumorpatienten (*G2*). Die Urothelzellen zeigen eine verminderte Reaktion

ihres Agglutinationsverhaltens gegenüber Erythrozyten der entsprechenden Blutgruppen gewählt.

Als positive Kontrolle für eine Assoziation der Lektine zu den betreffenden Blutgruppenantigenen wurden Blutausstriche angefertigt und dem gleichen fluoreszenzmikroskopischem Verfahren mit markierten Lektinen unterworfen. Eine positive Reaktion des betreffenden Lektins mit dem entsprechenden Blutgruppenantigen zeigt sich in einer Fluoreszenz an der Plasmalemma der Erythrozyten. Zur Versuchsdurchführung gehörten sowohl interne Kontrollen wie z. B. im Gewebeschnitt liegende Erythrozyten und das Plasmalemm der die Blutgefäße auskleidenden Endothelzellen. Negative Kontrollen der betreffenden Lektine wurden mit adsorbierten Lektinen und mit Erythrozyten der anderen Blutgruppen durchgeführt, wobei keine Fluoreszenz auftreten darf. Es wurden Kollektive von 6 Normalpersonen, 6 Cystitispatienten und 22 Harnblasentumoren untersucht.

Ergebnisse der Untersuchungen mit dem CEA-Antiserum: Im histologischen Schnitt von Tumorgewebe zeigten sich positive Reaktionen nur in einzelnen Bereichen (Abb. 1). Der überwiegende Teil des Tumorgewebes erwies sich als reaktionsnegativ. Innerhalb der positiven Urothelzellen ergab sich eine große Variationsbreite. Eine Korrelation zum Tumorstadium war nicht nachweisbar.

Auch bei Normalpersonen ließ sich mit den immunhistologischen Methoden eine positive Reaktion in dem Gewebeverband erkennen (Abb. 2). Dabei erbrachte die Auswertung der Präparate eine positive Reaktion in den luminalen Urothelzellen, d.h. in den dem Lumen der Harnblase zugewandten Zellen. Die darunter liegenden Urothelzellen zeigten wie das subepitheliale Bindegewebe und die Muskulatur keine Reaktion. Eine positive Reaktion kam allerdings ebenfalls auch in Granulozyten vor.

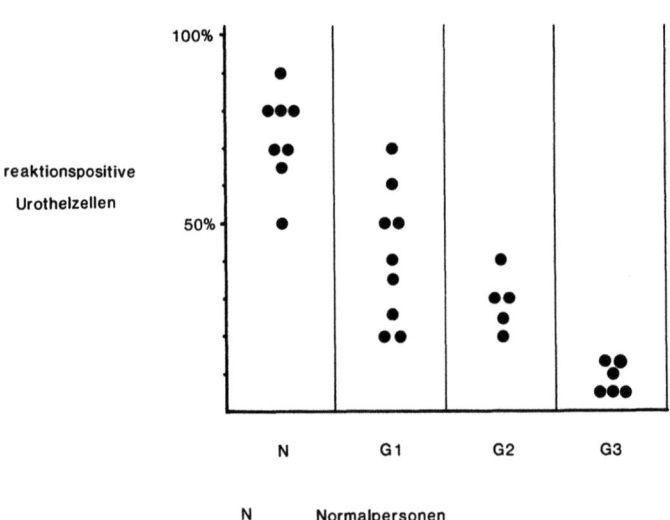

Abb. 5. Nachweis auf Glycoproteide mit einem CEA-Antiserum. Relativer Anteil positiv markierter Urothelzellen zur Gesamtheit der exfoliierten Urothelzellen in Beziehung zum Differenzierungsgrad des Tumorgewebes

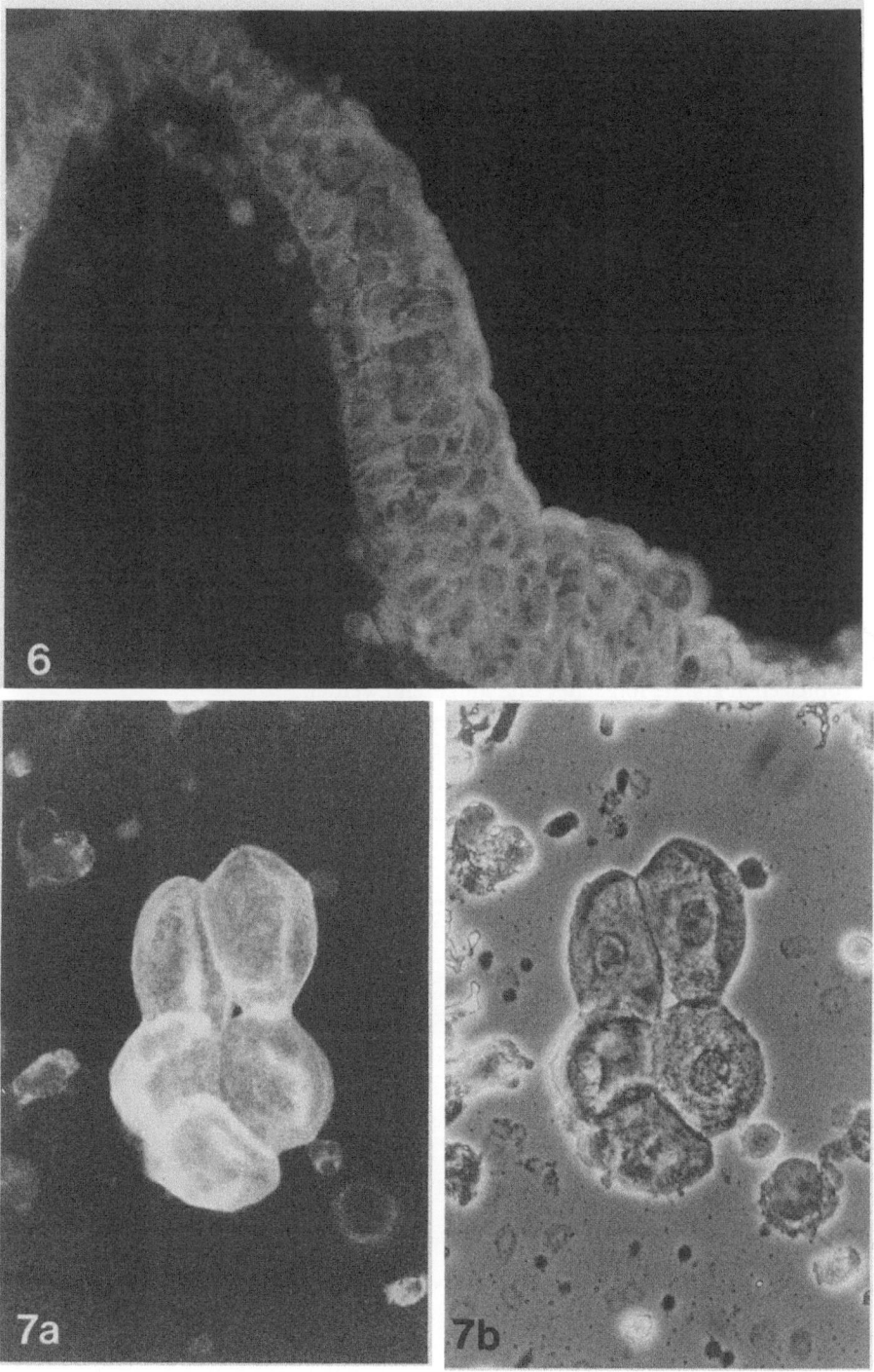

Abb. 6. Nachweis von Blutgruppenantigenen mit FITC-markierten Lektinen. Histologischer Schnitt durch normales Urothel

Abb. 7a, b. Nachweis von Blutgruppenantigenen. Urinsediment von Normalpersonen. Intensive Fluoreszenz der exfoliierten Urothelzellen (**a** Fluoreszenz, **b** Phasenkontrast)

In gleicher Weise wie die histologischen Schnitte wurden die Sedimente von Spülflüssigkeiten bzw. Urinen einer Immunreaktion unterzogen. In den exfoliierten Urothelzellen von Normalpersonen ergab sich eine intensive Reaktion mit dem Antiserum sowohl intrazytoplasmatisch als auch an den Zellmembranen (Abb. 3). Bei Sedimenten von Tumorpatienten (G_1–G_3-Tumoren) zeigt die Immunreaktion eine intrazelluläre Verminderung des Glykoproteingehaltes in den exfoliierten Urothelzellen. Die intrazelluläre Verteilung beschränkte sich lediglich auf ein kleines zytoplasmatisches Areal (Abb. 4).

Die Immunperoxydase-Reaktion läßt als Tendenz erkennen, daß mit zunehmendem Grading es zu einer Verminderung der Glykoproteide kommt. Dieser bei einer malignen Entwicklung offenbar auftretende Verlust an Glykoproteiden zeigte sich auch bei dem Versuch einer Quantifizierung der Immunzytologie in einer Verminderung des prozentualen Anteils reaktionspositiver Urothelzellen zur Gesamtheit der im Präparat vorhandenen Urothelzellen. Bei den Normalpersonen ist der Prozentsatz der reaktionspositiven Urothelzellen im Bereich von 60–90%. Dieser Anteil sinkt nun mit zunehmendem Grading ab. Bei hoch- und niederdifferenzierten Tumoren (G_1, G_2-Tumore) liegt der Anteil bei ca. 20–70% bzw. 20–40%. Bei den wenig differenzierten Tumoren (G_3-Tumore) sind nur noch 5–15% reaktionspositive Urothelzellen nachweisbar.

Ergebnisse der Untersuchungen auf Blutgruppenantigene: Bei normalen Urothelzellen konnte folgendes Bild aufgezeigt werden:

Bei Einsatz des für die Blutgruppe des Patienten spezifischen Lektins, zeigt sich eine Fluoreszenz der Urothelzellen, die in den luminalen Zellen und hier besonders an der Plasmalemma der Zellen verstärkt ist (Abb. 6). Im Urinsediment erfolgt entsprechend eine starke Membranfluoreszenz an den benignen Urothelzellen (Abb. 7).

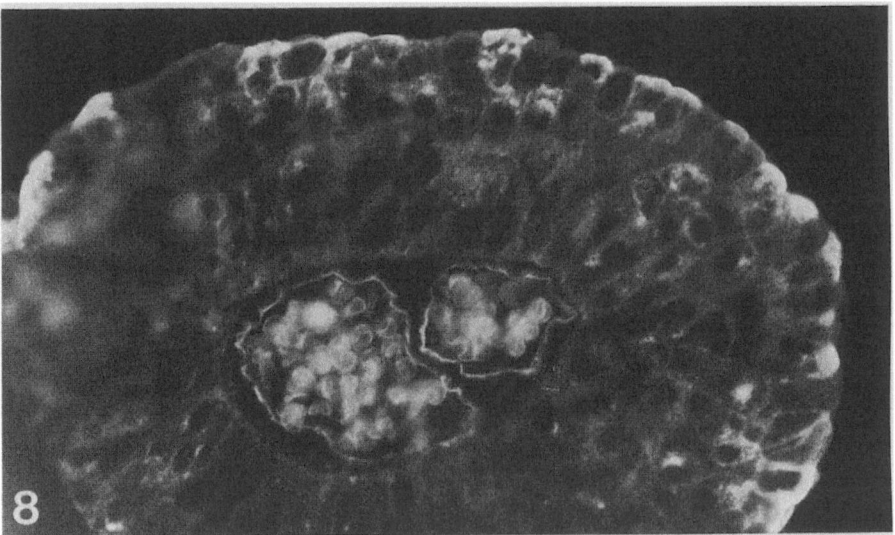

Abb. 8. Nachweis von Blutgruppenantigenen durch FITC-markierte Lektine. Histologischer Schnitt durch Tumorgewebe (histologische Differenzierung *G 1*). Das Urothel zeigt einen partiellen Verlust an Blutgruppenantigenen

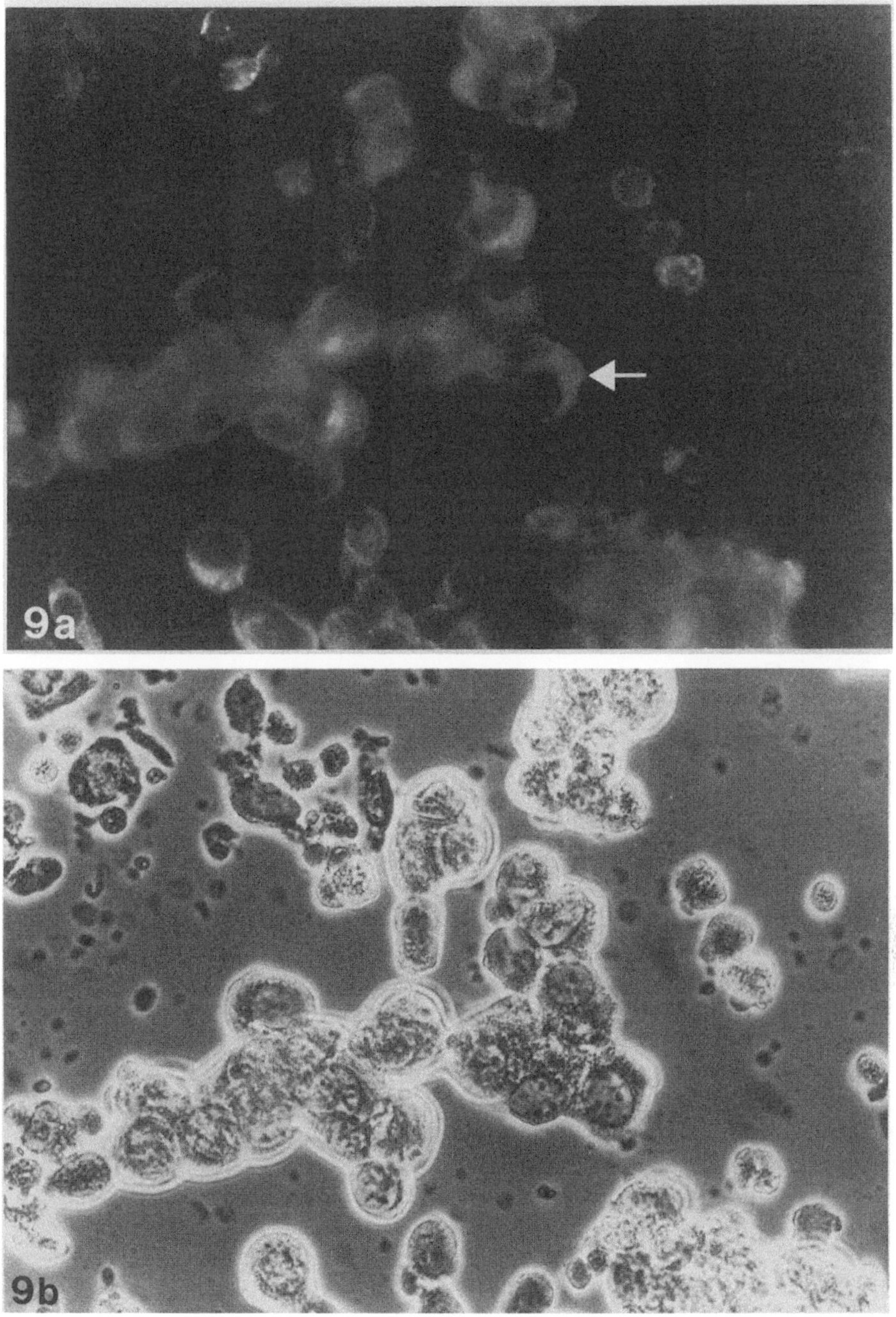

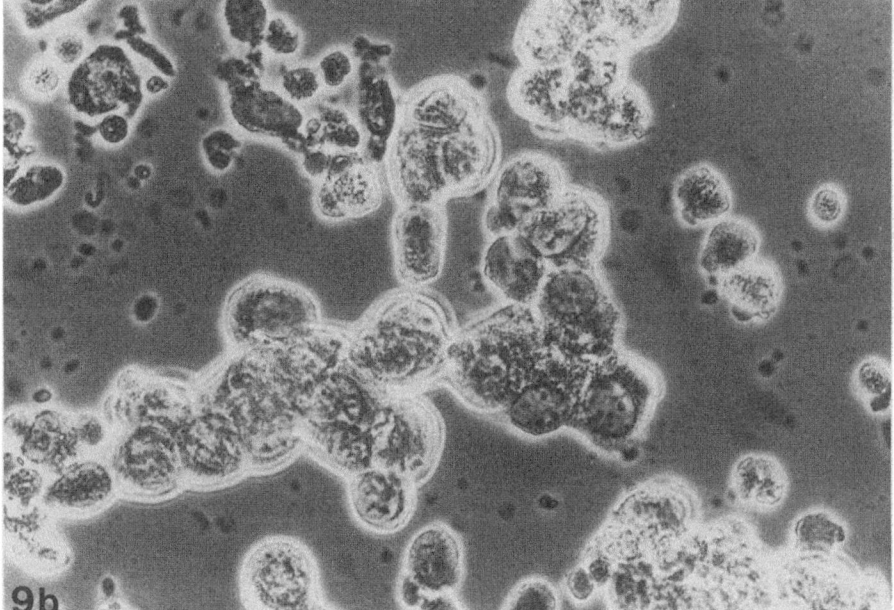

Abb. 9a, b. Nachweis von Blutgruppenantigenen. Urinsediment von Tumorträgern (histologische Differenzierung des Tumors *G 2*). Verminderte bzw. fehlende Membranfluoreszenz der Uroltheltumorzellen (**a** Fluoreszenz, **b** Phasenkontrast)

Tabelle 1. Nachweis von Blutgruppenantigenen bei Urothelzellen mit FITC-markierten Lektinen

Blutgruppe	Lektin	Erythrozyten	Urothelzellen		
			Normalpersonen	Zystitispatienten	Tumorträger
0	UEA	+ + / + + +	+ + +	+ +	–
	HPA	–	–	–	–
	BSA	–	–	–	–
A	UEA	+	± / +	±	–
	HPA	+ + +	+ + / + + +	+ + / + + +	–
	BSA	–	–	–	–
B	UEA	± / +	± / +	± / +	–
	HPA	–	–	–	–
	BSA	+	+	± / +	–
AB	UEA	± / +	± / +	± / +	×
	HPA	+ +	+ +	+ +	×
	BSA	+ / + +	+	+	×

–	keine Fluoreszenz	Lektine: UEA (Anti-0)
±	sehr schwache Fluoreszenz	HPA (Anti-A)
+	schwache Fluoreszenz	BSA (Anti-B)
+ +	mäßige Fluoreszenz	
+ + +	intensive Fluoreszenz	
×	konnte nicht untersucht werden	

Bei histologischen Schnitten durch Tumorresektionsmaterial fluoresziert das Urothel bei Einsatz des blutgruppenspezifischen Lektins nicht oder nur teilweise, so daß ein Verlust der betreffenden Glykoproteide angenommen werden muß. Besonders die Fluoreszenz der luminalen Plasmalemma ist vermindert (Abb. 8). Entsprechend konnten in Sedimenten von Urotheltumorzellen nach Inkubation mit dem entsprechenden Lektin Urothelzellen gefunden werden, die keine Membranfluoreszenz erkennen lassen (Abb. 9).

Wie bei den Kontrollerythrozyten waren die Urothelzellen von Normalpersonen und Cystitispatienten reaktionspositiv bezüglich der Blutgruppenantigene, bei Tumorträgern war dies nicht der Fall (Tabelle 1). Entzündliche Veränderungen der Harnblasenzellen (z.B. bei einer Cystitis) bewirkten keinen Verlust der Blutgruppenantigene, fluoreszenzmikroskopisch ergab sich ein identisches Bild wie bei Urinsedimenten von Normalpersonen.

Diskussion

Die geplanten Untersuchungen sollen biochemische Veränderungen, denen die Urothelzellen bei einer malignen Transformation unterliegen, mit Methoden der Immunzytologie erkennen und für eine erweiterte zytologische Diagnostik nutzen. Ansätze für die Entwicklung einer Immunzytologie wurden genannt. Diese Techniken scheinen aber ihre Grenzen mit der Anwendung normaler polyklonaler Antiseren zu haben. Möglicherweise bietet sich in der Zytologie der Nachweis von CEA als ein Marker zur Früherkennung des Harnblasenkarzinoms an. Dabei ist allerdings die Problematik der Kreuzreaktion des Antiserums zu berücksichtigen. Wie sich in diesen ersten Ansätzen gezeigt hat, liefern polyklonale Antiseren wie z. B. gegen CEA nicht die erhofften Ergebnisse. Bei dem hier verwandten Antiserum ist eine Kreuzreaktion mit anderen Glykoproteiden, z. B. NCA nicht auszuschließen. Sie kann sogar als nahezu sicher angenommen werden. In einer Summenreaktion werden noch andere Glykoproteide erfaßt und überlagern die eigentliche Reaktion des Antiserums mit möglichem CEA. Eventuell sind diese Reaktionen auch ursächlich für die positive Reaktion in den Granulozyten.

Wegen der Möglichkeit der Kreuzreaktion mit verschiedenen Glykoproteiden muß hier klargestellt werden: Unsere Intention ist es, eine diagnostische Verbesserung in der Zytologie aufzubauen, d. h. als primär wird es angesehen, Veränderungen von normalen Urothelzellen zu Tumorzellen in der Zytologie bei den Tumorfrühstadien zu erkennen. Hierbei wird es als sekundär angesehen, ob es sich wie hier im Falle des CEA-Antiserums auch wirklich nur um die betreffende Substanz handelt, gegen die das Antiserum gerichtet sein soll. Eine spezifische Nachweisreaktion auf CEA konnte daher nicht durchgeführt werden. Die Untersuchung wurde dennoch weitergeführt, um zu sehen, ob sich Unterschiede zwischen normalem Urothel und Tumorgewebe aufzeigen lassen.

Durch die Entwicklung monoklonaler Antiseren versucht man eine Verbesserung und auch Standardisierung zu erreichen. Die kommerzielle Entwicklung und Herstellung von monoklonalen Antiseren gegen CEA ist von verschiedenen Seiten geplant bzw. ist teilweise schon abgeschlossen.

Fortschritte in der Zytologie sind am ehesten durch Verwendung von Methoden zu erwarten, die den Nachweis von Glykoproteiden an der Zelloberfläche zulassen, was letztlich nur mit monoklonalen Antikörpern möglich sein wird. Zu diskutieren bleibt, ob sich aber auch Stoffe wie die Lektine als aussichtsreich erweisen, diese Membranveränderungen zu analysieren.

Da diese Veränderungen bei der malignen Transformation bei den terminalen Kohlehydratresten der Glycoproteide und Glycolipoide ablaufen dürften (dies zeigt sich auch in den Membranveränderungen, wenn man die Blutgruppenantigene betrachtet!), werden Lektine, mit denen sich die verschiedenen Kohlehydrate teilweise sehr spezifisch nachweisen lassen, benutzt. Wir glauben, daß mit Lektinen derartige Membranveränderungen leichter zu erfassen sind und bessere Ergebnisse – vielleicht gerade bei den G_1-Tumoren – erwarten lassen. Mit den verwendeten Lektinen wurde dargestellt, daß der Verlust an blutgruppenantigenen Substanzen in einem reproduzierbaren Ausmaß nur bei Urotheltumorzellen auftritt. Für die weiteren Untersuchungen erhebt sich die Frage, inwieweit sich die verschiedenen Tumorstadien bzw. die Tumore in ihrem unterschiedlichen Grading verhalten.

Diese Frage und damit das Problem der Verbesserung der Zytologie durch immunologische Methoden macht systematische Untersuchungen einer größeren Zahl von Patienten mit Harnblasenkarzinom nötig.

Folgerungen

Zytologisch sind maligne Veränderungen erst ab späteren Stadien erkennbar. Aufgabe ist es, gerade die Früherkennung der Stadien, die morphologisch noch nicht differenziert werden können, durch qualitative und quantitative Untersuchungstechniken abzusichern. Möglicherweise lassen sich hier weitere Verbesserungen durch den Einsatz von monoklonalen Antikörpern erzielen. Allerdings müßten diese Nachweise speziell die hochdifferenzierten Harnblasentumorzellen erkennen, wenn in der Zytologie eine sinnvolle Verbesserung durch immunzytologische Nachweise erreicht werden soll. Die genannten Beispiele werfen die Frage auf, ob nicht durch relativ einfache und schnelle Methoden der Urinzytologie bei der Tumorfrüherkennung neue Impulse zu geben sind.

Die eigenen Untersuchungen lassen es für möglich erscheinen, daß die Urinzytologie durch Anwendung immunologischer Methoden eine Aussagesteigerung bei der Früherkennung des Harnblasenkarzinoms erhält und diese Methoden eine Möglichkeit bieten, die diagnostischen Verfahren zu erweitern und die Urinzytologie zu einer sicheren Früherkennungsmaßnahme beim Harnblasenkarzinom zu machen.

Literatur

1. Askari A et al. (1981) Red cell surface antigen and its relationship to survival of patients with transitional cell carcinoma of the bladder. J Urol 125:182
2. Decenzo JM et al. (1975) Antigenetic-deletion and prognosis of patients with stage A transitional cell bladder carcinoma. J Urol 114:874
3. Emmot RC et al. (1981) Studies of A, B, or 0 (H) surface antigen specifity: Carcinoma in situ and non-malignant lesions of the bladder. J Urol 125:32
4. Fujita J et al. (1981) Synthesis of ABH blood group substances in bladder tumors. Br J Urol 53:448
5. Gold P et al. (1968) Cellular location of CEA of the human digestive system. Cancer Res 28:1331
6. Goldenberg DM et al. (1976) CEA in histopathology: Immunoperoxydase staining of conventional tissue sections. J Natl Cancer Inst 57:11
7. Goldenberg DM et al. (1978) Immunperoxydase staining of CEA in urinary bladder cancer. Urol Res 6:211
8. Gruber MB et al. (1982) Specific red cell adherence test applied to tumors of ureter an renal pelvis. Urol 19, No. 4:361
9. Jakse G et al. (1978) Further experiences with the specific red cell adherence test (SRCA) in bladder cancer. Eur Urol 4:356
10. Johnson JD et al. (1980) Prediction of bladder invasion with the mixed cell agglutination test. J Urol 123:25
11. Lange PH et al. (1978) Tissue blood-group antigens and prognosis in low stage transitional cell carcinoma of the bladder. J Urol 121:52
12. Richie JP et al. (1978) Immunologic indicators of prognosis in bladder cancer: The importance of cell surface antigens. In: Annual meeting of the american urological association. Washington D.C., May, 21
13. Richie JP et al. (1981) Further observations of the specific red cell adherence test: Effects of radiation therapy. J Urol 125:493
14. Primus FJ et al. (1975) Detection of CEA in tissue sections by immunoperoxidase. J Immunol Methods 8:267

15. Sharkey RM et al. (1977) Localisation by radioimmunoassay of CEA in colonic polyps. Br J Cancer 35:179
16. Shevchuk MM et al. (1981) CEA-Localisation in benign and malignant transitional epithelium. Cancer 47:899
17. Sternberger LA et al. (1970) The unlabeled antibody enzyme method of immunohistochemistry. J Histochem Cytochem 18:315
18. Wahren B et al. (1977) Characterization of urothelial carcinoma with respect to the content of CEA in exfoliated cells. Cancer 40:1511
19. Young AK et al. (1979) The prognostic value of cell surface antigens in low grade, non-invasive, transitional cell carcinoma of the bladder. J Urol 122:462

Nachweis von Blutgruppen-Isoantigenen bei normalem und präneoplastischem Urothel und beim Übergangszellkarzinom der Harnblase

G. JAKSE[1] und F. HOFSTÄDTER[2]

Die menschlichen Zellen zeigen ihre Identität an der Zellmembran. Diese Identität beinhaltet alle genetischen, funktionellen und immunologischen Faktoren. Es gibt ausreichend Hinweise von tierexperimentellen und humanen Untersuchungen, daß Tumorzellen spezifische Veränderungen der Zellmembran aufweisen [2]. Die Untersuchungen, die sich mit Tumorantigenen beschäftigen, vergleichen Tumorzellen mit normalen Zellen und versuchen, so Unterschiede in der Antigenität herauszuarbeiten, die für Diagnostik und Therapie verwertbar sind. Es gibt aber verschiedene präneoplastische Veränderungen im Laufe der Tumorentstehung und verschiedene Differenzierungsgrade der Tumoren, die nur durch exakte histopathologische Untersuchungen erkennbar sind. Weiters ist bekannt, daß menschliche Tumoren sehr unterschiedlich in ihrem Aufbau sind und daher Ergebnisse, die auf Tumorextrakten oder Zellkulturen basieren, nur beschränkt verwertbar sind [6].

Die Immunohistochemie scheint sich daher als ideale Untersuchungsmethode anzubieten, da damit zahlreiche Tumorpräparate untersucht werden können und die Lokalisation der Antigene an der Zelle exakt möglich ist.

Die Harnblase ist ein Organ, das sich bestens eignet, um die Veränderungen der Urothelzellen zu untersuchen, die im Laufe der Tumorentstehung auftreten. Sie ist deshalb so geeignet, weil sie leicht zugänglich ist, wiederholt Blasenschleimhautbiopsien entnommen werden können und die Morphologie der Tumoren relativ uniform und gut dokumentiert ist [4, 42].

Eines der Membranantigene, welches an Urothelzellen nachweisbar ist, ist das Blutgruppenisoantigen (BGI). BGI können an verschiedenen Organen im Körper mit serologischen oder immunhistochemischen Methoden nachgewiesen werden [3, 6, 8, 9, 10, 40, 41]. Die Bedeutung der BGI für die Onkologie wurde durch die Untersuchungen von Abdelfattah-Gad und Denk sowie Allred et al. an gastrointestinalen Tumoren aufgezeigt, wobei eine Antigen assoziierte Tumorentstehung diskutiert wurde [1, 2].

Besondere Aktualität erhielt die Bestimmung der BGI für die Urologie durch Decenzo et al., die zeigen konnten, daß der Verlust der BGI beim Urotheltumor mit einer prognostischen Aussage verknüpft werden kann: Patienten mit oberflächlichen Urotheltumoren (pTa, pT1 nach UICC [37]) und erhaltener Antigenität entwickeln in ihrem Krankheitsverlauf nur in etwa 10% infiltrierende Rezidivtumoren, während Tumoren ohne nachweisbare BGI in etwa 80% einen Tumorprogress zei-

---

1 Universitätsklinik für Urologie, Anichstraße 35, A-6020 Innsbruck/Österreich
2 Institut für Pathologie der Universität Innsbruck, Müllerstraße 44, A-6020 Innsbruck/Österreich

gen [11]. Diese Untersuchungen wurden in der Folge von uns und anderen in ihrer wesentlichen Aussage bestätigt [5, 13, 14, 18, 19, 22, 25, 26, 30, 31, 40, 43].

Es konnte durch mehrere Gruppen gezeigt werden, daß sichtbare Blasentumoren Tumorgrad-abhängig in zunehmender Anzahl mit präneoplastischen Urothelveränderungen vergesellschaftet sind [7, 15, 16, 20, 28, 29, 32, 34, 38, 39]. Es wird weiter angenommen, daß die Urotheldysplasie oder das in situ Karzinom der Harnblase als Tumorvorstufen zu werten sind [15, 39].

Diese Untersuchungsergebnisse veranlaßten uns, das Verhältnis zwischen der morphologisch nachweisbaren Tumorentwicklung/differenzierung und der Blutgruppenantigenität zu untersuchen, um damit möglicherweise den pathogenetischen Ablauf des Antigenitätsverlustes nachzuweisen.

Technik

Erythrozytenadhärenz-Test (SRCA-Test)

Formalinfixiertes Biopsiematerial wurde routinemäßig verarbeitet und in Paraffin eingebettet. Die 5 Mikron-starken Schnitte wurden deparaffiniert, rehydriert und mit Anti-Humanem-Blutgruppen-Antiserum (ASID, Unterschleißheim BRD) inkubiert (30 bzw. 60 min). Nachdem die Schnitte mit Tris-Puffer pH 7,4 gewaschen wurden, erfolgte die Inkubation mit einer 2%igen Suspension von frisch gewaschenen Erythrozyten der entsprechenden Blutgruppe für 10 min. Die Präparate wurden dann umgekehrt in Tris-Puffer gelegt, so daß unfixierte Erythrozyten herunterfallen konnten. Ohne die Schnitte zu bewegen, wurden der Tris-Puffer abgesaugt und eine Fixierung mit 25%igem Glutaraldehyd in Millonig-Puffer (30 min) angeschlossen. H.E.-Färbung.

Der Test wurde bei Zimmertemperatur und in einer feuchten Kammer durchgeführt. Die Erythrozytenadhärenz wurde auf einer Skala von 0−+++ beurteilt, wobei ++ und +++ als positive Testreaktion gewertet wurde. Dabei mußten mindestens 50% des Urothels von Erythrozyten bedeckt sein.

Die Untersuchung erfolgte jeweils mit allen 4 Blutgruppen (ohne Kenntnis der Patientenblutgruppe). Die positive Reaktion am Endothel der Kapillaren und die fehlende Reaktion am Stroma dienten zur „inneren" Kontrolle.

Indirekter Immunperoxidase-Test (ABH-Test)

Das Vorgehen entspricht dem des SRCA-Test, jedoch wird statt der Erythrozyten ein Immunglobulin-Peroxidasekomplex (Antihumanes IgG und IgM, Dacopatts, Copenhagen/Dänemark) verwendet. Bei Blutgruppe 0 wird die Inkubation statt mit humanem Antiserum mit dem Anti-H-Lectin von Ulex europeus und Anti-Ulex-europeus-IgG durchgeführt. Die endogene Peroxidase wird mit 1%igem H_2O_2 in Methanol (30 min) blockiert. Die Darstellung der Peroxidase erfolgt nach der Methode von Nakane mit 3-Amino-9-äthyl-karbazol [27].

Pathohistologische Diagnose

Die Beurteilung der Urotheltumoren erfolgte nach den Kriterien der WHO [42]. Die Klassifikation der präneoplastischen Veränderungen wurde wie folgt durchgeführt:
- Normales Urothel: regelrecht geschichtetes Urothel ohne Atypie.
- Dysplasie: regelrecht geschichtetes Urothel mit geringer, mittlerer oder schwerer Atypie.
- Ca in situ: Zerstörung der Urothelstruktur und unterschiedlich stark ausgeprägte Zell- und Kernatypie.

Krankengut

a) 40 Blasenschleimhautbiopsien von Patienten ohne Urothelkarzinom wurden gleichzeitig mit TUR-Prostata oder Zystostomie entnommen.
b) Bei 141 konkordanten Präparaten (Urothel-Ca, Dysplasie, Ca in situ, Metaplasie, normal) wurden der SRCA-Test und der ABH-Test angewendet, um die Wertigkeit beider Methoden zu überprüfen.
c) Es handelt sich um eine prospektive Untersuchung, die im Februar 1978 begonnen wurde. 143 Patienten wurden wegen eines oberflächlichen Urothel-Ca der Harnblase (pTa, pT1 n. UICC [37]) transurethral reseziert. Gleichzeitig wurden 2 bis 4 Biopsien von Blasenarealen entnommen, die keinen Tumor zeigten. Insgesamt gelangten 195 Blasentumorpräparate und 487 Blasenschleimhautbiopsien zur Untersuchung. 88 Patienten hatten die Blutgruppe A, AB oder B, 55 hatten die Blutgruppe 0. Die Untersuchung erfolgte mit dem SRCA-Test.

Ergebnisse

a) Normale Urothelzellen von Patienten ohne Harnblasentumor haben einen hohen Gehalt von BGI (Tabelle 1). Das Endothel der Kapillaren besitzt ebenso BGI und kann deshalb als positive Kontrolle bei negativer Testreaktion des Urothels dienen. Es bestehen beträchtliche Unterschiede in der Intensität der

Tabelle 1

	SRCA-Test			
	anti A	anti B	anti AB	anti 0[b]
A[a]	10[c]/10	0	10/10	0/10
B	0/10	10/10	10/10	0/10
AB	10/10	10/10	10/10	0/10
0	0/10	0/10	0/10	8/10

[a] Blutgruppe der Patienten
[b] Anti-Blutgruppen-Antiserum
[c] positives Testergebnis

Reaktion zwischen den einzelnen Individuen. Die Sensitivität des SRCA-Testes ist bei Patienten mit Blutgruppe 0 vermindert.

b) Bei 141 Biopsien konnte in 93% (133/141) eine Übereinstimmung zwischen beiden Tests erzielt werden (Abb. 1). Eine genaue Lokalisation der Antigene ist nur mit dem ABH-Test möglich. Die Sensitivität ist für die Blutgruppen A, B in etwa gleich, für die Blutgruppe 0 sind etwa 50% der SRCA negativen Präparate mit dem ABH-Test positiv.

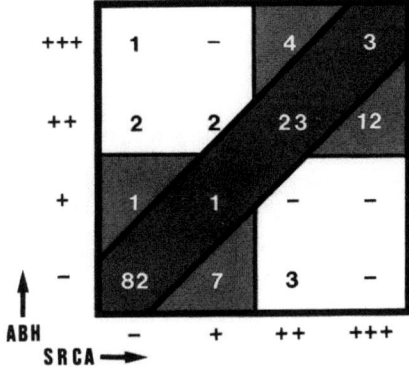

Abb. 1. Nachweis von Blutgruppen-Isoantigenen

c1) BGI der Übergangszellkarzinome: Es bestand eine direkte Korrelation zwischen der histologisch festgestellten Tumordifferenzierung und dem Verlust bzw. dem Erhalt. 50% der Grad I-Tumoren waren BGI positiv (Tabelle 2). Keiner der Grad III-Tumoren zeigte eine Antigenität.

Tabelle 2

	Tumor		SRCA	
			Positiv	Negativ
Histologie	Papillom	(n = 6)	5	1
	Grade I	(n = 98)	49 (50%)	49 (50%)
	Grade II	(n = 56)	11 (19%)	45 (81%)
	Grade III	(n = 31)	0	31

c2) BGI des normalen Urothels, präneoplastischer Veränderung und des Ca in situ: Es zeigte sich eine Abnahme der Antigenität vom normalen Urothel bis zum Ca in situ (Tabelle 3). Überraschenderweise waren 42% der Biopsien mit entzündlichen Veränderungen BGI-negativ. Der Vergleich des BGI-Gehaltes der Urothel-Tumoren und der Schleimhaut-Biopsie ergibt eine klare Korrelation zwischen dem Erhalt der BGI im Tumor und Biopsie bzw. dem Verlust, d.h. daß BGI positive Tumoren in der Mehrzahl mit positiven Biopsien vergesellschaftet sind und umgekehrt (Tabelle 4). Es ist weiter zu ersehen, daß bei BGI negativen Tumoren signifikant häufiger Dysplasien bzw. Ca in situ in der umgebenden Blasenschleimhaut zu finden sind (Tabelle 5). Bei keinem Patienten mit einem

Tabelle 3

Biopsie			SRCA	
			Positiv	Negativ
Histologie	Normal	(n = 267)	215 (80%)	52 (20%)
	Entzündung	(n = 19)	11 (58%)	8 (42%)
	Hyperplasie	(n = 27)	18 (67%)	9 (33%)
	Dysplasie	(n = 112)	50 (45%)	62 (55%)
	Ca in situ	(n = 26)	3 (12%)	23 (88%)

Tabelle 4

Tumor		Biopsie	
		Positiv	Negativ
SRCA	Positiv	86%	14%
	Negativ	53%	47%

chi square = 33,6   p = 0,001

Tabelle 5

Biopsie		Tumor	
		Positiv	Negativ
Histologie	Normal	74,7%	53,5%
	Entzündung	0,9%	6,5%
	Hyperplasie	3,1%	11,6%
	Dysplasie I	12,7%	10,2%
	Dysplasie II	3,4%	8,6%
	Dysplasie III	–	5,1%
	Ca in situ	–	4,4%

Tabelle 6

Tumor	Normal Positiv	Urothel Negativ	
Positiv	93%	7%	
Negativ	76%	24%	chi square = 10,35
Positiv[a]	93%	7%	
Negativ	82%	18%	chi square = 4,35 (p = 0,05)

[a] nur Patienten mit Blutgruppe A, AB und B

BGI positiven Tumor fand sich ein Ca in situ oder schwere Dysplasie. Berücksichtigen wir nur die Antigenität von mikroskopisch normal aussehendem Urothel, so ist ersichtlich, daß BGI positive Tumoren signifikant weniger oft vom BGI negativen „normalen Urothel" begleitet sind als BGI negative Tumoren (Tabelle 6). Diese Feststellung kann auch getroffen werden, wenn die Patienten mit Blutgruppe 0 außer acht gelassen werden.

Diskussion

Blutgruppen-Isoantigene können durch verschiedene Methoden am Paraffin eingebetteten Material nachgewiesen werden [23, 41]. Entsprechend der Literatur wurde der Erythrozytenadhärenztest am häufigsten zum Nachweis der BGI bei Urotheltumoren verwendet [5, 13, 14, 18, 19, 22, 25, 26, 30, 31, 40, 43]. Es handelt sich dabei um eine gut reproduzierbare Methode, deren Sensitivität jedoch hinsichtlich der Blutgruppe 0 mangelhaft ist.

Weiters können die Antigene wohl nachgewiesen, aber nicht lokalisiert werden. Es wird dieser Test daher in Zukunft sicher durch die Immunperoxidase-Techniken ersetzt werden. Dies insbesondere auch deswegen, weil die Sensitivität bei der Blutgruppe 0 um etwa 50% höher ist, die Antigene lokalisiert werden können und sowohl Zeit- (ca. 6 h) als auch Geldaufwand (75,- DM bzw. 115,- DM) in etwa gleich sind. Die von uns durchgeführte vergleichende Untersuchung ergibt bei Verwendung beider Tests ein identisches Resultat in 93%. Es besitzen daher die bisher publizierten Ergebnisse mit Einschränkung (Blutgruppe 0) Gültigkeit.

Es ist eine gut bekannte Tatsache, daß bei der Mehrzahl der Patienten die Tumorentstehung auf ein über den Urin ausgeschiedenes (Co)-Kanzerogen zurückzuführen ist und es sich um eine sogenannte „field change disease" handelt [24]. Weiters wissen wir aus mehreren Untersuchungen, daß sichtbare Tumoren oder Carcinomata in situ von Urothelveränderungen wie z. B. Dysplasie begleitet sind, die sich in der übrigen Blasenschleimhaut finden und durch systematisch entnommene Blasenbiopsien nachweisen lassen [12, 20, 28, 29, 33, 34, 38]. Es wird ebenso angenommen, daß präneoplastische Veränderungen und Carcinomata in situ zusätzlich zum Malignitätsgrad des sichtbaren Tumors Einfluß auf Rezidivrate und Überlebenszeit haben [15, 34].

Nachdem in früheren Berichten darauf hingewiesen wurde, daß der Antigengehalt der Blasentumoren prognostische Bedeutung hat, ist es nicht überraschend, daß BGI-negative Tumoren einen höheren Prozentsatz an Dysplasie und Carcinomata in situ aufweisen, während BGI positive Tumoren in keinem Fall mit einem Ca in situ oder einer schweren Dysplasie vergesellschaftet sind.

Betrachtet man die immunologische Differenzierung allein, so ist jedoch anzunehmen, daß es keine klare Trennungslinie zwischen „bösartigen" und „gutartigen" Zellen gibt, da wir BGI-Verlust auch bei normalem Urothel, Metaplasie und Entzündung beobachten konnten. Weiterhin konnten wir zeigen, daß Patienten mit BGI-positiven Tumoren auch BGI-negative begleitende Urothelveränderungen haben. Diese Ergebnisse stehen im Gegensatz zu jenen von Stein et al., die an einer begrenzten Anzahl von Biopsien eine direkte Korrelation zwischen Antigenität des

Tumors und der Blasenschleimhaut-Biopsie fanden [35]. Das heißt, daß Antigen-negative Tumoren in jedem Fall mit Antigen-negativen Biopsien assoziiert waren u. z. unabhängig von der histologischen Diagnose. Ein anderer Bericht, der im Widerspruch zu unseren Ergebnissen steht, ist jener von Emmot und Mitarbeitern [13]. Diese Autoren wiesen einen Antigenitätserhalt bei entzündlich verändertem Urothel nach, andererseits konnten sie bei keiner einzigen Biopsie mit einer Plattenepithelmetaplasie BGI nachweisen.

Will man diese verschiedenen Daten interpretieren, so muß man berücksichtigen, daß unterschiedliche Patienten-Selektion, technische Schwierigkeiten, die im SRCA-Test selbst liegen, und der Prozentsatz an Blutgruppe 0 Patienten sicher eine entscheidende Rolle spielen. Obwohl es Unterschiede in den Untersuchungsergebnissen gibt, kann angenommen werden, daß der Verlust der BGI kein spezifisches Phänomen für den Prozeß der malignen Entartung darstellt, und zwar auf Grund folgender Fakten:
a) ein großer Anteil der differenzierten Tumoren haben ähnlichen BGI-Gehalt wie normales Urothel,
b) reaktive Urothelveränderungen führen zu einem Antigenverlust in einem beträchtlichen Ausmaß,
c) Bestrahlung oder zytostatische Therapie induzieren ein Wiederauftreten der BGI [3, 21, 35].

Trotz dieser Einschränkungen kann der BGI-Verlust als früh auftretendes Phänomen in der Tumorentstehung betrachtet werden, da lichtmikroskopisch normal erscheinendes Urothel in einem hohen Prozentsatz bei Patienten mit Antigen-negativen Tumoren keine BGI aufweist. Weiters deutet der hohe Prozentsatz von BGI-negativen Dysplasien und Carcinomata in situ bei Patienten mit BGI-negativen Tumoren darauf hin, daß möglicherweise 2 Typen von transformierten Stammzellen in der Entstehung des Blasenkarzinoms von Bedeutung sind:
a) BGI-positive Zellen bilden BGI-positive Präneoplasien und schließlich positive Tumoren,
b) aus BGI-negativen Zellen entstehen Antigen-negative Dysplasien, Carcinomata in situ und BGI-negative Tumoren.

Werden diese Untersuchungsergebnisse und die Daten aus der Literatur zusammengefaßt, so kann man fordern, daß bei Patienten mit oberflächlichen Blasenkarzinomen gleichzeitig mit der TUR eine systematische Blasenschleimhautbiopsie entnommen werden sollte. Die lichtmikroskopische und immunologische Untersuchung dieser Biopsien gibt dann nicht nur Auskunft über die Tumorentstehung, sondern sollte in Zukunft auch Bedeutung für die Therapie des jeweiligen Patienten gewinnen.

Danksagung. Diese Untersuchungen wurden mit Unterstützung des Fonds zur Förderung der wissenschaftlichen Forschung, Projekt Nr. 3761/4484 durchgeführt.

Literatur

1. Abdelfattah-Gad M, Denk H (1980) Epithelial blood group antigens in human carcinoma of the distal colon: Further studies on their pathological significance. J Natl Cancer Inst 64:1025–1028

2. Allred LE, Porter KE (1979) Morphology of normal and transformed cells. In: Hynes RO (ed) Surfaces of normal and malignant cells. Wiley, Chichester, pp 21–61
3. Alroy H, Teramura K, Miller AW, Pauli BU, Gottesman JE, Flanagan M, Davidsohn I, Weinstein RS (1978) Isoantigens A, B and H in urinary bladder carcinomas following radiotherapy. Cancer 41:1739–1745
4. Bergkvist A, Ljungquist A, Moberger G (1965) Classification to bladder tumors based on the cellular pattern. Preliminary report of a clinical pathological study of 300 cases with a minimum follow-up of eight years. Acta Chir Scand 130:371–378
5. Bergman S, Javadpour N (1978) The cell surface antigen A, B or 0 (H) as an indicator of malignant potential in stage A bladder carcinoma: preliminary report. J Urol 119:49–51
6. Calabresi P, Dexter DL, Heppner GH (1979) Clinical and pharmalogical implication of cancer cell differentiation and heterogeneity. Biochem Pharmacol 28:1933–1941
7. Cooper TP, Wheelis FR, Correa RJ, Gibbons RP, Mason JT, Cummings KB (1977) Random mucosal biopsy in the evaluation of patients with carcinoma of the bladder. J Urol 117:46–48
8. Davidsohn I (1974) Immunpathologic diagnosis of urinary bladder tumors. Proc Inst Med Chic 30:37–38
9. Davidsohn I, Ni LY (1979) Loss of isoantigens A, B and H from cancer cells. In: Heberman RB, McIntire KR (eds) Immundiagnosis of cancer. Dekker, New York, pp 644–649
10. Davidsohn I, Stejskal R (1972) Tissue antigens A, B and H in health and disease. Haematologia (Budap) 6:177–184
11. Decenzo JM, Howard P, Irish CE (1975) Antigenic deletion and prognosis of patients with stage A transitional cell bladder carcinoma. J Urol 114:874–878
12. Eisenberg RB, Roth BR, Schweinberg MH (1960) Bladder tumours and associated proliferative mucosal lesions. J Urol 84:544–550
13. Emott RC, Javadpour N, Bergman S, Soares T (1979) Correlation of the cell surface antigens with stage and grade in cancer of the bladder. J Urol 121:37–39
14. Emott RC, Droller MJ, Javadpour N (1981) Studies of A, B or O (H) surface antigen specificity: carcinoma in situ and non-malignant lesions of the bladder. J Urol 125:32–35
15. Farrow GM, Utz DC, Rife CC, Greene LF (1977) Clinical observations on sixty-nine cases of in situ carcinoma of the urinary bladder. Cancer Res 37:2794–2798
16. Heney NM, Daly J, Prout GR, Nieh PT, Heaney JY, Trebeck NE (1978) Biopsy of apparently normal urothelium in patients with bladder carcinoma. J Urol 120:559–560
17. Hofstädter F, Jakse G (in press) Immunohistochemical investigations about blood group antigens and urinary bladder carcinoma development and differentiation. Cell Molec Pathol
18. Jakse G, Hofstädter F, Friessnig F (1978) ABH-Antigene beim Blasentumor Stadium O und A. Akt Urol 9:15–20
19. Jakse G, Hofstädter F (1978) Further experiences with the red cell adherence test (SRCA) in bladder cancer. Eur Urol 4:356–360
20. Jakse G, Hofstädter F, Marberger H (1980) Wert der Harnzytologie und Quadrantenbiopsie bei oberflächlichen Blasenkarzinomen. Akt Urol 11:309–315
21. Jakse G, Hofstädter F (1981) ABH antigenicity of in situ carcinoma of the urinary bladder during intracavity treatment with doxorubicin hydrochloride. Urol Res 9:153–156
22. Johnson JD, Lamm DL (1980) Prediction of bladder tumor invasion with the mixed cell agglutination test. J Urol 123:25–28
23. Kay HEM, Wallace DM (1961) A and B antigens of tumors arising from urinary epithelium. J Natl Cancer Inst 26:1349–1365
24. Koss LG, Melamed MR, Ricci A, Melick WF, Kelly RE (1965) Carcinogenesis in the human urinary bladder. N Engl J Med 272:767–770
25. Lange Ph, Limas C, Fraley EE (1978) Tissue blood group antigens and prognosis in low stage transitional cell carcinoma of the bladder. J Urol 119:52–55
26. Limas C, Lange P, Fraley E, Vessella RL (1979) A, B, H antigens in transitional cell tumors of the urinary bladder. Correlation with the clinical course. Cancer 44:2099–2107
27. Nakane PK (1968) Simultaneous localization of multiple tissue antigens using the peroxidase-labeled antibody method: a study on pituarity glands of the rat. J Histochem Cytochem 16:557–561

28. Melicow MM (1952) Histological study of vesical urothelium intervening between gross neoplasms in total cystectomy. J Urol 68:261–279
29. National Bladder Cancer Collaborative Group A (1977) Cytology and histopathology of bladder cancer cases in a prospective longitudinal study. Cancer Res 37:2911–2915
30. Newman AJ Jr, Carlton EW, Johnson S (1980) Cell surface A, B or 0 (H) blood group antigens as an indicator of malignant potential in stage A bladder cancer. J Urol 124:27–29
31. Richie JP, Blute RB Jr, Waisman H (1980) Immunologic indicators of prognosis in bladder cancer: The importance of cell surface antigens. J Urol 123:22–24
32. Selberg W (1964) Zur Morphologie der Harnblasencarcinome. Urologe 3:72–79
33. Skinner DG, Richie JP, Cooper PhH, Waisman J, Kaufmann JJ (1974) The clinical significance of carcinoma in situ of the bladder and its association with overt carcinoma. J Urol 112:68–71
34. Soloway MS, Murphy W, Rao MK, Cox C (1978) Serial multiple-site biopsies in patients with bladder cancer. J Urol 120:57–59
35. Stein BS, Reyes IM, Peterson RO, McNellis D, Kenball AR (1981) Specific red cell adherence: Immunologic evaluation of random mucosal biopsies in carcinoma of the bladder. J Urol 126:37–40
36. Szulman AE (1962) The histological distribution of the blood group substances in man as disclosed by immunofluorescence. II. The H antigen and its relation to A and B antigen. J Exp Med 115:977–996
37. Union Internationale Contre le Cancer (UICC) (1981) TNM classification of malignant tumors. 3rd Ed. Geneva: Union Internationale Contre le Cancer, 79
38. Wallace DMA, Hindmarsh JR, Webb HN, Busuttil A, Hargreave TB, Newsam JW, Chisholm GD (1979) The role of multiple mucosal biopsies in the management of patients with bladder cancer. Br J Urol 51:535–540
39. Weinstein RS, Miller AW III, Pauli BU (1980) Carcinoma in situ: Pathobiology of a paradox. Urol Clin North Am 7:525–531
40. Weinstein RS, Alroy J, Farrow GM, Miller AW III, Davidsohn I (1979) Blood group isoantigen deletion in carcinoma in situ of the urinary bladder. Cancer 43:661–668
41. Weinstein RS, Coon I, Alroy I, Davidsohn I (1981) Tissue-associated blood group antigens in human tumors. In: Etellis RA (ed) Diagnostic Immunhistochemistry. Masson Publishing, USA, pp 239–261
42. World Health Organization: Histological typing of urinary bladder tumours (1973) WHO
43. Young AK, Hammond E, Middleton AW (1979) The prognostic value of cell surface antigens in low grade, non-invasive transitional cell carcinoma of the bladder. J Urol 122:462–464

Bedeutung der Serum- und Urin-CEA- und TPA-Bestimmung für die Diagnose des Harnblasenkarzinoms

H.-D. Adolphs[1] und P. Oehr[2]

Einleitung

Das karzinomembryonale Antigen (CEA) wurde 1965 aus einem Adenokarzinom des Colons gewonnen (Gold u. Freedman 1965). Bereits 1957 isolierte Björklund Tissue Polypeptide Antigen (TPA) aus Zellmembranen verschiedener menschlicher Karzinome (Übersicht bei Björklund 1980). Beide tumorassoziierten Antigene wurden in der Folgezeit bei vielen Karzinomerkrankungen erhöht gefunden (Björklund 1980; Constanza et al. 1974; Lüthgens u. Schlegel 1980; Oehr et al. 1981 a; Skryten et al. 1981). Darüber hinaus wies man erhöhte Serum CEA- und TPA-Werte bei bestimmten benignen Erkrankungen nach; diese sind in den Tabellen 1 und 2 aufgeführt.

Bei Harnblasenkarzinompatienten wurden beide Antigene auch im Urin erhöht gemessen. Bezüglich der diagnostischen Aussagekraft dieser Befunde erfuhr der anfängliche Optimismus allerdings eine erhebliche Dämpfung als eine zunehmende Anzahl von Faktoren bekannt wurde, die die Urinmessungen beeinflussen können.

Tabelle 1. Ursachen für falsch-positive Serum-CEA Messungen

Krankheit	Autor
Stoffwechsel	Constanza et al. (1974)
Lunge	Constanza et al. (1974)
Leber	Constanza et al. (1974); Lüthgens u. Schlegel (1980)
Colitis	Moore et al. (1972)

Tabelle 2. Ursachen für falsch-positive Serum-TPA-Messungen

Krankheit	Autor
Virusinfektionen	Björklund 1980; Lundström et al. (1973)
Bakt. Infektionen	Björklund 1980; Lundström et al. (1973)
Hepatitis	Björklund 1980; Lundström et al. (1973)
Leberzirrhose	Lüthgens u. Schlegel (1980)
benigne Tumoren	Menendez-Botet et al. (1978)

1 Urologische Klinik der Universität Bonn, Sigmund-Freud-Straße 25, D-5300 Bonn-Venusberg
2 Institut für experimentelle und klinische Nuklearmedizin der Universität Bonn, Sigmund-Freud-Straße 25, D-5300 Bonn-Venusberg

Tabelle 3. Faktoren, die die Urin-CEA Messung beeinflussen

Faktoren	Autor
Harnwegsinfekt	Adolphs u. Oehr (1982); Fleisher et al. (1977); Fraser et al. (1975); Guinan et al. (1975); Hall et al. (1973); Ionescu et al. (1976); Korsten et al. (1976); Murphy u. Vandevoorde (1977); Persijn u. Korsten (1976); Turner et al. (1977); Wahren u. Edsmyr (1978)
Urothelläsion	Adolphs u. Oehr (1982)
Sammelperiode	Adolphs u. Oehr (1982); Fleisher et al. (1977); Murphy u. Vandevoorde (1977)
Vaginalsekret	Hall et al. (1973); Kodama et al. (1979); Korsten et al. (1976); Murphy u. Vandevoorde (1977)
Extraktionsverfahren	Oehr et al. (1981 b); Persijn u. Korsten (1976); Wu et al. (1975)

Tabelle 4. Faktoren, die die Urin-TPA Messung beeinflussen

Faktoren	Autor
Harnwegsinfekt	Isacson u. Andrén-Sandberg (1977)
Sammelperiode	Kumar et al. (1981)

In den Tabellen 3 und 4 werden die diesbezüglichen Ergebnisse der einzelnen Arbeitsgruppen zusammengestellt: Harnwegsinfektionen führen sowohl bei der CEA- als auch TPA-Messung zu falsch-positiven Ergebnissen. Für beide Antigene ist ferner ein circadianer Excretionsrhythmus nachgewiesen worden; aus diesem Grunde sollten ausschließlich 24-Stunden-Urinproben untersucht werden. Für die Urinausscheidung des CEA konnte festgestellt werden, daß Urothelläsionen, z. B. nach Dauerkatheterbehandlung, transurethralen Resektionen usw., ebenfalls zu falsch-positiven Messungen führen. Spontanurine bei Frauen lassen keine aussagekräftigen CEA-Meßergebnisse erwarten, da vaginale Sekretbeimengungen zum Urin ebenfalls sehr CEA-haltig sind. Schließlich konnte gezeigt werden, daß bei Extraktion des CEA mit Perchlorsäure – ein bei der Serumanalyse typischer Schritt – im Urin ein irreversibler und nicht kalkulierbarer CEA-Verlust bis zu 80% resultieren kann (siehe Tabelle 3).

Abgesehen von der Tatsache, daß alle oben erwähnten Fehlermöglichkeiten bei der Urinmessung von CEA und TPA bisher in keiner uns bekannten klinischen Studie Berücksichtigung fanden, konnten die Ergebnisse verschiedener Untersuchungen bisher auch aus einem anderen Grunde nicht miteinander verglichen werden. Die Normalwertgrenzen für die Serum- und Urinbestimmungen waren nämlich willkürlich festgesetzt, wobei insbesondere die Rate der falsch-positiven Werte stark schwankte. Es ist daher verständlich, daß bezüglich der diagnostischen Bedeutung beispielsweise der Serum-CEA Bestimmung extrem unterschiedliche Auffassungen in der Literatur vertreten wurden (Adolphs u. Oehr 1982; Fleisher et al. 1977; Fraser et al. 1975; Guinan et al. 1975; Hall et al. 1973; Hering et al. 1976; Ionescu et al. 1976; Oehr et al. 1981a; Ørjasæter et al. 1978; Turner et al. 1977; Wahren u. Edsmyr 1978; Wajsman et al. 1975). Aus ähnlichen Gründen war bisher auch die Frage, ob das Tumorstadium mit der Urin-CEA Konzentration korreliert, nicht klärbar: während die Mehrzahl der Autoren eine Korrelation bestätigten (Fleisher et al. 1977; Fraser et al. 1975; Guinan et al. 1975; Hall et al. 1973; Hering et al. 1976; Ionescu et al. 1976; Korsten et al. 1976; Rost et al. 1976; Wahren u. Edsmyr 1978; Zacher et al. 1979), wurde ein derartiger Zusammenhang von anderen abgelehnt (Adolphs u. Oehr 1982; Turner et al. 1977; Wajsman et al. 1975).

Um zu einer Abklärung der noch offenen Fragen beizutragen, haben wir Serum und Urinmessungen von CEA und TPA bei 280 Probanden durchgeführt und analysiert.

Material und Methoden

Kontrollgruppe: Serum von 118 gesunden Blutspendern (75 Männer und 46 Frauen) wurde gewonnen und bei −20 °C aufbewahrt. In gleicher Weise wurden die 24-Stundenurine von 47 gesunden Männern und 41 Frauen gesammelt und bis zur Untersuchung bei −20 °C eingefroren. Die Probanden zeigten keinen Hinweis für das Vorliegen eines Harnweginfektes oder irgendeiner anderen Erkrankung.

Patienten mit benignen Erkrankungen der Harnblase: Untersucht wurden Seren von 38 Männern und 12 Frauen mit benignen Veränderungen der Harnblase, z. B. Infektionen, Steinen, Urothelläsionen nach TUR, Dauerkatheterbehandlung usw. 24-Stunden-Urine wurden bei 26 Männern und 37 Frauen gesammelt.

Karzinomgruppe: Serum von 75 Patienten mit Harnblasenkarzinomen (64 Männer und 11 Frauen) wurden untersucht. Die Verteilung der Tumorstadien und Malignitätsgrade zeigte folgendes Bild: pTis (n=2), pT1 (n=29), pT2 (n=15), pT3 (n=17), pT4 (n=7), pTx (n=5). No (n=25), N1 (n=4), N2 (n=4), N4 (n=2), Nx (n=40). Mo (n=57), M1 (n=12), Mx (n=6). G1 (n=23), G2 (n=20), Gx (n=12). 37 dieser männlichen Patienten wiesen präoperativ keinen Harnwegsinfekt auf; aus dem Serum und dem 24-Stunden-Urin wurden ebenfalls die CEA und TPA Konzentrationen gemessen.

Die Serum- und Urinanalysen wurden entsprechend den bereits publizierten Methoden vorgenommen (Oehr et al. 1981a). Die Ergebnisse der Antigenmessungen wurden in Form von Verteilungskurven, deren Prinzip ebenfalls bereits veröffentlicht wurde (Oehr et al. 1981a), dargestellt. Hierbei wurde im Prinzip der Prozentsatz derjenigen Patienten mit Antigenkonzentrationen, die die korrespondierenden Werte auf der Abszisse überschreiten, auf der Ordinate aufgetragen.

Ergebnisse

Abbildung 1 zeigt, daß bei Zugrundelegung einer Rate von 5% falschpositiven Werten zwischen den Serum-CEA-Konzentrationen gesunder Männer und Frauen kein Unterschied besteht (a). Aufgrund der gleichläufigen Verteilungskurven kann man also die Serum-CEA-Konzentrationen von Männern und Frauen für weitergehende Auswertungen zusammenfassen. Hierbei wird ein klarer Unterschied zwischen Gesunden und Patienten mit benignen Harnblasenerkrankungen und Tumorpatienten

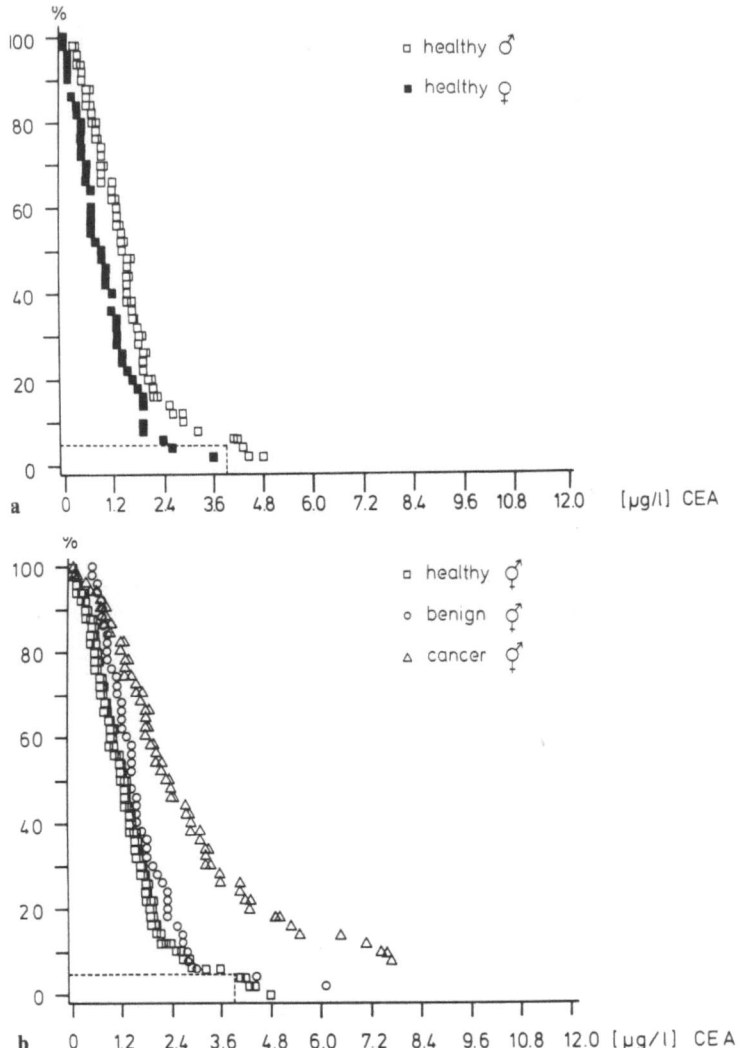

Abb. 1. Verteilungskurven der Serum-CEA Konzentrationen bei gesunden Männern oder Frauen (a) und bei gesunden männlichen + weiblichen Probanden sowie Patienten mit gutartigen Harnblasenveränderungen und Harnblasen-Karzinomen beiderlei Geschlechtes (b)

erkennbar (b). Benigne Erkrankungen interferieren offensichtlich nicht mit der Gruppe von Karzinomfällen. Abbildung 2 weist aus, daß bei 5% falsch-positiven Werten auch bei der Serum-TPA Konzentration keine wesentlichen Unterschiede zwischen gesunden Männern und Frauen erkennbar sind (a). Nimmt man auch hier wieder Männer und Frauen zusammen so zeigen sich Unterschiede jeweils zwischen den Gruppen der Gesunden, der Patienten mit benignen Erkrankungen und solchen mit Karzinomen. Die Kurvenverläufe zeigen, daß für eine diagnostische An-

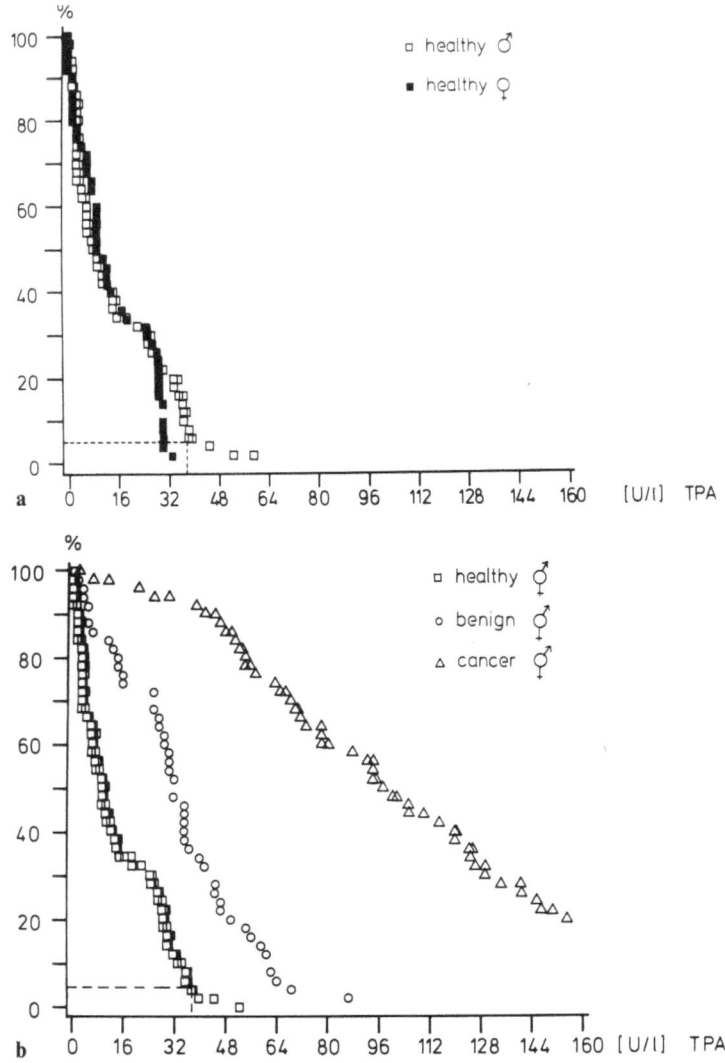

Abb. 2. Verteilungskurven der Serum-TPA Konzentrationen bei gesunden Männern oder Frauen (**a**) und bei gesunden männlichen + weiblichen Probanden sowie Patienten mit gutartigen Harnblasenveränderungen und Harnblasen-Karzinomen beiderlei Geschlechts (**b**)

wendung dieses Testes benigne Harnblasenerkrankungen ausgeschlossen werden müssen. In Abb. 3 wird gezeigt, daß bei 5% falsch-positiven Ergebnissen für die Urin CEA Messung bei Männern bei 12 µ/l ein klarer Grenzwert ermittelt werden kann, während bei Frauen kein sinnvoller „Normalwert" von der Kurve abgelesen ist (a). Bei ausschließlicher Berücksichtigung von Männern ergeben sich wiederum klar abgrenzbare Kurven für Gesunde, Patienten mit benignen Erkrankungen sowie Tumorpatienten. Im Gegensatz zum CEA zeigen sich bei der Urin TPA Bestimmung

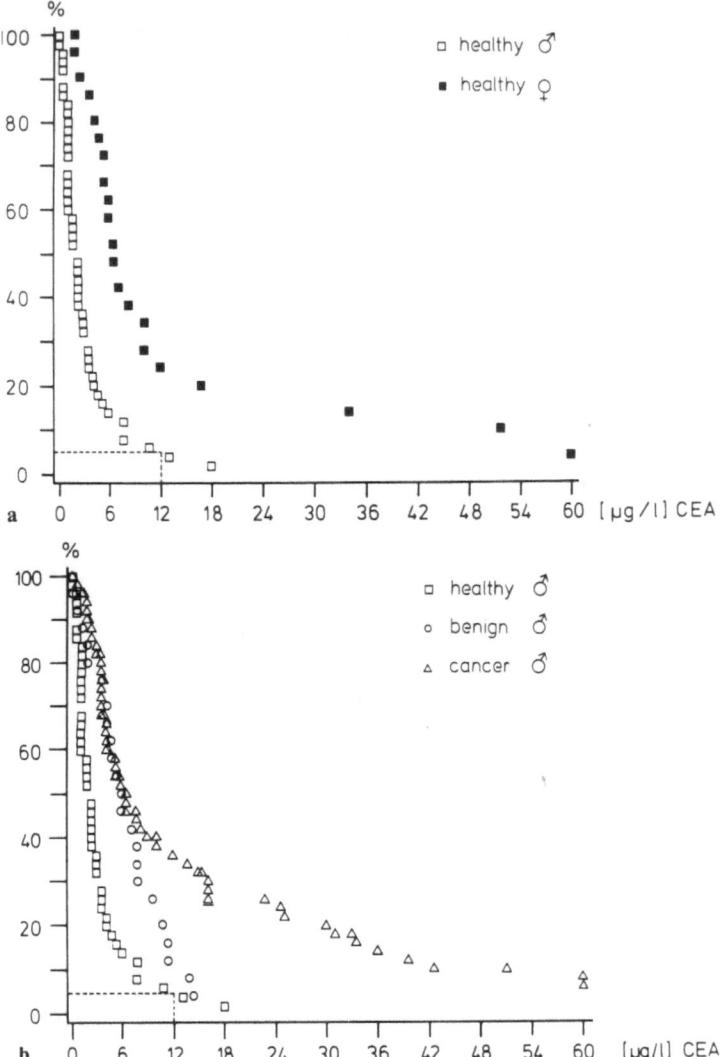

Abb. 3. Verteilungskurven der Urin-CEA Konzentrationen bei gesunden Männern oder Frauen (a) und bei gesunden männlichen Probanden sowie Patienten mit gutartigen Harnblasenveränderungen und Harnblasen-Karzinomen (b)

keine Unterschiede zwischen gesunden Männern und Frauen (Abb. 4a). Bei gemeinsamer Betrachtung von Männern und Frauen bestehen wiederum klare Unterschiede zwischen Gesunden, Patienten mit benignen Erkrankungen sowie Karzinomträgern (Abb. 4b).

Unter Zugrundelegung der in den Abb. 1 bis 4 dargestellten Grenzwerte mit einer 5prozentigen falsch-positiv Rate haben wir bei 37 Harnblasentumorpatienten ohne Harnwegsinfektion jeweils den Prozentsatz erhöhter Antigene in Abhängigkeit vom Tumorstadium ermittelt. Hierbei erweist sich die diagnostische Sensitivität der

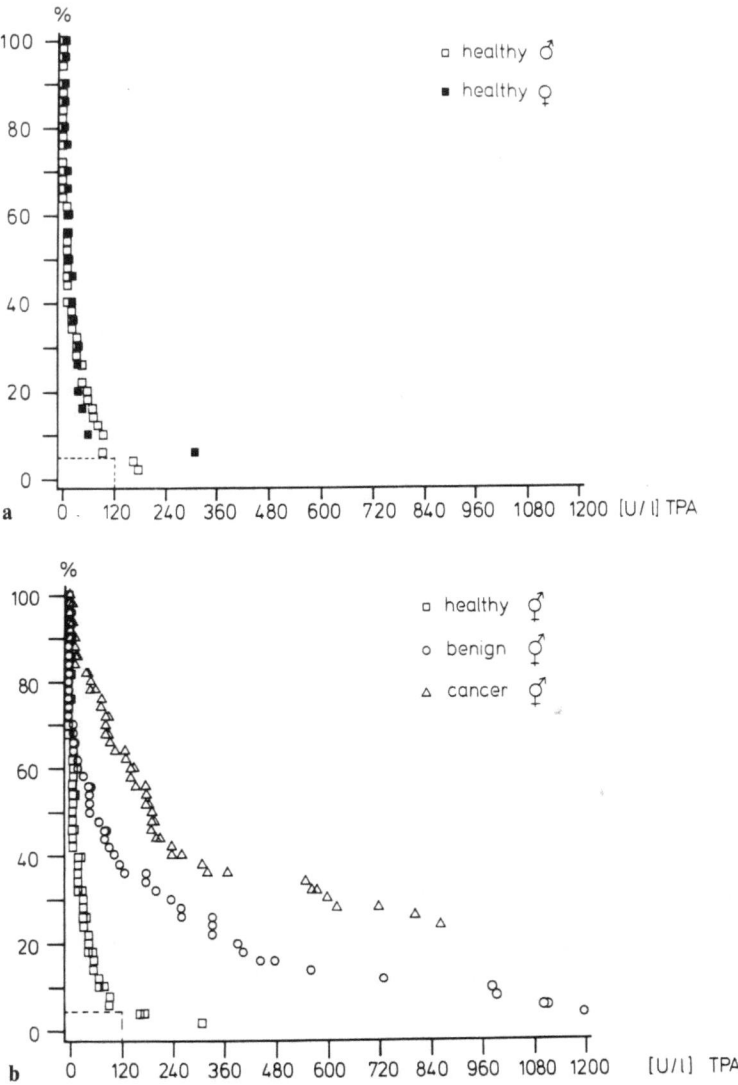

Abb. 4. Verteilungskurven der Urin-TPA Konzentrationen bei gesunden Männern oder Frauen **(a)** und bei gesunden männlichen + weiblichen Probanden sowie Patienten mit gutartigen Harnblasenveränderungen und Harnblasen-Karzinomen beiderlei Geschlechtes **(b)**

Serum TPA Konzentration als außerordentlich hoch, selbst bei oberflächlichen Tumoren. Demgegenüber ist der Prozentsatz erhöhter Serum CEA Konzentrationen deutlich geringer, wenngleich ein nicht signifikanter Anstieg mit zunehmenden Tumorstadium erkennbar ist. In der Kombination von Serum CEA- und TPA-Messungen liegt kein zusätzlicher diagnostischer Gewinn (Abb. 5). Abbildung 6 zeigt bezüglich der Urinmessungen dieser Antigene ebenfalls für TPA eine höhere Sensitivität als für CEA. Erstaunlicherweise ist der Prozentsatz erhöhter TPA-Werte bei oberflächlichen Tumoren hier nicht so hoch wie bei der Serum TPA Bestimmung.

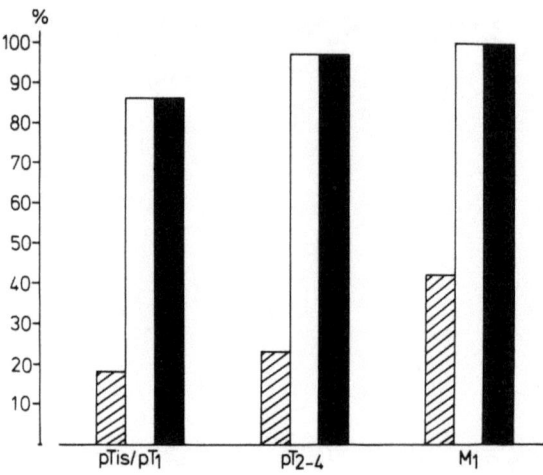

Abb. 5. Prozentsatz der erhöhten CEA (▨), TPA (□), und CEA oder TPA (■)-Werte im Serum unter Berücksichtigung des Tumorstadiums (Klassifikation nach der U.I.C.C.)

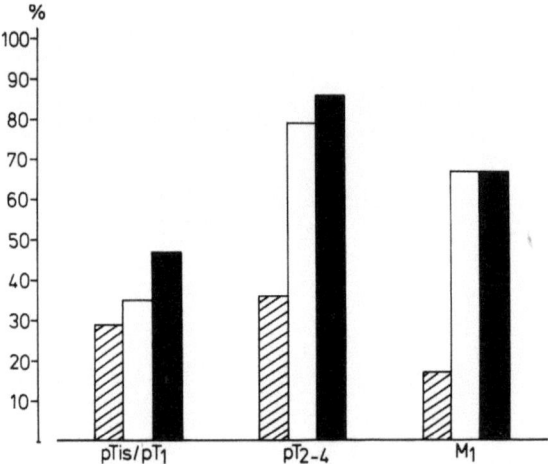

Abb. 6. Prozentsatz erhöhter CEA (▨), TPA (□) und CEA oder TPA (■)-Werte im Urin unter Berücksichtigung des Tumorstadiums (Klassifikation nach der U.I.C.C.)

Diskussion

CEA und TPA sind unspezifische tumorassoziierte Antigene. Das TPA wird als „Proliferationsantigen" angesehen, dessen Synthese aufgrund neuerer Untersuchungen in epithelialen Zellen während der S-Phase erfolgt (Björklund 1983; Björklund u. Björklund 1983). Aus dieser Tatsache resultiert die in letzter Zeit besonders hervorgehobene Bedeutung dieses Antigens als Tumormarker bei proliferierenden Karzinomen epithelialer Herkunft. Auf der anderen Seite muß bei entsprechenden benignen Zuständen, die mit erhöhter Gewebsproliferation einhergehen, mit erhöhten TPA Konzentrationen im Serum oder in anderen Körperflüssigkeiten gerechnet werden, wodurch die diagnostische Spezifität dieses Antigens selbstverständlich erheblich eingeschränkt wird. Die klinisch relevanten benignen Erkrankungen, die aufgrund bisher bekannter Untersuchungen diesbezüglich berücksichtigt werden sollten, werden in Tabelle 2 wiedergegeben. Auch für das CEA sind diagnostisch limitierende Faktoren bekannt, die zu falsch-positiven Ergebnissen führen; auf die Zusammenstellung in Tabelle 1 wird verwiesen.

Nach unserem Wissen existiert bisher keine systematisch angelegte Studie, die einen objektiven Vergleich der klinischen Anwendbarkeit dieser beiden tumorassoziierten Antigene im Serum und Urin für die Diagnose des Harnblasenkarzinoms erlaubt. Die eingangs besprochenen noch offen bzw. in der Literatur kontrovers diskutierten Fragen im Hinblick auf den diagnostischen Wert dieser Antigenbestimmungen möchten wir abschließend folgendermaßen beantworten:

1. Die Verteilungskurven für die Serum-CEA-Werte zeigen bei gesunden Männern und Frauen einen gleichartigen Verlauf, so daß für beide Geschlechter eindeutige Normwertgrenzen ermittelt werden können. Karzinompatienten zeigen erhöhte Werte, ohne daß die benignen Harnblasenerkrankungen interferieren. Einschränkend muß allerdings festgestellt werden, daß bei Rauchern ebenfalls erhöhte Serum-CEA-Werte, selbst bei Verwendung monoclonaler Testsysteme, gefunden wurden (unveröffentlichte Ergebnisse Oehr).

2. Bei der Serum TPA Bestimmung sind ebenfalls keine Geschlechtsunterschiede feststellbar. Karzinompatienten zeigen gegenüber Gesunden eindeutig erhöhte Werte. Benigne Harnblasenerkrankungen weisen Serum TPA Konzentrationen auf, die zwischen denen Gesunder und Karzinompatienten liegen. Für die Diagnose eines Harnblasenkarzinoms ist es daher erforderlich, benigne Blasenerkrankungen auszuschließen.

3. Urin CEA Bestimmungen sind nur diagnostisch weiterführend, wenn die 24-Stunden-Urine von Männern nach Ausschluß benigner Erkrankungen untersucht werden. Urine von gesunden Frauen oder von Patienten mit benignen Erkrankungen enthalten erhöhte CEA Konzentrationen, die eine diagnostische Aussage unmöglich machen.

4. Im Gegensatz zum CEA ist die Urin TPA Messung sowohl bei Männern als auch bei Frauen anwendbar. Benigne Erkrankungen stören auch hier die sonst relativ hohe diagnostische Sensitivität bei Harnblasentumoren. Aufgrund neuerer immunhistochemischer Untersuchungen darf angenommen werden, daß TPA während der S-Phase epithelialer Zellen synthetisiert wird (Björklund u. Björklund 1983). Die TPA Konzentration in Körperflüssigkeiten, z. B. Urin, repräsentiert daher die proliferative Aktivität auf der zellulären Ebene (Björklund 1983). Intensiv entzündliche Prozesse sind folglich in Bezug auf TPA Freisetzung von Tumoren mit hoher Proliferation nicht unterscheidbar.

5. Die Sensitivität der TPA Bestimmung sowohl im Serum als auch im Urin ist außerordentlich hoch. Dies gilt für alle Tumorstadien, wobei insbesondere der mit 86% auffallende hohe Prozentsatz erhöhter Antigenkonzentrationen bei oberflächlichen Tumoren auffällt. Eine Bestätigung dieses, auch für die Früherkennung wichtigen Befundes an einem größeren Krankengut erscheint uns daher besonders angezeigt. Hervorzuheben ist jedoch die Tatsache, daß bestimmte benigne Erkrankungen, besonders solche, die mit starker epithelialer Proliferation einhergehen, zu einer erhöhten TPA Freisetzung führen können. Sofern TPA als Tumormarker Verwendung findet, müssen diese falsch-positiven Befunde ausgeschlossen werden. Soweit die Auswertungen an unserem Krankengut dies zulas-

sen, ist lediglich für die Urin-TPA Bestimmung eine Korrelation mit dem Tumorstadium feststellbar; bei den übrigen Serum- und Urinmessungen der beiden Antigene existiert dagegen keine Beziehung zum Tumorstadium.
6. Die Kombination von CEA und TPA Messungen ergibt keinen erkennbaren diagnostischen Vorteil. Aufgrund eigener systematischer Untersuchungen darf festgestellt werden, daß bei Verwendung dieser und anderer Marker-Kombination, z.B. CEA×TPA, CEA×TAG, CEA×TAG×TPA und TPA×TAG, ebenfalls keine Verbesserung der diagnostischen Sensitivität im Vergleich zur alleinigen TPA Bestimmung beobachtet wird (Oehr et al. 1983a, b).

Literatur

Adolphs H-D, Oehr P (1982) Significance of urine and serum CEA determination for the diagnosis of urinary bladder cancer. Tumor Diagnostik 3:34–39
Björklund B (1980) On the nature of clinical use of tissue polypeptide antigen (TPA). Tumor Diagnostik 1:9–20
Björklund B (1983) Overview of tissue polypeptide antigen (TPA). Abstract of the 9. Annual Meeting of the International Society for Oncodevelopmental Biology and Medicine, Stockholm 11.–15. September
Björklund V, Björklund B (1983) Immunohistochemical demonstration of TPA. Abstract of the 9. Annual Meeting of the International Society for Oncodevelopmental Biology and Medicine, Stockholm 11.–15. September
Costanza ME, Das S, Nathanson L, Rule A, Schwartz RS (1974) Carcinoembryonic antigen. Report of a screening study. Cancer 33:583–590
Fleisher M, Grabstald H, Whitmore WF jr, Pinsky CM, Oettgen HF, Schwartz MK (1977) The clinical utility of plasma and urinary carcinoembryonic antigen in patients with genitourinary disease. J Urol 117:635–637
Fraser RA, Ravry MJ, Segura JW, Go VLW (1975) Clinical evaluation of urinary and serum carcinoembryonic antigen in bladder cancer. J Urol 114:226–229
Gold P, Freedman SO (1965) Specific carcinoembryonic antigens of the human digestive system. J Exp Med 122:467–481
Guinan P, Dubin A, Bush I, Alsheik H, Albin RJ (1975) The CEA test in urologic cancer: an evaluation and a review. Oncology 32:158–168
Hall RR, Laurence DJR, Neville AM, Wallace DM (1973) Carcinoembryonic antigen and urothelial carcinoma. Br J Urol 45:88–92
Hering H, Hering FJ, Weidner W (1976) CEA-Bestimmungen im Urin und Plasma bei Patienten mit Tumoren des Urogenitaltraktes. Urologe [A] 15:330–333
Ionescu G, Romas NA, Ionascu L, Bennet S, Tannenbaum M, Veenema RJ, Lattimer JK (1976) Carcinoembryonic antigen and bladder carcinoma. J Urol 115:46–48
Isacson S, Andrén-Sandberg (1977) Tissue polypeptide antigen (TPA) and cytology in cancer of the urinary bladder. In: Krebs BP, Lalanne CM, Schneider M (eds) Clinical application of carcinoembryonic antigen assay. Excerpt. Med. Amsterdam/Oxford, p 374–377
Kodama T, Fujino M, Endo Y, Wada T (1979) Urinary excretion of carcinoembryonic antigen (CEA)-like substances in extra-urinary tract diseases. In: Lehmann FG (ed) Carcino-Embryonic Proteins, vol II. Elsevier/North-Holland Biomedical Press, p 197–200
Korsten CB, Persijn J-P, Renaud J, Houtzager-Boelens CAM (1976) Carcino-embryonic antigen activity in urine of patients with bladder carcinoma. Clinical evaluation of carcinoembryonic antigen. II. J. Clin Chem Clin Biochem 14:389–393
Kumar S, Costello CB, Glashan RW, Björklund B (1981) The clinical significance of tissue polypeptide antigen (TPA) in the urine of bladder cancer patients. Br J Urol 53:578–581
Lüthgens M, Schlegel G (1980) CEA + TPA in der klinischen Tumordiagnostik, insbesondere des Mamma-Karzinoms. Tumor Diagnostik 2:63–77

Lundström R, Björklund B, Eklund G (1973) A tissue-derived polypeptide antigen: its relation to cancer and its temporary occurrence in certain infectious diseases. In: Björklund B (ed) Immunological techniques for detection of cancer. Bonniers, Stockholm, Schweden, p 243–247

Menendez-Botet CJ, Oettgen HF, Pinsky CM, Schwartz MK (1978) A preliminary evaluation of tissue polypeptide antigen in serum or urine (or both) of patients with cancer or being neoplasm. Clin Chem 24:868–872

Moore TL, Kantrowitz PA, Zamchek N (1972) Carcinoembryonic antigen (CEA) in inflammatory bowel disease. J Am Med Ass 222:944–947

Murphy WM, Vandevoorde JP (1977) Determination of baseline values for urinary carcinoembryonic antigen-like aubstances. Am J Clin Pathol 67:455–458

Oehr P, Adolphs H-D (1980) Bedeutung von biologischen Markersubstanzen für die Diagnose des Harnblasenkarzinoms. Onkologie 3:3–7

Oehr P, Wustrow A, Derigs G, Bormann R (1981 a) Evaluation and characterization of tumor-associated antigens by the inverse distribution function. Tumor Diagnostik 2:195–198

Oehr P, Adolphs H-D, Schlösser T, Rasche A (1981 b) Beeinflussung der Urin-CEA-Meßwerte durch Hitze- und Perchlorsäureextraktion im Vergleich zum direkten Immunoassay. In: Wintzer G, Uhlenbruck G (eds) Carcinoembryonales Antigen und andere Tumormarker. Tumor-Diagnostik Verlag, Leonberg, p 183–193

Oehr P, Adolphs H-D, Odenthal U, Klein-Hitpass A, Kirsch J, Winkler C (1983a) Verteilung, Sensitivität und Spezifität von TPA, TAG und TPAxTAG Marker-Produktwerten bei Patienten mit Blasenkarzinom. Tumor Diagnostik 4:179–181

Oehr P, Adolphs H-D, Odenthal U, Biersack H-J, Winkler C (1983b) Diagnostic significance of CEA, TPA, TAG, plasma concentrations and their product values in patients with urinary bladder carcinoma. Abstract der 21. Internationalen Jahrestagung der Gesellschaft für Nuclearmedizin e.V., Europa, 13.–16. September 1983, Ulm/Neu-Ulm

Øjasæter H, Fosså SD, Schjølseth SA, Fjæstad K (1978) Carcinoembryonic antigen (CEA) in plasma of patients with carcinoma of the bladder/urethra. Cancer 42:287–295

Persijn J-P, Korsten CM (1976) The development of a radioimmunoassay for carcinoembryonic antigen with some applications. Clinical evaluation of carcinoembryonic antigen. I. J Clin Chem Clin Biochem 14:377–387

Rost A, Kneppenberg U, Rost P (1976) Wertigkeit des carcino-embryonalen Antigens (CEA) für die Diagnostik maligner Tumoren des Urogenitaltraktes. Helv Chir Acta 43:271–278

Skryten A, Unsgaard B, Björklund B, Eklund G (1981) Serum TPA related to activity in a wide spectrum of cancer conditions. Tumor Diagnostik 3:117–120

Turner AG, Carter S, Higgins E, Glashan RW, Neville AM (1977) The clinical diagnostic value of the carcinoembryonic antigen (CEA) in haematuria. Br J Urol 49:61–66

Wahren B, Edsmyr F (1978) Carcinoembryonic antigen in serum, urine and cells of patients with bladder carcinoma. Urol Res 6:221–224

Wajsman Z, Merrin CE, Chu TM, Moore RH, Murphy GP (1975) Evaluation of biological markers in bladder cancer. J Urol 114:879–893

Wu JT, Madsen AC, Bray PF (1975) A modified assay for measuring human urinary carcinoembryonic antigenic (CEA) activity. Biochem Med 14:305–316

Zacher G, Weidner W, Krause W, Rothauge CF (1979) Urinary levels of carcinoembryonic antigen in bladder carcinoma. In: Lehman FG (ed) Carcinoembryonic proteins. Elsevier/North-Holland Biomedical Press, vol 2, p 201–204

Glykosaminoglykan – Diagnostik bei Blasenkarzinomen

K.-H. BICHLER und S. KORN[1]

Den sauren Mukopolysacchariden werden von verschiedenen Autoren, wie Hennessey, Hurst u. a. Bedeutung als biochemischer Marker bei Blasenkarzinomen zugesprochen [4].

Diese Substanzen enthalten Aminozucker, Uronsäure und Sulfatgruppen. Wegen ihres regelmäßigen Aufbaues aus Aminozuckern haben die Polysaccharide der Proteoglykane, das sind Kohlenhydratproteinverbindungen, den systematischen Namen Glykosaminoglykane erhalten. Früher wurden diese Substanzen als Mukopolysaccharide bezeichnet [3].

Die Tabelle 1 zeigt verschiedene Typen, die heute bekannt sind und im Prinzip die gleiche Struktur besitzen. Diese Substanzen sind neben den Glykoproteinen Hauptbestandteil der Bindegewebssubstanz. Bei verschiedenen Erkrankungen dieses Gewebes ist die Urinausscheidung von Glykosaminoglykanen von Interesse, so zum Beispiel bei den Mukopolysaccharidosen.

Von Hennessey, Hurst u. a. wurden in letzter Zeit Untersuchungen veröffentlicht, die auf eine vermehrte Ausscheidung von Glykosaminoglykanen bei Urothelkarzinomen hinweisen [5]. Wie von Rübben berichtet, finden sich erhöhte Glykosaminoglykankonzentrationen in Urothelkarzinomen beim Menschen [6].

Ausgehend von diesen Befunden haben wir die Gesamtausscheidung von Glykosaminoglykanen bei Patienten mit Harnblasenkarzinomen verschiedener Stadien gemessen. Verglichen wurden diese Ergebnisse mit denen von Normalpersonen.

Frühere Untersuchungen, die wir zur Bedeutung der GAG für die Harnsteinpathogenese durchgeführt haben, zeigten bei Patienten mit Urolithiasis bzw. renaler tubulärer Azidose eine signifikante Senkung nur bei destruktiven Nierenerkrankungen [1].

Abbildung 1 zeigt, daß sich hingegen über die Norm erhöhte Werte bei Patienten mit Harnblasensteinen und entsprechenden entzündlichen Veränderungen fanden.

Tabelle 1. Glykosaminoglykane (GAG) = saure Mukopolysaccharide

Hyaluronat Chondroitinsulfat Dermatansulfat Chondroitin Heparin Heparansulfat Kreatansulfat	Gesamt-GAG

[1] Lehrstuhl und Abteilung für Urologie, Eberhard-Karls-Universität Tübingen, Calwer Straße 7, D-7400 Tübingen

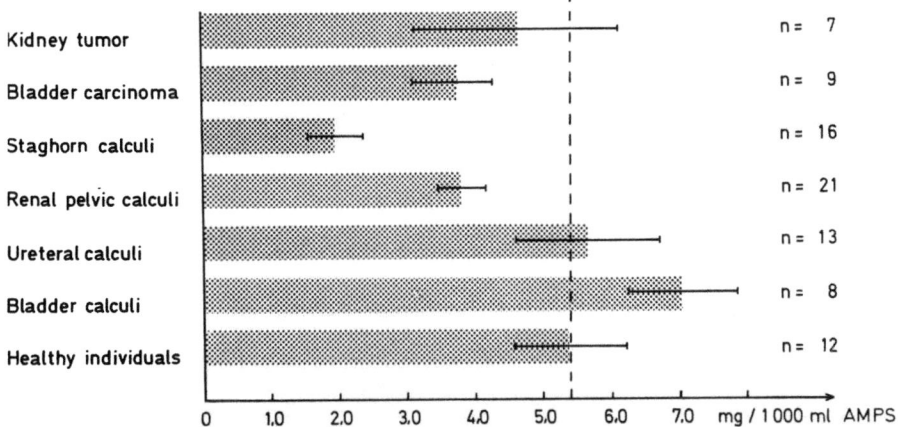

Abb. 1. Glykosaminoglykan-Konzentration im Urin bei Patienten mit Urolithiasis, Nierentumor und Blasenkarzinomen (aus Bichler et al. 1979)

Zur Messung der Glykosaminoglykane im Urin verwenden wir die Methode nach Blumenkrantz und Teller [2].

Abbildung 2 zeigt den schematischen Ablauf dieser Bestimmungsmethode. Der Urin wird auf pH 5 geeicht und mit Cetyltrimethylammoniumbromid versetzt. Im Eisbad bildet sich ein Komplex von GAG und CTAB, der sich in einem weißen Niederschlag zeigt. Durch gründliches Waschen mit Alkohol wird der Komplex getrennt und das Glykosaminoglykan mit m-hydroxydiphenyl am Spektralphotometer gemessen.

An einer mitgeführten Standardkurve erfolgt die Berechnung. Die Messung der Glykosaminoglykane bestimmt man aus dem 24 Std. Sammelurin und die Uronsäure wird als Glukuronsäure gemessen. Die Reproduzierbarkeit der Methode wurde

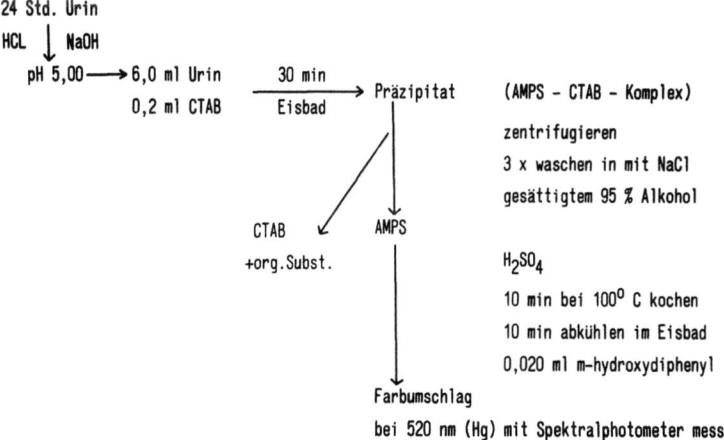

Abb. 2. Bestimmung der Glykosaminoglykan-Konzentration im Urin

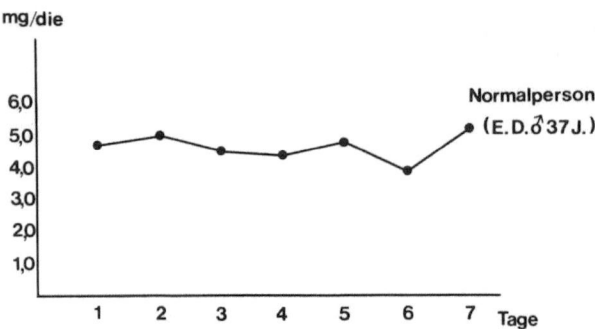

Abb. 3. Tägliche Glykosaminoglykan-Ausscheidung während einer 7-Tage Periode

Tabelle 2. Glykosaminoglykan-Ausscheidung bei Normalpersonen

(n=33) ♀+♂	x̄ = 5,84 ± 1,84 mg/Tag
(n=15) ♀	x̄ = 5,28 ± 2,02 mg/Tag
(n=18) ♂	x̄ = 6,30 ± 1,60 mg/Tag

an 20 Bestimmungen der gleichen Urinprobe durchgeführt. Der Variationskoeffizient lag unter 5%.

Die Wiederfindungsrate prüften wir durch Vorgabe einer best. Menge Chondroitinsulfat und fanden hierbei eine Rate von 97%. An einem Kollektiv von 33 Normalpersonen, davon 15 Frauen und 18 Männern haben wir die Ausscheidung gemessen. Das Ergebnis zeigt Tabelle 2.

Zur Beurteilung des Ausscheidungsverhaltens der Glykosaminoglykane haben wir bei einer Normalperson den Urinspiegel über den Zeitlauf einer Woche gemessen. Die Abb. 3 zeigt einen nahezu konstanten Spiegel.

Stellt man nun die beiden Kollektive von Normalpersonen und Patienten mit Harnblasenkarzinomen gegenüber, so ergibt sich bei den Patienten mit Harnblasenkarzinom eine signifikante Senkung von Glykosaminoglykanen im 24 Std. Sammelurin auf 1,8 mg/die (Abb. 4).

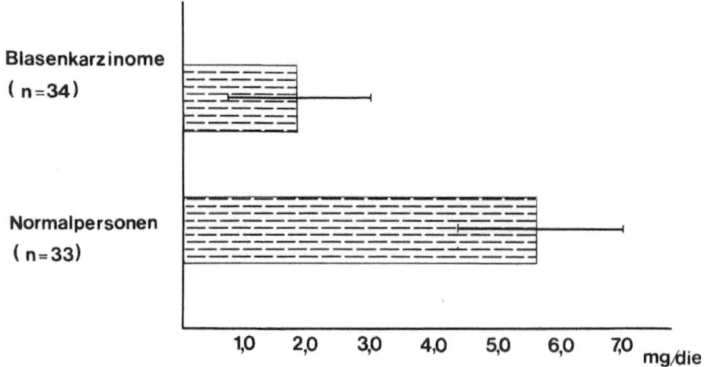

Abb. 4. Glykosaminoglykan-Ausscheidung bei Normalpersonen und bei Patienten mit Blasenkarzinomen

Dieses Ergebnis steht im Gegensatz zu den Untersuchungen anderer Autoren. Festzuhalten bleibt fernerhin, daß wir bei früheren Untersuchungen an Patienten mit entzündlichen Harnblasenerkrankungen eine erhöhte GAG-Ausscheidung festgestellt haben.

Es wird weitere Untersuchungen, insbesondere unter Berücksichtigung der verschiedenen Harnblasenkarzinomstadien bedürfen, um Aussagen über den diagnostischen Wert der Glykosaminoglykane für das Harnblasenkarzinom zu erhalten.

Literatur

1. Bichler K-H, Sallis J, Broering S (1981) Urinary Glycosaminoglycan concentration in relation to the type of calculus, its tissue location and in tissue tumors Brockis, Finnlayson: Urinary Calculus. PSG, Littleton
2. Blumenkrantz N, Asboe-Hansen G (1973) New method for quantitative determination of uronic acid Anal Biochem 54:481–489
3. Buddecke E (1981) Grundriß der Biochemie. De Gruyter, Berlin
4. Hennessey PT, Hurst RE (1982) Urinary glycosaminoglycan excretion as a biochemical marker in patients with bladder carcinoma. Cancer Res 41:3868–3873
5. Hurst RE, Hemstreet GP, Hennessey PT (1981) Abnormal urinary glycosaminoglycan excretion in bladder carcinoma. American Urological Association, 76th Annual meeting Boston, p 112
6. Rübben H, Stuhlsatz HW, Mingers J (1982) Glycosaminoglycane in normalem Urothel, urothelialen Karzinomen und Zellinien menschl. Blasenkarzinome. Kongreß Experimentelle Urologie, Bonn

Glykosaminoglykane in Harnblasenkarzinomen *

H. Rübben[1], R. Friedrichs[1], H. W. Stuhlsatz[2] und W. Lutzeyer[1]

Allgemeine Grundlagen

Definition

Proteoglykane bzw. GAG bilden einen Hauptbestandteil der sogenannten Grundsubstanzen des Bindegewebes. Da in fast allen Organen bindegewebige Anteile nachweisbar sind, ist das Vorkommen von Proteoglykanen bzw. GAG weit verbreitet.

Glykosaminoglykane sind aus einer Kette von Disaccharid-Einheiten aufgebaut. Diese enthalten einen Uronsäure-(D-Glucuronsäure und/oder -Iduronsäure) und einen Hexosamin-Baustein (D-Glucosamin oder D-Galaktosamin). Beim Keratansulfat jedoch handelt es sich um einen D-Galaktose- und einen D-Glucusamin-Baustein. Die Hexosamin-Bausteine sind N-acetyliert, beim Heparin und Heparansulfat zusätzlich N-sulfatiert. Bis auf Hyalorunat und Chondroitin sind alle Glykosaminoglykane sulfatiert. Die Kettentypen unterscheiden sich durch ihre Monosaccharid-Zusammensetzung, durch die Position und die Konfiguration der glykosidischen Bindungen und durch die Anzahl und Lokalisierung der Sulfatgruppen. In Abb. 1 sind die Disaccharid-Einheiten der Glykosaminoglykane dargestellt. Mit Ausnahme von Hyaluronat kommen alle Glykosaminoglykane in nativer Form als Proteoglykane vor, d. h. sie sind kovalent an ein Coreprotein gebunden. Alle sulfatierten Glykosaminoglykane sind über die Sequenz

(1–4)-β-D-Glucuronido-(1–3)-β-D-galaktosido-(1–3)-β-D-galaktosido-(1–4)-β-D-xylosido-0-serin

an das Coreprotein gebunden (mit Ausnahme des Keratansulfats) [36].

Glykoproteine sind wie die Proteoglykane Komplexe aus Proteinen und Kohlenhydraten, in denen Oligo- oder Polysaccharide kovalent an ein Protein gebunden sind. Während bei den GAG der Kohlenhydratanteil im wesentlichen aus identischen Disaccharid-Einheiten aufgebaut ist, enthalten Glykoproteine die Hexos-

---

* Ein vom Minister für Wissenschaft und Forschung des Landes Nordrhein-Westfalen gefördertes Forschungsvorhaben
1 Abteilung Urologie, Medizinische Fakultät, RWTH Aachen, Goethestraße 27/29, D-5100 Aachen
2 Abteilung Klinische Chemie und Pathobiochemie, Medizinische Fakultät, RWTH Aachen, Pauwelsstr., D-5100 Aachen

Abkürzungen: CH, Chondroitin; CH-4-S, Chondroitin-4-sulfat; CH-6-S, Chondroitin-6-sulfat; DS, Dermatansulfat; GAG, Glykosaminoglykane; Gal-N, Galaktosamin; Glc-N, Glucosamin; HA, Hyaluronsäure; KS, Keratansulfat; TG, Trockengewicht.

Zeichenerklärung: + sicher zu identifizieren; (+) nicht sicher zu differenzieren; – nicht zu identifizieren.

Das Harnblasenkarzinom
Hrsg. v. K.-H. Bichler und R. Harzmann
© Springer-Verlag Berlin Heidelberg 1984

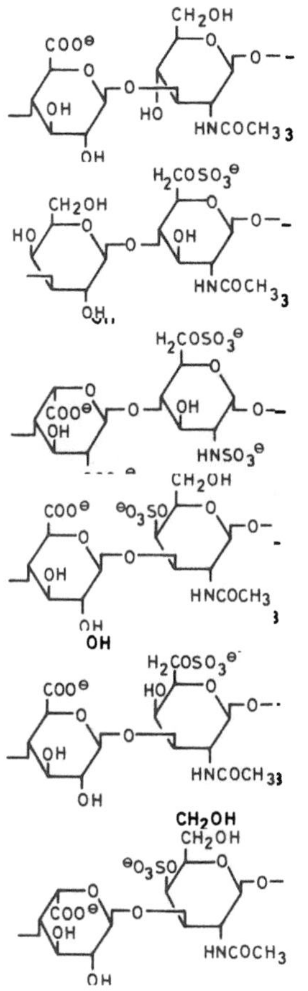

Abb. 1. Charakteristische Disaccharid-Einheiten der verschiedenen Glykosaminoglykan-Typen. *I* Hyaluronat, *II* Keratansulfat, *III* Heparin, *IV* Chondroitin-4-sulfat, *V* Chondroitin-6-sulfat, *VI* Dermatansulfat

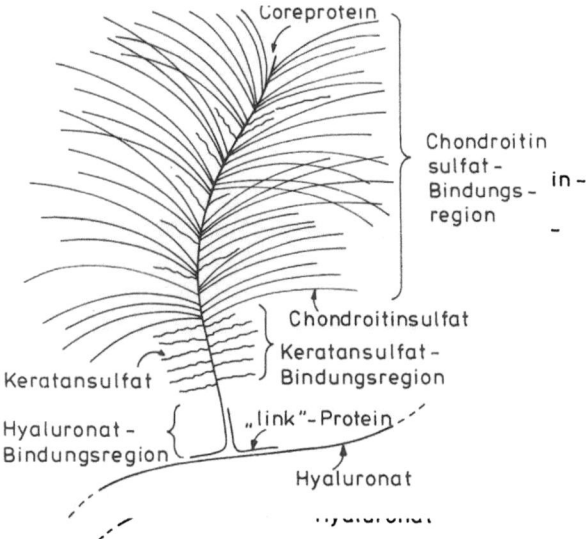

Abb. 2. Modell eines Proteoglykans im hyalinen Knorpel

amin-Bausteine Glucosamin und Galaktosamin sowie zusätzlich Sialinsäure und die Hexosen Galaktose, Mannose und Fucose. Im Gegensatz zu den GAG enthalten Glykoproteine kaum Sulfatgruppen und Uronsäure nur als Bestandteil der Neuraminsäure, die in vielen Glykoproteinen zu finden ist [71].

Das synthetisch hergestellte Natriumpentosanpolysulfat, dem GAG-ähnliche Eigenschaften zugeschrieben werden [78, 79], gilt von seiner Definition her nicht als GAG sondern als anionisches Polysaccharid.

Der Name Glykosaminoglykane wurde vorgeschlagen, um Verwechslungen mit den Begriffen Mukoproteid, Mukolipid, Mukoid oder Mukopolysacchariden zu vermeiden [53]. Dieser letztgenannte, heute veraltete Begriff wird noch für das Krankheitsbild der Mukopolysaccharidosen verwendet, die eine Abbaustörung der Glykosaminoglykane darstellen. Wenn in einzelnen Veröffentlichungen noch der Ausdruck „Mukopolysaccharide" verwendet wurde, ist dieser in der vorliegenden Arbeit übernommen.

Vorkommen der GAG

Zwischen verschiedenen Organen bestehen Unterschiede im GAG-Verteilungsmuster, so daß von einer charakteristischen Verteilung für jedes Organ gesprochen werden kann. So zeigen sich an Gehirn, Muskulatur, Ileum, Milz, Magen, Herz, Lunge, Leber, Aorta und Niere von Wistar-Ratten sowohl qualitative als auch quantitative Eigenheiten; es besitzen Chondroitinsulfate und Heparansulfate unterschiedliche Molekulargewichte [25].

GAG-Gehalt und GAG-Verteilung sind eher organspezifische als Spezies-spezifische Merkmale: Verschiedene Organe zeigen unterschiedliche GAG-Verteilungsmuster – das Muster eines Organs erweist sich jedoch im Vergleich verschiedener Spezies (Kaninchen, Meerschweinchen, Hund und Schwein) als weitgehend identisch [93].

Zudem scheint die GAG-Verteilung einem Alterseinfluß zu unterliegen [26, 35].

Mukopolysaccharidosen

Unter dem Krankheitsbild der Mukopolysaccharidosen versteht man eine lysosomale Speicherkrankheit. Bei einer qualitativ und quantitativ normalen Synthese von Glykosaminoglykanen kommt es durch die Produktion inaktiver lysosomaler Enzyme aufgrund einer fehlerhaften genetischen Information zur Speicherung von Glykosaminoglykanen in einer Reihe von Geweben. Es wird vermutet, daß die Zellen so lange Glykosaminoglykane anhäufen, bis sie an der damit verbundenen Funktionsstörung zugrunde gehen. Das Speichermaterial kann dann in die Blutbahn übergehen und wird mit dem Urin ausgeschieden. Ein Beispiel für das Krankheitsbild der Mukopolysaccharidosen ist der sogenannte Hurler-Hunter-Phänotyp, der sich radiologisch in Form einer Dysostosis multiplex und klinisch-chemisch in einer erhöhten GAG-Ausscheidung im Urin äußert [31, 38, 61, 62].

GAG-Ausscheidung im Urin

Das Vorkommen von Glykosaminoglykanen im Urin ist Ausdruck der Bindegewebsverteilung, der Biosynthese und der Abbaurate im Gesamtorganismus [36]. Die Anwesenheit von allen wichtigen GAG-Typen (Hyaluronsäure, Chondroitinsulfaten, Chondroitin, Dermatansulfat und Keratansulfat) konnte im Urin gesunder Patienten bestätigt werden [29, 68]. Im Urin gesunder Personen besteht folgende Verteilung: Chondroitin-4-sulfat 31%, Chondroitin-6-sulfat 34%, Chondroitin 25%, Heparansulfat 8%, Dermatansulfat 1%, Hyaluronsäure 1%, Keratansulfat 1% [104]. Das Molekulargewicht der einzelnen GAG-Typen beträgt zwischen 8000 und 15 000; somit ist eine glomeruläre Filtration aus dem Blutplasma möglich [29, 68].

Für den Gesamt-GAG-Gehalt im Urin gelten folgende Normwerte (bezogen auf die Kreatinin-Ausscheidung im Urin):

Säugling: 34 –54 µmol/mmol Kreatinin
11.–15. Lebensjahr: 1,2– 8,5 µmol/mmol Kreatinin
Erwachsene: 0,6– 2,3 µmol/mmol Kreatinin [6, 36].

Der im Alter abnehmende GAG-Gehalt des Urins ist durch eine verminderte Umsatzrate zu erklären. Ein wesentlich erhöhter GAG-Gehalt findet sich bei Mukopolysaccharidosen [31, 38, 58, 61, 62]. Ein qualitativ und quantitativ veränderter GAG-Gehalt im Urin wurde auch bei verschiedenen Tumoren beschrieben, z. B. malignen hämatologischen Erkrankungen, Mammakarzinomen oder Leberzellkarzinomen [32, 56, 72, 91].

Aber auch bei Harnwegsinfekten sind unspezifische GAG-Veränderungen möglich, z. B. eine Erhöhung durch Hyaluronsäure-bildende Bakterien [10] oder eine Erniedrigung durch Bakterien, die GAG abbauen [37].

GAG in Karzinomen

Eine Reihe von Untersuchungen konnte zeigen, daß es sowohl in mesenchymalen als auch epithelialen Tumoren zu qualitativen als auch quantitativen Veränderungen der GAG-Verteilung im Vergleich zum Muttergewebe kommt: So beträgt der Gesamtgehalt sulfatierter GAG von Magenmukosa, Speicheldrüse, Uterusmuskulatur und Larynxepithel unter 4 µg/g TG, wobei in malignen Tumoren dieser Gewebe über 15 µg/g TG gefunden wurden.

Neben dieser erhöhten Bildungsrate treten Verschiebungen im GAG-Verteilungsmuster auf. Chondroitin-4-sulfat und Chondroitin-6-sulfat steigen um den dreifachen Wert, verglichen mit dem jeweiligen normalen Gewebe an, während Dermatansulfat und Heparansulfat ungefähr zur Hälfte weniger nachweisbar sind [93].

In einem Wilm's Tumor können 1 mg Hyaluronsäure und 0,3 mg sulfatierte GAG pro g Trockengewicht gefunden werden bei gleichzeitig erhöhtem Plasma- und Urinspiegel [46].

Der Zusammenhang zwischen qualitativer und quantitativer Veränderung des GAG-Spektrums und Karzinogenese konnte durch Vergleich von normalen und Virus-transformierten Zellkulturen erhärtet werden.

Vom Polyoma-Virus transformierte 3 T 3-Zellen verlieren ihre Kontaktinhibition bei einem gleichzeitigen Anstieg der Chondroitin-4- und Chondroitin-6-sulfat-Bildung [18]. Es wird daher vermutet, daß Chondroitinsulfate die Zellteilung stimulieren. Chondroitinase ABC und -AC, die beide Chondroitin-4-sulfat und Chondroitin-6-sulfat abbauen, hemmen das Wachstum von Ehrlich-Aszites-Tumorzellen [103]. Zellinien aus Tumorgeweben weisen einen hohen Anteil an Chondroitin-4-sulfat und Chondroitin-6-sulfat auf, während Primärkulturen aus Lungengewebe z. B. sehr wenig Chondroitinsulfate besitzen [27].

GAG in der Urologie

„surface coat" und normales Urothel

Das Übergangsepithel der Harnblase entstammt zum größten Teil dem Entoderm der Kloake [15], das die Harnblase umgebende Bindegewebe hingegen dem viszeralen Blatt des Mesoderms und bildet Bindegewebe und Muskulatur der Harnblasenwand. Hinsichtlich der Herkunft des kleineren, ursprünglich dorsalen Wandabschnittes, der zwischen der Einmündungsstelle der Ureteren und der Urnieren liegt, des späteren Trigonums, wird eine mesodermale Herkunft, also eine Abstammung von Wolffschen Gängen [12, 19] und eine Herkunft aus entodermalem Material diskutiert [100].

Das Übergangsepithel der Harnblase ist mit einer Schutzschicht ausgestattet. Für diese Schutzschicht existieren verschiedene Begriffe wie „surface coat" [59], „bladder surface mucin" [75, 76], „urothelial surface mucoprotein" [97] und „surface mucopolysaccharide layer" [40]. Diese Begriffe beziehen sich auf eine Reihe verschiedener Färbungen, z. B. Alcianblau oder kolloidales Eisen.

Es kann ferner gezeigt werden, daß das „surface coat" von Kaninchenharnblasen nach 4minütiger Instillation von 0,4 M HCl verschwindet. Ab einem Zeitraum von 24 Stunden läßt sich wieder ein „surface coat" nachweisen [73].

Die Ruthenium-Rot-Färbung zeigt in der Transmissionselektronenmikroskopie beim Rattenurothel eine Glykokalyxstruktur von 60–80 A [59].

Nach Einwirkung von Neuraminidase färbt sich das „surface coat" nur noch schwach mit Alcianblau oder kolloidalem Eisen an. Hieraus wird auf die Anwesenheit Sialomucin im „surface coat" geschlossen [64].

Einzig für die Kaninchenblase liegen zur Zeit biochemische Analysen vor. Aus dem Urothel der Kaninchenharnblase können 3 verschiedene Glykoproteine mit unterschiedlichen Molekulargewichten isoliert werden [16].

Cystitis

Das „surface coat" scheint eine Adhärenz von Bakterien zu verhindern und so die Ausschleusung von Bakterien beim Entleeren der Harnblase zu erleichtern [77, 80]. Die zitierten Untersuchungen beruhen auf der vollständigen Entfernung des „surface coat" ohne dessen biochemische Charakteristik. Radioaktiv markierte Colibakterien heften sich an die säurebehandelten Harnblasen zwanzig- bis hundertmal besser an als an das ursprüngliche Urothel. 24 Stunden nach der Säureeinwirkung ist die Adhärenz bei behandelten und nicht behandelten Harnblasen gleich [77].

Verschiedene Bakterien (Klebsiella pneumoniae, Staphylococcus aureus und Escherichia coli) zeigen nach Säurebehandlung die gleichen Adhärenzeigenschaften [74]. Auch elektrochemische Einflüsse scheinen an der antibakteriellen Infektabwehr teilzunehmen. Bei intaktem „surface coat" unterscheidet sich die bakterielle Anheftung bei saurem und neutralem pH nicht. Nach Säureeinfluß ist die Bakterienadhärenz der Harnblase im sauren Bereich erhöht [75].

Heparin, das in einer Konzentration von mehreren tausend Einheiten nach Säureeinwirkung in Harnblasen instilliert wurde, entfaltet ähnliche Wirkungen wie das „surface coat" und vermag die Adhärenz von Colibakterien zu verhindern. Autoradiographisch kann die Adhärenz von Heparin an die Mukosazellen gesichert werden. Werden Bakterien dem Einfluß von Heparin ausgesetzt und anschließend in säurebehandelte Blasen gegeben, hat dies keinen Effekt einer Adhärenzverminderung [76].

Vergleichbar mit Heparin verhält sich Pentosanpolysulfat; es bewirkt neben einer verminderten Bakterien- auch eine verminderte Calcium- und Proteinadhärenz [78].

Aufgrund der Definition entspricht das synthetisch hergestellte Pentosanpolysulfat jedoch nicht einem GAG, sondern ist als Polysaccharid zu betrachten. Ein oral applizierbares Natriumpentosanpolysulfat (SP 54®) erzielt in einer Dosierung von 25 mg bis 50 mg täglich bei Patienten mit der langjährigen Anamnese einer schweren interstitiellen Zystitis eine rasche Besserung [79]. Die Autoren schließen daraus, daß eine interstitielle Zystitis durch Fehlen von GAG im „surface coat" begünstigt wird. Bei experimentell erzeugten Zystitiden der Ratte färben sich alle Schichten des Urothels mit kolloidalem Eisen, während in gesunden Blasen die Färbung sich auf die luminal gelegenen Zellen beschränkt. Eine Entfärbung wird nach Einwirkung von Heparinidase und Chondroitinasen beobachtet [57]. Hieraus kann man jedoch nicht sicher auf das Vorkommen einzelner GAG schließen, da u. a. mögliche Wechselwirkungen zwischen Glykoproteinen und GAG nicht sicher auszuschließen sind. Pentosanpolysulfat kann nach intravesikaler Applikation eine Tumorinduktion in Kaninchenharnblasen durch Methylnitrosamin verhindern [11]. Den GAG kann deshalb aber keine protektive Wirkung bei der Tumorentstehung zugeschrieben werden. Denkbar wäre auch, daß durch Anlagern der Base Nitrosamin an das starke Anion Pentosanpolysulfat Nitrosamin erst gar nicht an das Urothel gelangt.

Urolithiasis

Im Urin gesunder Patienten werden Inhibitorsubstanzen der Steinbildung vermutet, die von Steinpatienten nicht oder vermindert ausgeschieden werden. Diesen Inhibitorsubstanzen wird ein Einfluß auf das Wachstum und die Aggregation von Calciumoxalatkristallen zugeschrieben [5, 83, 92].

So hemmen Heparin und Chondroitin-4-sulfat in vitro die Kristallisation von Calciumoxalat bei einer Konzentration von nur 1 µmol/l [34].

Nach Ablösung des „surface coat" mit Salzsäure kann eine Adhärenz von Calciumoxalatkristallen an dem geschädigten Urothel nachgewiesen werden. Diese

Adhärenz ist nach Instillation von Heparin reversibel; die beiden Bestandteile der Disaccharideinheit Heparin allein (D-Glucuronsäure und N-Acetyl-D-Glucosamin) sowie Hyaluronsäure, Chondroitin-6-sulfat und Dextran üben keine protektive Wirkung aus [33]. Eine Adhärenz von radioaktiv markiertem Heparin kann nur an dem geschädigten Urothel und nicht an dem normalen Urothel nachgewiesen werden [33].

Blasenkarzinom

Bislang liegen lediglich histochemische Untersuchungen zum GAG-Gehalt in urothelialen Blasenkarzinomen vor.

An Papillomen und Karzinomen der Harnblase können neutrale, saure Mukopolysaccharide und Sialomucin nachgewiesen werden, die in den Tumorzellen in Form von Granula, Tröpfchen oder Vakuolen vorliegen und sich extrazellulär in cystischen Hohlräumen befinden [24, 47, 101]. Invasive Karzinome zeigen im Vergleich zum normalen Urothel eine schwächere Anfärbung von sialinhaltigen Strukturen [24]. An der Oberfläche einer Zellinie eines Übergangsepithelkarzinoms (KS-31 E) läßt sich Fibronektin isolieren [106].

Biochemisch wurde der GAG-Gehalt in urothelialen Blasenkarzinomen bislang nur in eigenen Untersuchungen bestimmt [84–86].

Eine Verifizierung von qualitativen und quantitativen Veränderungen der GAG als positiver Tumormarker könnte zu einer nützlichen klinischen Anwendbarkeit führen. Es ist bekannt, daß die Infiltrationstiefe und der Differenzierungsgrad allein keine zufriedenstellende Aussage über die Prognose und das Invasionsverhalten eines Tumors geben. Etwa ein Drittel der Patienten, die wegen eines superfizialen Harnblasenkarzinoms primär transurethral reseziert werden, erliegen innerhalb von 3 Jahren dem Tumorleiden [60, 87]. Es werden daher zusätzliche Parameter gesucht, die sich zur Selektion superfizialer Karzinome mit rascher Rezidiventwicklung und Tumorprogression eignen.

Eine Reihe von Substanzen, die aus Plasma und Urin isoliert wurden, versuchte man mit der Tumorinfiltrationstiefe und dem Differenzierungsgrad zu korrelieren [41]. Für die urologische Routinediagnostik besitzen diese Substanzen jedoch keine Bedeutung.

Aus dem Plasma wurden u.a. isoliert: beta-Mikroglobulin [28], Rheumafaktor [3, 39, 48], saure Glykoproteine, Antichymotrypsin [4], Fibrinogenspaltprodukte [50] und LDH 5/1-Quotient [105].

Aus dem Urin wurden u.a. isoliert: Polyamine [81, 89, 94], Fibrinogenspaltprodukte [49, 105, 107], Immunglobulin M [54], LDH 5/1-Quotient [14, 66, 96], beta-Glucuronidase [13, 65, 95], Kreatin-Phosphokinase [8], Acrylsulfatase, Ornithin-Decarboxylase [63] und Urokinase [45].

Von den Markersubstanzen in Tumorgeweben, Plasma oder Urin besitzen lediglich die AB0-Antigene eine gewisse Bedeutung hinsichtlich der Rezidivhäufigkeit, Tumorprogressionsrate und somit der Überlebenszeit [17, 22, 51, 52].

Das Fehlen der Blutgruppenantigene in Harnblasenkarzinomen scheint mit einer schlechten Prognose korreliert zu sein. Dieser Marker besitzt infolge seiner Eigenschaft als Negativmarker jedoch eine nur beschränkte Aussagefähigkeit. Die

Blutgruppenantigene lassen sich auch bei einer Reihe unspezifischer Veränderungen (z. B. Infekt) nicht mehr nachweisen, ohne daß in diesen Fällen ein Karzinom vorliegt.

Die Blutgruppeneigenschaften werden durch Glykoproteine determiniert. Im einzelnen besteht die Blutgruppensubstanz aus einem Protein- und Lipoidskelett, an das Zucker angelagert werden. Für die Bildung der Antigene des AB0-Systems ist zunächst die Einwirkung des H-Gens (Präkursorsubstanz, biosynthetische Vorstufe) erforderlich; dieses fügt Fukose an das Grundmaterial, das A-Gen bewirkt nachfolgend die Anlagerung von N-Acetylgalaktosamin, das B-Gen die von Galaktose. Das 0-Gen ist inaktiv [98].

Aus transformierten Nierenzellen des Hamsters kann ein Hybridmolekül isoliert werden, dessen Proteinleiste sowohl Oligosaccharide als auch GAG gemeinsam aufsitzen. Der GAG-Gehalt der transformierten Zellen ist höher als der der normalen Zellen [2]. Ob ähnliche strukturelle Verbindungen von Glykoproteinen und GAG auch im normalen Urothel bzw. Harnblasenkarzinomen zu beobachten sind, ist bislang nicht bekannt.

In Harnblasenkarzinomen ist lediglich der teilweise Verlust von Glykoproteinen des AB0-Systems sowie die qualitative und quantitative Erweiterung des GAG-Spektrums gesichert [84–86].

Anamnese, klinische Untersuchung, Cystoskopie, intravesikale Sonographie, exfoliative Urincytologie, multiple Biopsien und diagnostische transurethrale Resektionen bilden weiterhin die Basis der Therapieplanung. Faktoren, die die Prognose beeinflussen, sind Infiltrationstiefe und Differenzierungsgrad, das Ausmaß von Lymphknoten und Fernmetastasen [9, 87], multifokales Tumorwachstum [20, 55, 99], begleitende Dysplasie und Carcinoma-in-situ [1, 21, 23, 30, 60, 67, 70, 87] und die Tatsache, ob es sich um einen Primär- oder Rezidivtumor handelt [87].

Bis heute beweist keine Studie, daß der Nachweis einer Markersubstanz einen zusätzlichen Informationswert über die oben erwähnten Parameter hinaus besitzt [88].

Material und Methode

Material

Urothelkarzinome

Das menschliche Untersuchungsmaterial entstammt Operationspräparaten, die unmittelbar nach der Entnahme sorgfältig von den umgebenden Muskel- oder Bindegewebe freipräpariert und bis zu Analyse in Aceton aufbewahrt werden. Folgende Übergangsepithelkarzinome werden untersucht:

H. B., männlich, geb. 1933   Trockengewicht = 3,390 g
    T1 NX M0 (G2)
K. D., männlich, geb. 1913   Trockengewicht = 5,200 g
    Ta NX M0 (G2)
T. H., männlich, geb. 1900   Trockengewicht = 0,800 g
    T2 NX M0 (G3)

M. L., männlich, geb. 1907   Trockengewicht = 4,410 g
   T3b NX M1 (G3)
M. M., weiblich, geb. 1904   Trockengewicht = 1,310 g
   T2–3 N0 M0 (G2)

Zellinien urothelialer Karzinome

Die beiden Zellinien erhielten wir von der Abteilung Zellkulturen der American Type Culture Collection, Rockville, Maryland, USA. Eine erste Erwähnung dieser beiden Übergangszellkarzinomlinien erfolgte 1977 [82]. HT 1197 ist ein G-4-Karzinom eines 44jährigen. Ein Blasenkarzinom dieses Patienten wurde erstmals 1957 diagnostiziert. In der Zeit von 1957–1972 traten 7 Rezidive auf. Der Patient verstarb 1974 unter dem Bild einer ausgedehnten Metastasierung.

HT 1376 ist ein G-3-Karzinom, das im August 1973 einer 58jährigen Patientin entfernt wurde. Die Patientin verstarb wenige Monate später.

Die Zellkulturen wurden von der ATCC im August 1979 in der 35. Generation (HT 1197) und in der 40. Generation (HT 1376) eingefroren. Zur Untersuchung standen von HT 1197 ca. $1,4 \times 10^8$ Zellen zur Verfügung, die zwischen der 46. und der 51. Passage gesammelt wurden. Von HT 1376 wurden $6,1 \times 10^8$ Zellen aus der 49.–57. Passage analysiert.

Urothel und Blasenwand des Rindes

Glykokalyx und Urothel frisch geschlachteter Rinder werden mechanisch von der Submukosa präpariert. Das Material wird in Aceton gesammelt und getrocknet: Es besteht aus 0,105 g Urothel und 1,014 g Blasenwand (Muskulatur und Submukosa). Eine histologische Untersuchung zeigt auf, daß das abgeschabte Material nur aus Urothel besteht.

Methode

GAG-Analyse

Proteolyse und Dowex 1 X 2-Chromatographie. Die Tumoren werden von ihrer Entnahme an in Aceton aufbewahrt. Nach Trocknung schließt sich die enzymatische Proteolyse mit Papain (E.C. 3.4.22.2) bei 65° über 15–30 Stunden an. Eine Fällung der Nukleo- und Glykoproteine wird im sauren Milieu bei 4° durchgeführt. Die Auftrennung der verschiedenen GAG-Typen erfolgt an Dowex 1 X 2-Säulen durch Elution mit steigenden Konzentrationen von NaCl (0,15 M; 0,5 M; 1,5 M; 3,0 M). DOWEX 1 X 2 ist ein Kunstharzionenaustauscher, der stark basische Eigenschaften aufweist. Dowex-Austauscher bestehen aus Styrol-Divinylbenzol-Copolymeren, die eine große Zahl von ionisierbaren Gruppen tragen, die die Art und Eigenschaft des Austauschers bestimmen. Hier handelt es sich um quartäre Benzylammoniumverbindungen, bei denen der Stickstoff über eine Methylengruppe mit dem Kern, der drei Methylgruppen trägt, verbunden ist. Die Beadgröße beträgt 200–400 mesh. Cl^- dient als Gegenion. Zur Entfernung des NaCl werden die Proben gegen H_2O dialysiert, eingeengt und wieder in H_2O aufgenommen. Es ergeben sich also pro untersuchter Probe 4 verschiedene Eluate.

Hexosaminanalyse. Alle 4 Eluate der Dowex-Chromatographie werden der Hexosaminanalyse unterzogen. Eine Teilmenge der eingeengten Proben wird bei 105° in Anwesenheit von HCl hydrolysiert. Die Quantifizierung erfolgt mit einem Aminosäurenanalysator neben der gleichzeitigen Bestimmung der Aminosäuren.

Uronsäurebestimmung. Die Uronsäurebestimmung wird an 3 Eluaten der Dowex-Chromatographie nach der Carbazol-Borat-Methode durchgeführt. Zu der uronsäurehaltigen Probe wird Boratschwefelsäure und Carbazolreagens hinzugegeben. Nach Erhitzung und Abkühlung wird die Extinktion bei 525 nm gegen einen Wasserleerwert gemessen [7].

GAG-Abbau mit Chondroitin-ABC-Lyase und Chondroitin-AC-Lyase. Analysiert werden das 1,5 M NaCl- und das 3,0 M NaCl-Eluat der Dowex-Chromatographie, da in diesen beiden Eluaten Chondroitin-4-sulfat, Chondroitin-6-sulfat und Dermatansulfat zu erwarten sind. Chondroitinase AC (E.C. 4.2.2.5) baut Chondroitin-4-sulfat und Chondroitin-6-sulfat, Chondroitinase ABC (E.C. 4.2.2.4) zusätzlich noch Dermatansulfat ab.

Das Wirkungsprinzip beruht auf einer Spaltung der Disaccharidkette der Chondroitinsulfate an der hexosaminidischen Bindung, wobei ein in Δ-4,5-Stellung der Uronsäure ungesättigtes Disaccharid eliminiert wird [90, 102]. Von jeder Probe werden 3 Ansätze vorbereitet: Kontrollansatz, Chondroitinase ABC- und Chondroitinase AC-Ansatz. Zu der Enzymlösung wird noch ein Puffer hinzugegeben, und es erfolgt eine Inkubation bei 36° über 12 Stunden [37]. Danach erfolgt die Aufgabe auf Zelluloseplatten zur Dünnschichtchromatographie.

Dünnschichtchromatographie. Diese Methode erlaubt durch unterschiedliche Wanderungsstrecken der einzelnen GAG-Typen, durch Vergleich von Kontroll-, Chondroitinase AC-, Chondroitinase ABC-Ansatz und Zuordnung zu hochgereinigten Standardsubstanzen den qualitativen Nachweis der in den Proben vorhandenen GAG-Typen. Die Dünnschichtchromatographie wird auf 0,1 mm starken Zelluloseplatten durchgeführt. Von jeder Probe wird eine Platte der Chromatographie in der Bariumacetatreihe, eine weitere in der Calciumacetatreihe unterzogen. Es kommt zu Präzipitation der einzelnen GAG-Typen in unterschiedlichen Äthanolkonzentrationen. Die GAG-Typen werden durch Anfärbung mit Toluidinblau und Entfärbung mit Essigsäure sichtbar gemacht.

Zellkulturtechnik

Mediumwechsel und Subkultivation. Die Zellsuspensionen werden sofort nach Erhalt wieder eingefroren, durch kräftiges Schütteln im Wasserbad bei 37 °C während ca. 60–80 Sekunden zum Schmelzen gebracht und mit steigender Menge frischen Nährmediums bis auf die zehnfache Menge in 30 Minuten bei 4 °C verdünnt. Durch dieses schrittweise Verdünnen diffundiert das Dimethylsulfoxid langsam aus den Zellen in das Medium. Ein Mediumwechsel zur Entfernung des DMSO folgt nach 24 Stunden [41, 42]. Verwendung findet Minimum Essential Medium (MEM nach Eagle) modifiziert (1959) mit 0,850 g/l $NaHCO_3$ und 10 mM/l Hepes-Puffer. Das MEM-Medium wird durch 10%iges fötales Kälberserum, 1% L-Glutamin (200 mM),

1% nicht-essentielle Aminosäuren (100 ×) und 25 µg Gentamycin als Antibiotikum ergänzt und auf pH 7,0 mit Natriumbikarbonat (7,5%) bzw. mit Salzsäure (0,1 M) eingestellt. Als Kulturgefäß dienen 75 cm^2 „Falcon-flasks" mit ca.15 ml Mediuminhalt; inkubiert wird bei 37°C und einem CO_2/Luft-Gemisch 5%/95% (Heraeus-Brutschrank). Das Medium wird jeden zweiten Tag gewechselt, an jedem vierten Tag eine Subkultivation durchgeführt.

Zur Subkultivierung wird nach dem Absaugen mit PBS-Salzlösung für 10–15 Minuten gespült, danach in 3 ml 0,25%igen Trypsin für 2 Minuten inkubiert. Bis auf einen Rest von 0,1–0,3 ml wird das Trypsin abgesaugt und der Inhalt der Kulturflasche im Brutschrank bei 37°C erneut für 10 Minuten inkubiert. Die Zellen werden dann im vorgewärmten Medium aufgenommen und auf zwei oder drei „Falcon-flasks" verteilt.

Die Zellzählung wird in der Neubauer-Kammer an Zellsuspensionen und in mit Zählnetzen versehenen Kulturgefäßen (60×15 mm Schalen, Netzeinteilung in 2 mm Quadraten, Falcon) am Monolayer durchgeführt. Zum Vitalitätstest wird eine 1:5 verdünnte Trypanblaulösung (Seromed) über 5 Minuten verwendet. In regelmäßigen Abständen wird Medium, in dem eine Bebrütung von Zellen durchgeführt wurde, mikrobiologisch untersucht.

Vorbereitung der GAG-Analyse. Die Auftrennung in die drei zu untersuchenden Fraktionen Mediumfraktion, Trypticfraktion und Zellfraktion setzt ein 24stündiges Bebrüten in serumfreiem Medium voraus.

Das serumfreie Medium bildet die Mediumfraktion. Das übliche Vorgehen einer Subkultivation schließt sich an. Die Trypsin-Zellsuspension wird während 10 Minuten bei 1000 U/min zentrifugiert und so in Trypticfraktion und Zellfraktion getrennt. Um die GAG der drei Fraktionen als Trockensubstanz zu erhalten, wird dann eine Inkubation mit Pronase (E.C. 3.4.24.4) bei 37°C über 48 Stunden durchgeführt. Der Niederschlag, der sich nach Fällung mit Natriumacetat gesättigtem Äthanol bei 4°C bildet, wird zentrifugiert und getrocknet.

Nude-mice-Inokulation. „Nude-mice" des Stammes BALB/c nunu (Bomholtgard, Ry/Dänemark) werden unter sterilen Bedingungen gehalten. Ein ml einer Zellsuspension aus $5-10\times 10^6$ Zellen, die die üblichen Mediumergänzungen mit Ausnahme des fötalen Kälberserums enthält, wird subkutan im Nacken einer 5–6 Wochen alten männlichen Maus inokuliert.

Elektronenmikroskopie. Die Zellen werden in einer 2%igen gepufferten Glutaraldehydlösung fixiert, in einer aufsteigenden Alkoholreihe dehydriert und in Epoxygießharz eingebettet. Die Dünnschnitte werden mit Uranylacetat und Bleicitrat gefärbt. Für die Rasterelektronenmikroskopie werden die Zellen in gleicher Weise wie für die Transmissionselektronenmikroskopie vorbereitet. Nach der „critical point"-Trocknung wird der Monolayer mit Kohlenstoff sowie Gold und Platin im Verhältnis 80:20 beschichtet [69].

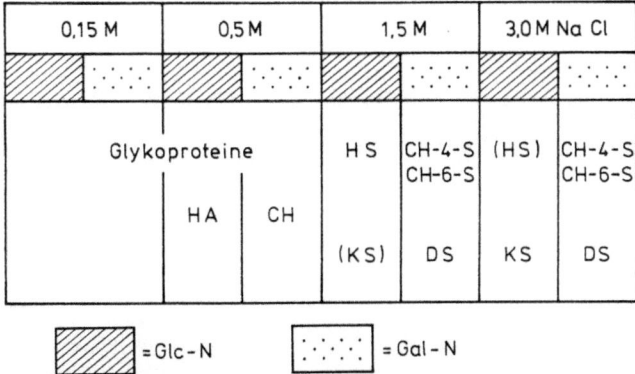

Abb. 3. GAG-Differenzierung anhand der Hexosamin-Verteilung in verschiedenen Eluaten

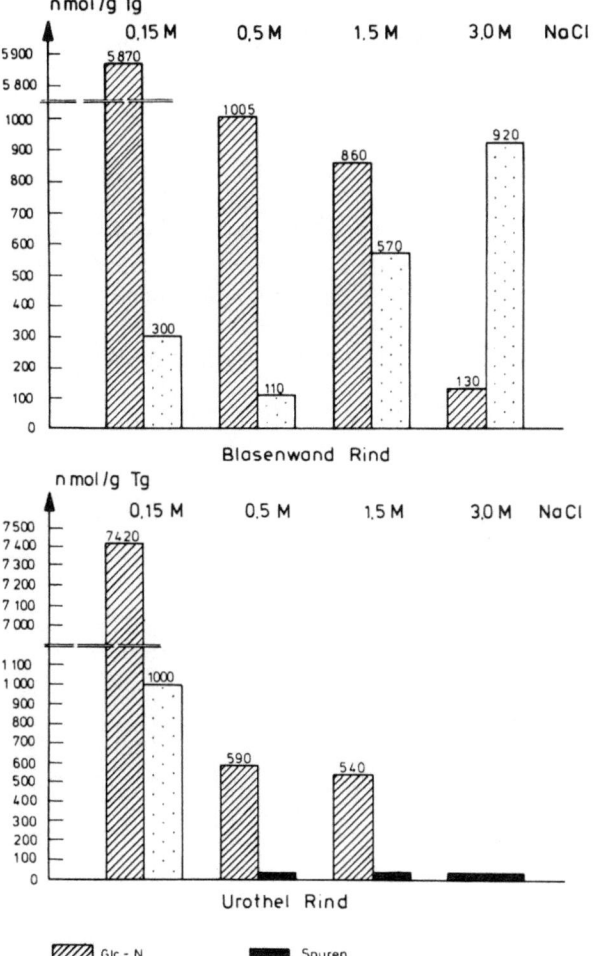

Abb. 4. Hexosaminanalyse von Blasenwand und Urothel des Rindes

Ergebnisse

GAG in Rinderurothel

Die GAG-Differenzierung durch die Hexosaminbestimmung nach Dowex 1 X 2-Chromatographie ist in Abb. 3 dargestellt. Der Hexosamingehalt im 0,15 M NaCl-Eluat entstammt Glykoproteinen, da diese im Gegensatz zu den GAG im 0,15 M NaCl-Eluat nicht an den Anionenaustauscher gebunden werden. So ist der Glucosamin- und Galaktosamingehalt im 0,15 M NaCl-Eluat Ausdruck des Glykoproteingehaltes von Urothel und Blasenwand des Rindes. Manchmal erfolgt noch eine Eluation der Glykoproteine in das 0,5 M NaCl-Eluat – neben Hyaluronsäure und Chondroitin –, während die 1,5 M NaCl- und 3,0 M NaCl-Eluate alle sulfatierten GAG enthalten. Im 1,5 M NaCl-Eluat des Urothels findet sich nur Glucosamin (540 nmol/g TG), während die Blasenwand im gleichen Eluat Glucosamin (860 nmol/g TG) und Galaktosamin (570 nmol/g TG) aufweist (Abb. 4).

Der Unterschied zwischen Urothel und Blasenwand zeigt sich deutlich im 3,0 M NaCl-Eluat: Es finden sich nur Spuren von GAG im Urothel, in der Blasenwand sind Glucosamin (130 nmol/g TG) und Galaktosamin (920 nmol/g TG) nachweisbar.

Die Dünnschichtchromatographie der 1,5 M- und 3,0 M NaCl-Eluate identifiziert die GAG als Dermatansulfat, Heparansulfat, Chondroitin-4-sulfat und Chondroitin-6-sulfat. Der Glucosamingehalt des 1,5 M NaCl-Eluates ist mit großer Wahrscheinlichkeit dem Heparansulfat zuzuordnen, da sich in der Dünnschichtchromatographie Heparansulfat zeigt. Keratansulfat kann durch Dünnschichtchromatographie in der Calcium- und Bariumacetatreihe ausgeschlossen werden (Abb. 5).

Die Uronsäurebestimmung ergibt im 1,5 und 3,0 M NaCl-Eluat äquimolare Werte zum Gesamthexosamingehalt (ohne Abb.).

Rind 1,5 M NaCl	Urothel Ca Ac	Urothel Ba Ac	Blasenwand Ca Ac	Blasenwand Ba Ac	Rind 3,0 M NaCl	Urothel Ca Ac	Urothel Ba Ac	Blasenwand Ca Ac	Blasenwand Ba Ac
DS	−	−	+	(+)	DS	−	−	+	+
HS	(+)	−	+	−	HS	(+)	−	+	+
CH-4-S	−	−	+	−	CH-4-S	−	−	−	−
CH-6-S	−	−	−	−	CH-6-S	−	−	+	−
KS	−	−	−	−	KS	−	−	−	−

Abb. 5. GAG-Differenzierung mittels Dünnschichtchromatographie im 1,5 und 3.0 M NaCl-Eluat (Blasenwand und Urothel des Rindes)

GAG in urothelialen Blasenkarzinomen

Die Hexosaminanalyse aller Tumoren deckt im 0,15 M NaCl und 0,5 M NaCl-Eluat einen hohen Glucosamin- und Galaktosamingehalt bis zu 11,2 µmol/TG auf. Beide Eluate werden nicht weiter untersucht, da sie überwiegend aus Glykoproteinen neben Hyaluronsäure und Chondroitin im 0,5 M NaCl-Eluat bestehen (ohne Abb.).

Im 1,5 M NaCl und 3,0 M NaCl-Eluat sind wieder Heparansulfat, Dermatansulfat, Chondroitin-4-sulfat, Chondroitin-6-sulfat und Keratansulfat zu erwarten. Der Hexosamingehalt reicht von 230–3050 nmol/g Trockengewicht in der 1,5 M NaCl-Fraktion und von 50–2820 nmol/g TG in der 3,0 M NaCl-Fraktion. Jeder Tumor zeigt sowohl einen unterschiedlichen Hexosamingehalt als auch ein unterschiedli-

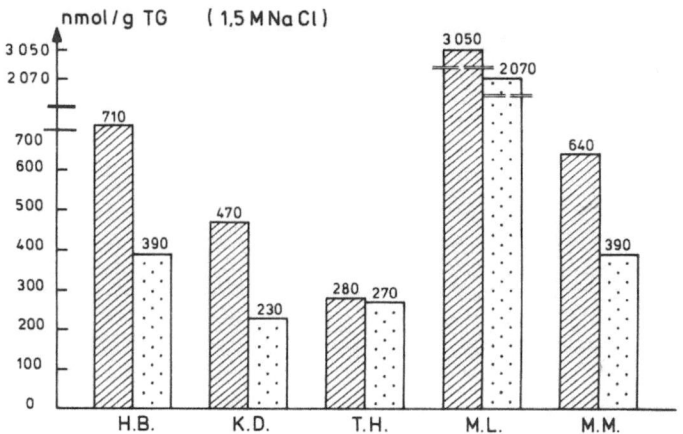

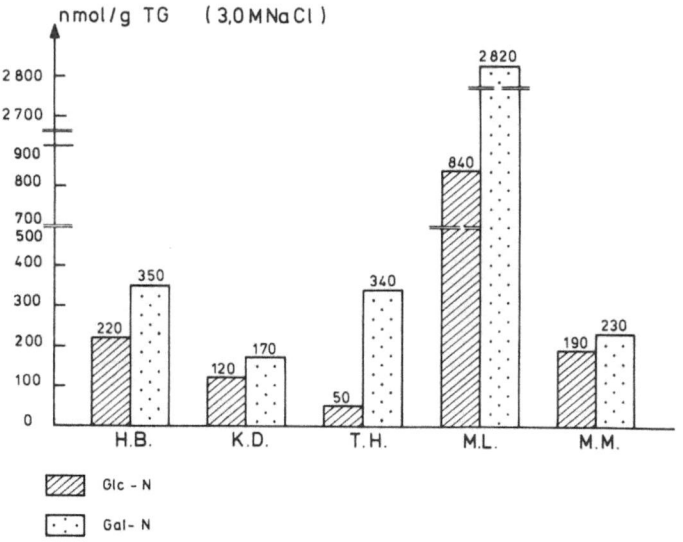

Abb. 6. Hexosaminanalyse (1,5 M NaCl und 3.0 M NaCl-Eluat) von 5 Urothelkarzinomen

Tumoren 1,5 M NaCl	H.B.		K.D.		T.H.		M.L.		M.M.	
	Ca Ac	Ba Ac	Ca Ac	Ba Ac	Ca Ac	Ba Ac	Ca Ac	Ba Ac	Ca Ac	Ba Ac
DS	+	+	−	(+)	+	(+)	−	−	+	(+)
HS	+	+	(+)	(+)	−	+	(+)	(+)	+	+
CH-4-S	−	−	−	−	+	−	−	−	+	−
CH-6-S	(+)	−	−	−	+	−	−	−	+	−
KS	−	−	−	−	−	−	−	−	−	−

Tumoren 3,0 M NaCl	H.B.		K.D.		T.H.		M.L.		M.M.	
	Ca Ac	Ba Ac	Ca Ac	Ba Ac	Ca Ac	Ba Ac	Ca Ac	Ba Ac	Ca Ac	Ba Ac
DS	+	+	+	+	+	+	+	+	+	+
HS	(+)	−	(+)	(+)	−	+	(+)	(+)	+	+
CH-4-S	−	−	+	−	−	−	+	−	−	−
CH-6-S	+	−	+	−	+	−	+	+	−	−
KS	−	−	−	−	−	−	−	−	−	−

Abb. 7. GAG-Differenzierung mittels Dünnschichtchromatographie des 1,5 M NaCl und des 3,0 M NaCl-Eluates der Urothelkarzinome

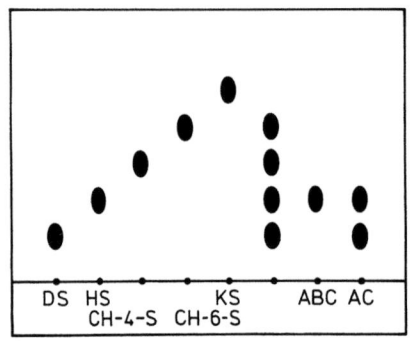

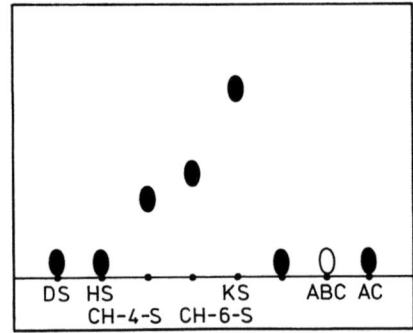

Abb. 8

Abb. 9

Abb. 8. Dünnschichtchromatographie in der Calciumacetatreihe (Urothelkarzinom M.M. 1,5 M NaCl-Eluat)

Abb. 9. Dünnschichtchromatographie in der Bariumacetatreihe (Urothelkarzinom M.M. 1,5 M NaCl)

ches Glucosamin/Galaktosamin-Verhältnis. Die Dünnschichtchromatographie stellt Heparansulfat, Dermatansulfat, Chondroitin-4-sulfat und Chondroitin-6-sulfat dar (Abb. 5). Keratansulfat kann wiederum durch Dünnschichtchromatographie in der Calcium- als auch in der Bariumacetatreihe ausgeschlossen werden, so ist der Glucosamingehalt des 1,5 M NaCl- und des 3,0 M NaCl-Eluates Heparansulfat zuzuordnen. In der Calciumacetatreihe wandern alle GAG und fallen in unterschiedlichen Äthanolkonzentrationen aus; Dermatansulfat fällt als erstes GAG aus, Keratansulfat als letztes (Abb. 8 u. 9). In der Bariumacetatreihe bleiben Dermatan- und Heparansulfat am Start liegen und Keratansulfat wandert am weitesten. Chondroitin-4-sulfat und Keratansulfat können so getrennt werden (Abb. 9). Im 3,0 M NaCl-Eluat zeigen alle Tumoren einen überwiegenden Galaktosamingehalt. Diese Eigenschaft läßt einen höheren Dermatansulfatanteil im 3,0 M NaCl-Eluat vermuten, weil sich Dermatansulfat in der Dünnschichtchromatographie nach Chondroitinase ABC-Abbau auch stärker entfärbt als im 1,5 M NaCl-Eluat. Umgekehrt zeigt sich in den 1,5 M NaCl-Eluaten eine stärkere Darstellung von Heparansulfat. Diese Eigenschaft läßt sich auf den gewöhnlich höheren Sulfatierungsgrad des Dermatansulfates im Gegensatz zum Heparansulfat zurückführen. Dermatansulfat wird deshalb besser an den Anionenaustauscher gebunden.

Die Uronsäurebestimmung ergibt im 1,5 und 3,0 M NaCl-Eluat äquimolare Werte zum Gesamthexosamingehalt (ohne Abb.).

Zellinien HT 1197 und HT 1376

GAG in den HT 1197 und HT 1376-Zellen

Der Hexosamingehalt im 0,15 M NaCl-Eluat und im 0,5 M NaCl-Eluat zeigt ähnlich hohe Werte wie in Urothel und Blasenwand des Rindes sowie in den Blasenkarzinomen (ohne Abb.).

In den 1,5 M NaCl- und 3,0 M NaCl-Eluaten zeigt sich wiederum ein unterschiedlicher Hexosamingehalt mit einer unterschiedlichen Glucosamin/Galaktosamin-Verteilung (Abb. 10: 1,5 M NaCl-Eluat). Es lassen sich wiederum die 4 GAG-Typen Heparansulfat, Dermatansulfat, Chondroitin-4-sulfat und Chondroitin-6-sulfat nachweisen (ohne Abb.).

Die inokulierten Zellen behalten in vivo ihre Fähigkeit zur GAG-Synthese. Das Verhalten in den einzelnen Eluaten ähnelt dem in vitro beschriebenen. Die normale Muskulatur der „nude mice" weist einen deutlich erniedrigten Hexosamingehalt auf (Abb. 10).

Die Uronsäurebestimmung ergibt im 1,5 und 3,0 M NaCl-Eluat äquimolare Werte zum Gesamthexosamingehalt (ohne Abb.).

Charakteristik der HT 1197 und HT 1376-Zellen

Die Zellkulturen werden lichtmikroskopisch sowie mit Transmissions- und Rasterelektronenmikroskopie charakterisiert. Die Lichtmikroskopie zeigt deutliche Unterschiede zwischen HT 1197 und HT 1376-Zellen. Das Zytoplasma der HT 1197-Zellen ist kuboidförmig und größer im Gegensatz zu dem runden und kleineren Zytoplasma der HT 1376-Zellen.

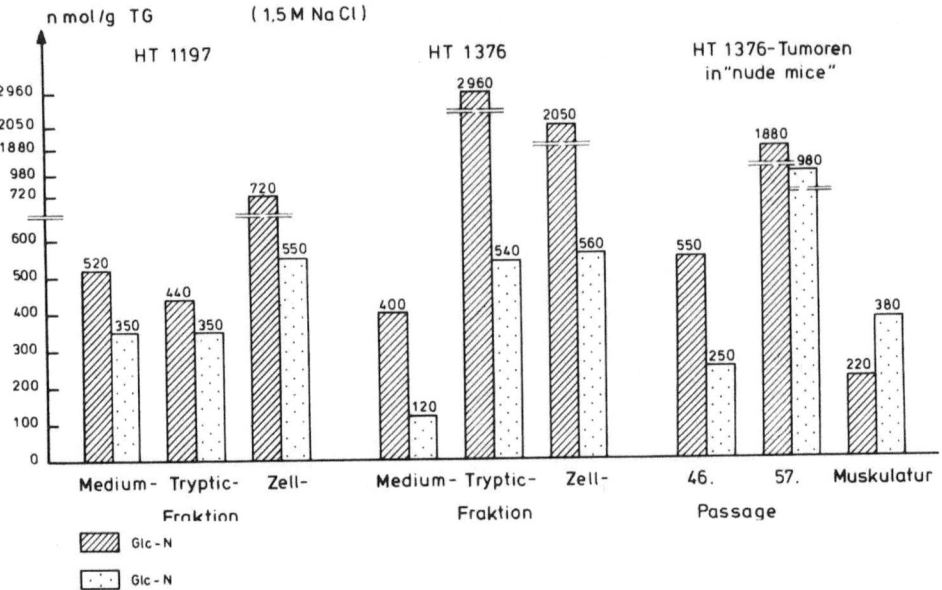

Abb. 10. Die verschiedenen Fraktionen der Zellinien HT 1197 und HT 1376 sowie der inokulierten Zellen im 1,5 M NaCl-Eluat

	HT 1197	HT 1376
Einsaat-dichte /cm²	$1,5 \times 10^4 - 2 \times 10^4$ Zellen	$2 \times 10^4 - 3 \times 10^4$ Zellen
Verdoppelungs-zeit	80 Std	55 Std
Vitalität (Trypanblau)	> 90 %	> 90 %
Sterilitäts-tests	+	+
GAG-Analyse	3. Tag	3. Tag
Wachstum in "nude mice"	+	+
Passage	42. Passage	46. u. 57. Passage

Abb. 11. Charakteristik der Zellinien HT 1197 und HT 1376

Die Monolayer zeigen eine epitheliale Wuchsform, die sich durch ein gleichmäßiges Wachstum von Zellgruppen auszeichnet. Ein Auswachsen von einzelnen Zellen am Rande des Monolayers, das für Fibroblasten typisch ist, kann nicht beobachtet werden. Die Zellen zeigen typische cytologische Kriterien entdifferenzierter Zellen wie Vergrößerung der Zellkerne, ein unterschiedliches Kern-Plasma-Verhältnis, Hyperchromasie und multiple Nukleoli (Abb. 12).

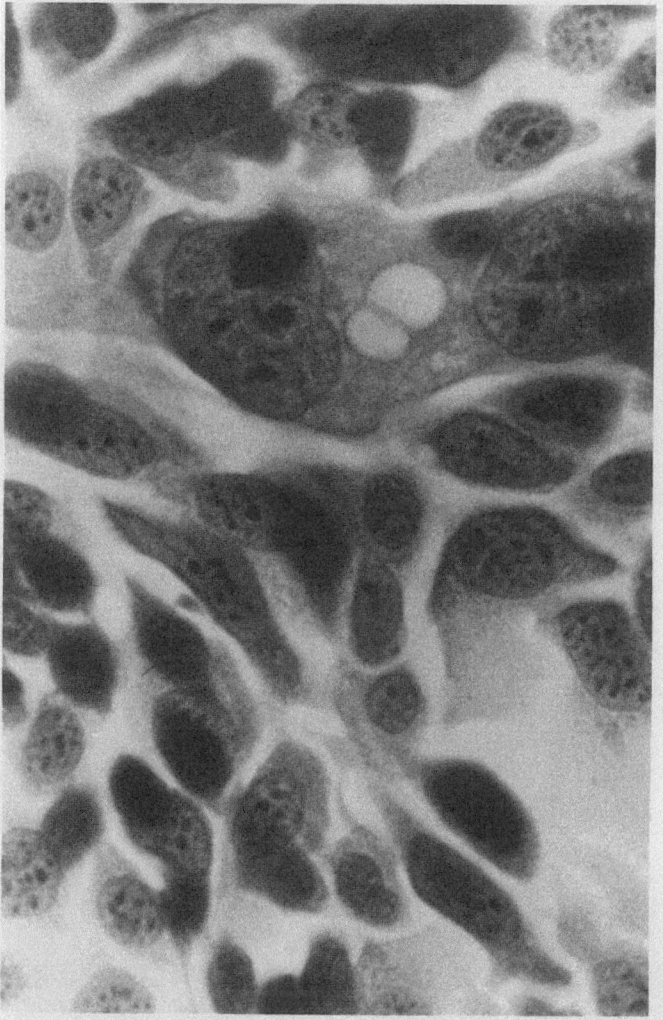

Abb. 12. HT 1376 Zellen als Monolayer in der 42. Generation (Giemsa-Färbung, Vergrößerung 300×)

Die Rasterelektronenmikroskopie zeigt u. a. pleomorphe Mikrovilli, die für Karzinomzellen typisch sind. Die Transmissionselektronenmikroskopie weist für Tumorzellen typische Veränderungen auf, u. a. einen Verlust von „tight-junctions" (Abb. 14 u. 15).

Aus den inokulierten Zellen entwickeln sich innerhalb von 10 Tagen Tumoren. Die Tumoren wachsen schnell bis zu einer Größe von 2 cm im Durchmesser bis zum Ende der dritten Woche. Zwei Mäuse sterben an einer Kachexie am 23. und 25. Tag nach der Inokulation. Metastasen in Lunge und Leber können nicht gefunden werden. Das histologische Bild der HT 1376-Zellen zeigt Abb. 13. Die inokulierten Zellen sind typisch für dedifferenzierte Zellen, die epitheliale Herkunft läßt sich noch

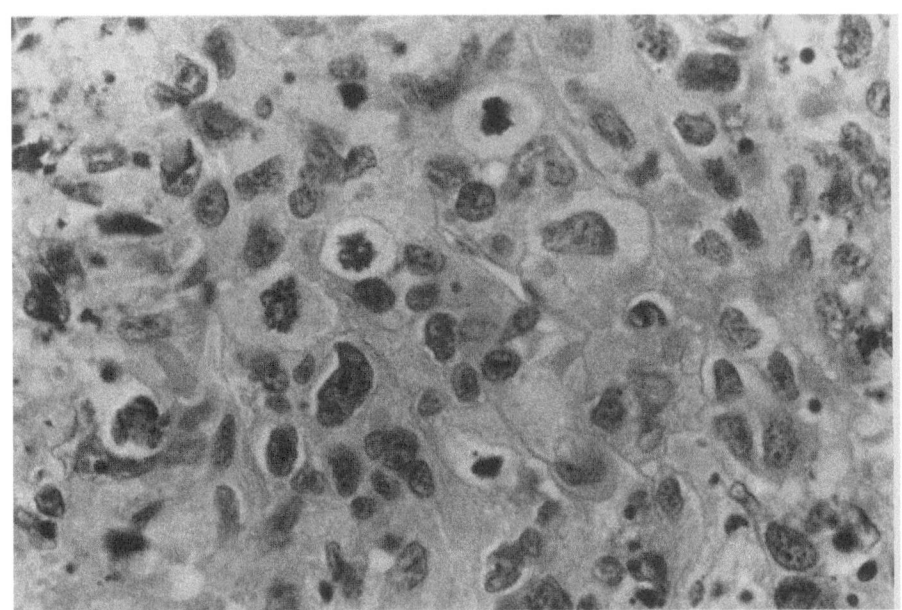

Abb. 13. HT 1376 Zellen, die in eine „nude mouse" in der 46. Generation inokuliert wurden (Semidünnschnitt, Vergrößerung 400×)

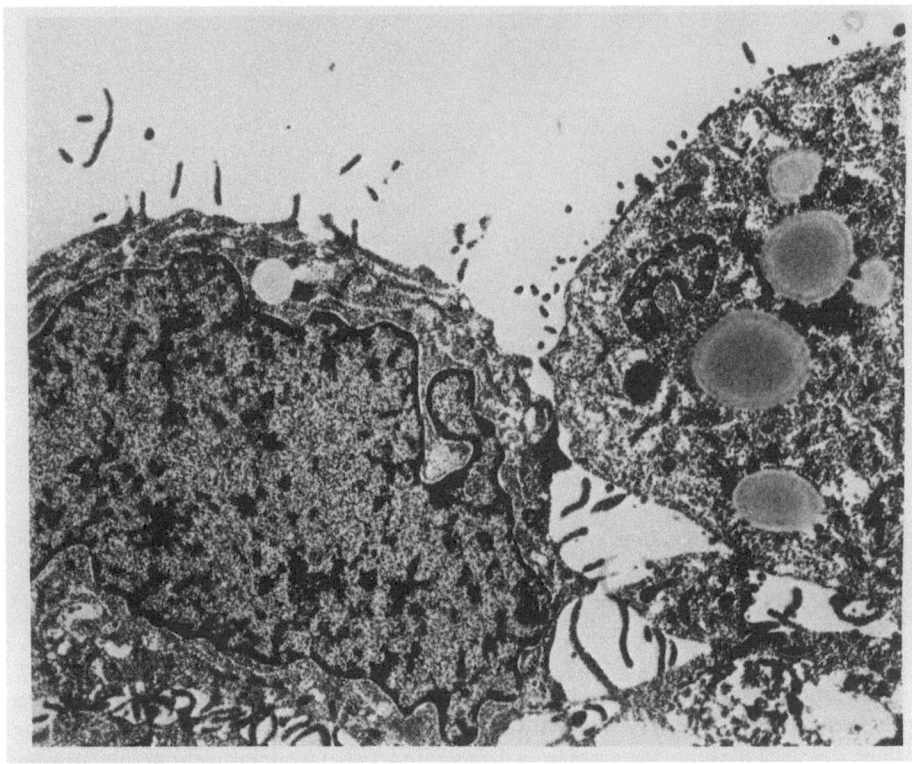

Abb. 14. HT 1376 Zelle in der Transmissionselektronenmikroskopie (Monolayer HT 1376 8000×)

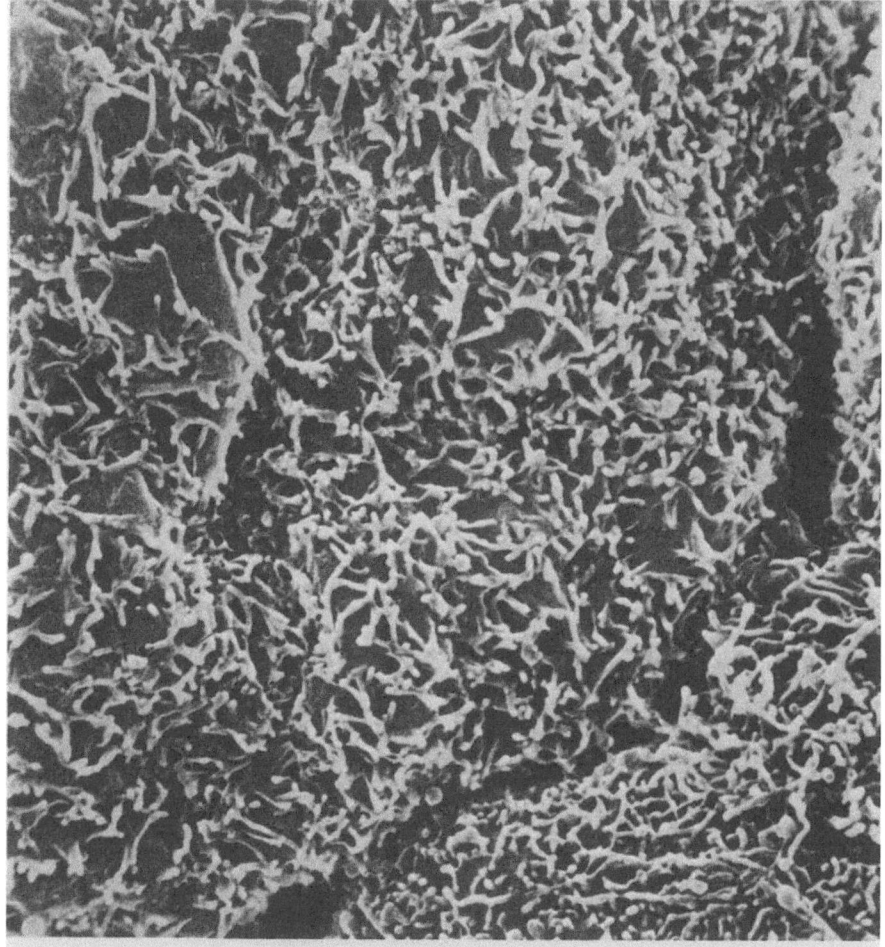

Abb. 15. HT 1376-Zellen in der Rasterelektronenmikroskopie (Monolayer HT 1376 10 000×)

erkennen. Die Übersichtsvergrößerung zeigt, daß die Tumoren einen geschätzten Anteil von 10–20% an Muskulatur enthalten. Die Charakteristik beider Zellinien zeigt Abb. 11.

Schlußfolgerungen

Erstmals konnten durch eine biochemische Analyse GAG in Urothel und Blasenwand des Rindes, in Urothelkarzinomen und in zwei Zellinien urothelialer Karzinome qualitativ und quantitativ bestimmt werden. Die bislang vorliegenden histochemischen Ergebnisse ließen das Vorkommen von GAG nur vermuten und gaben lediglich Hinweise auf die Lokalisation der GAG. Der Nachweis von GAG im Medium und der Trypticfraktion der Zellinien weist auf eine Sekretion dieser Substanzen hin und damit auf eine mögliche Anwendung der GAG als Tumormarker im Urin. Derzeit besteht jedoch noch keine Korrelation zur Infiltrationstiefe und zum Differenzierungsgrad eines Tumors und der qualitativen und quantitativen Aufteilung der GAG, ebensowenig wie eine kausale Verknüpfung zwischen Tumorentstehung und der GAG-Synthese.

GAG spielen bei der Infektabwehr des Urothels wahrscheinlich eine untergeordnete Rolle, da in der normalen Schleimhaut der Harnblase Proteoglykane bzw. GAG nur in Spuren nachzuweisen sind, ganz im Gegensatz zu Glykoproteinen, die in hohen Konzentrationen gefunden werden.

Literatur

1. Althausen AF, Prout GR, Daly JJ (1976) Non-invasive papillary carcinoma of the bladder associated with carcinoma in situ. J Urol 116:575
2. Baker SR, Blithe DL, Buck CA, Warren L (1980) Glycosaminoglycans and other carbohydrate groups bound to proteins of control and transformed cells. J Biol Chem 255:8719
3. Bartfeld H (1969) Distribution of rheumatoid factor activity in non-rheumatoid states. Ann NY Acad Sci 168:30
4. Bastable JRG, Richards B, Haworth S, Cooper EH (1979) Acute phase reactant proteins in the clinical management of carcinoma of the bladder. Br J Urol 51:283
5. Bichler KH, Ideler V, Harzmann R (1979) Uromucoid excretion in normal individuals and stone formers. Curr Probl Clin Biochem 9:309
6. Bichler KH, Korn S (1981) GAG-Ausscheidung bei Patienten mit Urolithiasis. Fortschr Urol Nephrol 17:203
7. Bitter T, Muir HM (1962) A modified uronic carbacole reaction. Anal 4:330
8. Block N, Jaksy J, Tessler AN (1974) Carcinoma of urinary tract. Clinical significance of urinary phosphokinase activity in diagnosis. Urology 4:194
9. Bloom F (1954) Pathology of the dog and cat. Am Vet Publ Inc Evanston, III
10. Blumberg BS, Ogston AG, Lowther DA, Rogers HJ (1958) Physicochemical properties of hyaluronic acid formed by Streptococcus haemolyticus. Biochem 70:1
11. Bodenstab W, Stauffer C, Schmidt JD, Parsons CL (1982) Protective effects of bladder surface glycosaminoglycans against carcinogenic agents. American Urological Association, 77th Annual Meeting
12. Boenig H (1942) Leitfaden der Entwicklungsgeschichte des Menschen. Thieme, Leipzig, 2. Aufl, S 260
13. Boyland E, Wallace DM, Williams DC (1955) The activity of the enzyme sulphatase and β-glucoronidase in the urine, serum and bladder tissue. Br J Cancer 9:62
14. Bredin HC, Daly JJ, Prout GR Jr (1975) Lactic dehydrogenase isoenzymes in human bladder cancer. J Urol 113:199
15. Bucher O (1973) Cytologie, Histologie und mikroskopische Anatomie des Menschen. 8. Aufl, S 468
16. Callhan HJ, Fritz R, Cooper HS, Grant Mulholland S (1982) Isolation and preliminary characterization of a high molecular weight glycoprotein from rabbit bladder mucosa. American Urological Association, 77th Annual Meeting
17. Catalona WJ (1981) Practical utility of specific red cell adherence test in bladder cancer. Urology 18:113
18. Chiarugi VP, Dietrich CP (1979) Sulfated mucopolysaccharides from normal and virus transformed rodent fibroblasts. J Cell Physiol 99:201
19. Chwalla R (1927) Eine bemerkenswerte Anomalie der menschlichen Harnblase. Virchows Arch [Pathol Anat] 263:632

20. Cooper PH, Waisman J, Johnston WH, Skinner DG (1973) Severe atypia of transitional epithelium and carcinoma of the urinary bladder. Cancer 31:1055
21. Cooper TP, Wheelis RF, Correa RJ, Gibbons RP, Mason JT, Cummings KB (1977) Random mucosal biopsies in the evaluation of patients with carcinoma of the bladder. J Urol 117:46
22. Cunnings KB (1980) Carcinoma of the bladder: Predictors. Cancer 45:1849
23. Daly JJ (1976) Carcinoma in situ of the urothelium. Urol Clin North Am 3:87
24. Dermer GB, Kern WH (1974) Changes in the affinity of phosphotungstic acid and positively charged colloidal particles for the surfaces of malignant human transitional epithelium of the urinary bladder. Cancer Res 34:2011
25. Dietrich CP, Sampaio LO, Toledo OMS (1976) Characteristic distribution of sulfated mucopolysaccharides in different tissues and in their respective mitochondria. Biochem Biophys Res Commun 71:1
26. Dietrich CP, Sampaio LO, Toledo OMS, Cassaro CMF (1977) Cell recognition and adhesiveness: a possible role for the sulfated mucopolysaccharides. Biochem Biophys Res Commun 75:329
27. Dietrich CP, Montes de Oca H (1978) Surface sulfated mucopolysaccharides of primary and permanent mammalian cell lines. Biochem Biophys Res Commun 80:805
28. Dunning WF, Curtis MR, Maun ME (1950) The effect of added dietary tryptophan on the recurrence of 2-acetylamino-fluorene-induced liver and bladder cancer in rats. Cancer Res 10:454
29. Endo M, Yamamoto M, Munakata H, Yamamoto R, Namike O, Yosizawa Z (1980) Chemical nature of human urinary glycosaminoglycans. Tohoku J Exp Med 131:355
30. Farrow GM, Utz DC, Rife CC, Greene LF (1977) Clinical observations on sixty-nine cases of in situ carcinoma of the urinary bladder. Cancer Res 37:2794
31. Fratantoni JC, Hall CW, Neufeld EF (1968) Defect in Hurler and Hunter syndromes. II. Deficiency of specific factors involved in mucopolysaccharide degradation. Proc Natl Acad Sci USA 60:699
32. Friman C, Juvani M (1975) Urinary excretion and glycosaminoglycans in malignant diseases of the haemopoietic and lymphatic tissues. Acta Med Scand 198:115
33. Gill WB, Jones KW, Ruggiero KJ (1982) Protective effects of heparin and other sulfated glycosaminoglycans on crystal adhesion to injured urothelium. J Urol 127:152
34. Gjaldbaek JC, Robertson WG (1980) Does urine from stone-formers contain macromolecules which promote the crystal growth rate of calcium oxalate crystals in vitro? Clin Chim Acta 108:75
35. Greiling H, Stuhlsatz HW (1964) Chromatographische Untersuchungen über die Mucopolysaccharidverteilung im hyalinen Knorpel. Hoppe Seylers Z Physiol Chem 336:149
36. Greiling H (1974) Glycosaminoglycans. In: Curtius HC, Roth M (eds) Clinical biochemistry, principles and methods, De Gruyter, Berlin 945
37. Greiling H, Eberhard A (1974) Chondroitin-4-sulfat, Chondroitin-6-sulfat und Dermatansulfat. In: Bergmeyer (Hrsg) Methoden der enzymatischen Analyse. Verlag Chemie, Weinheim, 3. Aufl, Bd II
38. Gröbe H (1982) Mucopolysaccharidosen. Dtsch Ärzteblatt 79:33
39. Gupta NP, Malaviya AN, Singh SM (1979) Rheumatoid factor; correlation with recurrence in transitional cell carcinoma of the bladder. J Urol 121:417
40. Hanno PM, Parson CL, Shrom SH, Fritz R, Mulholland SG (1978) The protective effect of heparin in experimental bladder infection. J Surg Res 25:324
41. Harzmann R, Heller W, Bichler KH, Gericke D, Grötsch H, Schmidt K (1979) The value of urinary enzyme diagnosis in urinary bladder carcinoma-experimental and clinical research data. Curr Probl Clin Biochem 9:113
42. Hay RJ (1978) Preservation of cell culture stocks in liquid nitrogen. TCA Manual 4:787
43. Hay RJ (1980) Pers. Mitteilung
44. Hennessey PT, Hurst RE, Hemstreet III GP, Cutter G (1981) Urinary glycosaminoglycan excretion as a biochemical marker in patients with bladder carcinoma. Cancer 41:3868
45. Hisazumi H, Naito K, Misakt T, Kosaka S (1974) Urokinase inhibitor in patients with bladder cancer. Urol Res 2:137
46. Hopwood JJ, Dorfman A (1978) Glycosaminoglycan synthesis by Wilm's Tumor. Pediatr Res 12:52

47. Hukill PB, Vidone RA (1965) Histochemistry of mucus and other polysaccharides in tumors I. Carcinoma of the bladder. Lab Invest 14:1624
48. Huri L, Perttala Y (1965) Observation on nonspecific Waaler-Rose and latex reactions in cancer patients. Ann Med Intern Fenn 54:181
49. Irving CC (1977) Biochemically detectable tumor markers in urine of bladder cancer patients. Cancer Res 37:2872
50. Ishibe T, Mori K, Usui T, Nihira H, Yasuihi K (1975) Alternations of serum lactic dehydeogenase and its isoenzyme fraction levels following hyperglycemic in patients with bladder carcinoma. Urol Int 30:437
51. Jakse G, Hofstädter F (1981) ABH Antigenicity of in situ carcinoma of the urinary bladder during intracavity treatment with doxorubicin hydrochloride. Urol Res 9:153
52. Javadpour N (1979) Immunobiology of the genitourinary cancers and their biologic markers. In: Javadpour N (ed) Principles and management of urologic cancer. Williams and Wilkins Comp., Baltimore
53. Jeanloz RW (1960) The nomenclature of mucopolysaccharides Arthritis Rheum 3:233
54. Johansson B, Ljungqvist A (1974) Localization of immunoglubulins in urinary bladder tumors. Acta Pathol Microbiol Scand [A] 82:559
55. Koss LG, Tiamson EM, Robbins MA (1974) Mapping cancerous and precancerous bladder changes. A study of the urothelium in ten surgically removed bladders. JAMA 227:281
56. Kupchella CE, Drake E, Kennedy J, Curran KL, Warick R, Morris HP (1981) Tissue and urinary glycosaminoglycan patterns associated with a fast, an intermediate, and a slow-growing morris hepatoma. Cancer Res 41:419
57. Kuwahara M, Tokiwa M, Orikasa S (1982) Bacterial infection and acid mucopolysaccharides in epithelium of rat urinary bladder. Urol Res 10:93
58. Lagunoff D, Pritzl P, Scott CR (1967) Urinary N-sulfate glycosaminoglycan excretion in children: normal and abnormal values. Proc Soc Exp Biol Med 126:34
59. Levin S, Richter WR (1975) Ultrastructure of cell surface coat (glycocalyx) in rat urinary bladder epithelium. Cell Tissue Res 155:281
60. Lutzeyer W, Rübben H, Dahm H (1982) Prognostic parameters in superficial bladder cancer: an analysis of 315 cases. J Urol 127:250
61. Matalon R, Dorfman A (1966) Hurler's syndrome – biosynthesis of acid mucopolysaccharides in tissue culture. Proc Natl Acad Sci USA 56:1310
62. Matalon R, Dorman A (1968) The structure of acid mucopolysaccharides produced by Hurler fibroblasts in tissue culture. Proc Natl Acad Sci USA 60:179
63. Matsumisha M, Bryan GT (1980) Early induction of mouse urinary bladder ornithine decarboxylase activity by rodent vesical carcinogens. Cancer Res 40:1897
64. Monis B, Dorfman HD (1967) Some histochemical observation in transitional epithelium of man. J Histochem Cytochem 15:475
65. Motomija Y, Yamada K, Mutsushima S, Ijyuin M, Irya K, Okajima E (1975) Studies on urinary isozymes of lactic dehydrogenase and beta-glucuronidase in patients with bladder tumors. Urol Res 3:41
66. Motomija Y, Ohzono S, Shiomi T, Kondo T, Ijuin M, Okajima E (1979) Studies on lactic dehydrogenase of patients with urinary bladder tumors. Invest Urol 17:120
67. Murphy WM, Nagy GK, Rao MK, Solway MS, Parija GC, Cox CE, Friedell GH (1979) "Normal" urothelium in patients with bladder cancer. A preliminary report from the national bladder cancer collaborative group A. Cancer 44:1050
68. Nagatuska Y, Sato K, Ototani N, Yosizawa Z (1980) A Method of screening test for excretion pattern of urinary glycosaminoglycans and its application to normal human urine. Tohoku J Exp Med 132:159
69. Nayak SK, O'Toole C, Price ZH (1977) A cell line from an anaplastic transitional cell carcinoma of human urinary bladder. Br J Cancer 35:142
70. Newman J, Hicks RM (1977) Detection of neoplastic and preneoplastic by combined scanning and transmission electron microscopy of urinary surface of human and rat bladders. Histopathol 1:125
71. Nigam VN, Cantero A (1973) Polysaccharides in cancer: glycoproteins and glycolipids. Adv Cancer Res 20:1

72. Ozzello L, Speer FD (1958) The mucopolysaccharides in the normal and diseased breast: their distribution and significance. Am J Pathol 34:993
73. Parsons CL, Greenspan C, Moore SW, Mulholland SG (1977) Role of surface mucin in primary antibacterial defense of bladder. Urology 9:48
74. Parsons CL, Mulholland SG (1978) Bladder surface mucin – its antibacterial effect against various bacterial species. Am J Pathol 93:423
75. Parsons CL, Shrom SH, Hanno PM, Mulholland SG (1978) Bladder surface mucin – examination of possible mechanisms for its antibacterial effect. Invest Urol 16:196
76. Parsons CL, Mulholland SG, Anwar H (1979) Antibacterial activity of bladder surface mucin duplicated by exogenous glycosaminoglycan (heparin). Infect Immun 24:552
77. Parsons CL, Anwar H, Stauffer C, Schmidt JD (1979) In vitro adherence of radioactively labeled Escherichia coli in normal and cystitis-prone females. Infect Immun 26:453
78. Parsons CL, Stauffer C, Schmidt JD (1980) Bladder-surface glycosaminoglycans: an efficient mechanism of environmental adaptation. Science 108:605
79. Parsons CL, Pollen JJ (1982) Treatment of interstitial cystitis with sodium pentosanpolysulfate. American Urological Association, 77th Annual Meeting
80. Parsons CL (1982) Prevention of urinary tract infection by the exogenous glycosaminoglycan sodium pentosanpolysulfate. J Urol 127:167
81. Pastorini P, Milano G, Toubol J, Raymond G, Cambon P, Lalanne CM (1981) The diagnostic and prognostic value of urinary polyamine measurement in bladder cancer. Urol Res 9:13
82. Rasheed S, Gardner MB, Rongey RW, Nelson-Rees WA, Arnstein P (1977) Human bladder carcinoma: characterization of two new tumor cell lines and search for tumor viruses. J Natl Cancer Inst 58:881
83. Robertson WG, Peacock M, Nordin BEC (1973) Inhibitors of the growth and aggregation of calcium oxalate crystals in vitro. Clin Chim Acta 43:31
84. Rübben H, Friedrichs R, Stuhlsatz HW, Dahm HH, Lutzeyer W (1981) Glykosaminoglykananalyse urothelialer Blasenkarzinome. Verh-Ber Dtsch Ges Urol 32:355
85. Rübben H, Friedrichs R, Stuhlsatz HW, Dahm HH, Lutzeyer W (1980) Biochemical analysis of GAG in urothelial bladder cancer cell lines. Abstracts of the Proceedings of the First Meeting of the European Society for Urological Oncology and Endocrinology, November 21–22, 1980 Rotterdam. In: The Prostate 1:127
86. Rübben H, Friedrichs R, Stuhlsatz HW, Lutzeyer W (1982) Glykosaminoglykane in normalem Urothel, urothelialen Karzinomen und Zellinien menschlicher Blasenkarzinome. 6. Symposium für Experimentelle Urologie, Bonn
87. Rübben H, Dahm HH, Lutzeyer W (1981) Rezidivhäufigkeit und Tumorprogession superfizialer Harnblasenkarzinome. Urologie [A] 20:211
88. Rübben H, Lutzeyer W (1984) Epidemiologic etiologic and pathogenetic aspects. Clinical practice in urology: bladder cancer (im Druck)
89. Russel DH (1971) Increased polyamine concentrations in the urine of human cancer patients. Nature 233:144
90. Saito H, Yamagata T, Suzuki S (1968) Enzymatic methods or determination of small quantities or isomeric cnondroitin sulfates. J Biol Chem 243:1536
91. Saito S (1973) Mucopolysaccharides of rat ascites hepatoma cells. Gann 64:247
92. Sallis JD, Lumley MF (1979) On the possible role of glycosaminoglycans as hatural inhibitors of calcium oxalate stones. Invest Urol 16:296
93. Sampaio LO, Dietrich CP, Filho OG (1977) Changes in sulfated mucopolysaccharide composition of mammalian tissues during growth an in cancer tissues. Biochim Biophys Acta 498:123
94. Sanford EJ, Drago JR, Rohner TJ, Kessler GF, Sheehan L, Lipton A (1975) Preliminary evaluation of urinary polyamines in the diagnosis of genitourinary malignancy. J Urol 113:218
95. Senda H (1970) Studies of β-glucuronidase and DNA synthesis activities in bladder tumors. Nagoya J Med Sci 33:203
96. Schmidt JD (1966) Significance of total urinary lactic dehydrogenase activity in urinary tract disease. J Urol 96:950

97. Shrom SH, Parsons CL, Mulholland SG (1977) Role of urothelial surface mucoprotein in intrinsic bladder defense. Urology 9:526
98. Siegenthaler W (Hrsg) (1976) Klinische Pathophysiologie. Thieme, Stuttgart, S 500, 3. Aufl
99. Soto EA, Friedell GH, Tiltman AJ (1977) Bladder cancer as seen in giant histologic sections. Cancer 39:447
100. Starck D (1975) Embryologie. Thieme, Stuttgart, S 526
101. Stiller D (1964) Histochemische Untersuchungen über Sekretionserscheinungen in Papillomen und Karzinomen der Harnblase. Beitr Pathol Anat 129:377
102. Suzuki S, Saito H, Yamagata T, Anno K, Seno N, Kawai Y, Furuhashi T (1968) Formation of three types of disulfated disaccharides from chondroitin sulfates by chondroitinase digestion. J Biol Chem 243:1543
103. Takeuchi J (1971) Effect of chondroitinsulfate on the growth of solid Ehrlich aszites tumor after rechallenge and in vitro incubation. Gann 62:337
104. Varadi DP, Cifonelli JA, Dorfman A (1967) Acid mucopolysaccharides in normal urine. Biochim Biophys Acta 141:103
105. Wajsman Z, Merrin CE, Chu TM, Moore RH, Murphy GP (1975) Evaluation of biological markers in bladder cancer. J Urol 114:879
106. Webb KS, Stone KR, Sharief Y, Paulson DF (1980) Surface proteins of a transitional carcinoma cell line (KS 31 E). Urol Res 8:77
107. Worowsky K, Farbiszewsky R (1972) Studies on the proteolytic enzyme inhibitors in malignant neoplastic diseases. Pol Med J 11:502

Urincholesterinbestimmung im Rahmen der Früherkennung und Verlaufskontrolle von Harnblasentumoren

R. TAUBER[1] und D. JÜNGST[2]

Frühere Untersuchungen zeigten, daß Cholesterin bereits unter physiologischen Bedingungen in geringer Menge, etwa 0,5–4,0 mg/d, im Urin ausgeschieden wird (Grunke 1922; Butenandt u. Dannenbaum 1937). Eine gesteigerte Exkretion wurde bei Erkrankungen der Niere, hier insbesondere beim nephrotischen Syndrom, beschrieben, darüber hinaus aber insbesondere auch bei malignen Erkrankungen des Urogenitaltrakts (Frick u. Spiteller 1968; Acevedo et al. 1974, 1975, 1976; Chu et al. 1975; Belis u. Cenedella 1979; Jüngst et al. 1979a, 1979b, 1980, 1981a–c).

Trotz der genannten, zum Teil aufwendigen Studien, waren Aussagen über eine mögliche klinische Bedeutung der Cholesterinbestimmung im Urin nur eingeschränkt möglich. In der vorliegenden Arbeit werden die Ergebnisse der Cholesterinausscheidung im Urin bei Harnblasentumoren mit besonderer Berücksichtigung einer möglichen Früherkennung im Rahmen eines Screenings eingehend dargestellt. Daneben wird auf Verlaufsuntersuchungen bei Patienten mit Blasentumoren eingegangen, z.T. im Vergleich zur Urinzytologie. Die mögliche Herkunft des Cholesterins im Urin wird abschließend diskutiert.

Material und Methoden

Normalpersonen

Bei den untersuchten Normalpersonen handelte es sich um ambulante Patienten der Medizinischen Poliklinik, bei denen die klinische und laborchemische Untersuchung keinen krankhaften Befund ergeben hatte.

Harnblasentumoren

Die Patienten mit Harnblasentumoren befanden sich in ambulanter bzw. stationärer Behandlung der Urologischen Klinik des Klinikums. Die Diagnosen wurden den Krankenunterlagen entnommen und stützten sich auf klinische Untersuchung, Urinzytologie, Cystoskopie und auf das Ergebnis der histologischen Untersuchung des Operationspräparates. Die Einteilung erfolgte entweder nach dem histologi-

---

1 Urologische Klinik, Klinikum Großhadern, Ludwig-Maximilians-Universität München, Marchioninistraße 15, D-8000 München 70
2 Medizinische Klinik 2, Klinikum Großhadern, Ludwig-Maximilians-Universität München, Marchioninistraße 15, D-8000 München 70

schen Differenzierungsgrad (0–III) oder nach dem TNM-System in verschiedene Gruppen.

Patienten mit Mikrohämaturie

Die Patienten mit Mikrohämaturie befanden sich in ambulanter bzw. stationärer Behandlung des Klinikums. Die Auswahl wurde aufgrund der Analyse des Urinsediments (3–10 Erythrozyten/Gesichtsfeld) vorgenommen. Das Ergebnis der Cholesterinbestimmung hatte keinen Einfluß auf diagnostische Maßnahmen. Nicht aufgenommen in diese Studie wurden Patienten mit Makrohämaturie, Blasenkatheter oder suprapubischer Blasenfistel.

Probenmaterial

Die Bestimmung des Cholesterins im Urin wurde im 24-Stundenurin bzw. im Morgenurin durchgeführt. Urinproben mit makroskopisch erkennbarer Blutbeimengung (0,5–1,0 ml Blut/l Urin) wurden nicht untersucht.

In diesen Fällen kann alleine durch die Blutkontamination (1 ml Blut enthält etwa 1–2 mg Cholesterin) eine erhöhte Cholesterinausscheidung im Urin verursacht werden (Acevedo et al. 1973).

Gaschromatographische Bestimmung des Gesamtcholesterins im Urin

Zur Bestimmung des Cholesterins wurden im Spitzglas 2 ml Urinprobe mit 6 ml Essigsäureäthylester extrahiert. Nach Reinigung des Extraktes mit 0,1 M/l Natronlau-

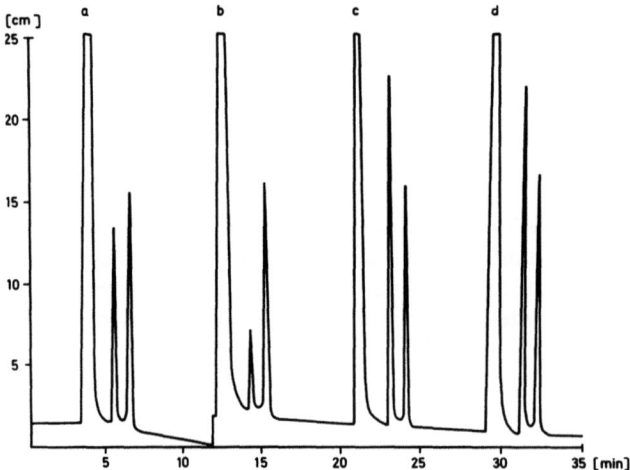

Abb. 1. Typische Proben- (*a* und *b*) und Standardchromatogramme (*c* und *d*). *1 Peak* = Cholesterin, *2 Peak* = Androstendion

ge und H_2O wird mit äthanolischer KOH hydrolysiert, anschließend erfolgt die gaschromatographische Bestimmung. Als interner Standard wurde Androstendion verwendet, die Berechnung erfolgte unter Berücksichtigung der Peakhöhen. In der folgenden Abb. 1 sind typische Standard- und Probenchromatogramme dargestellt.

Ergebnisse

Gesamtcholesterin im Urin bei Normalpersonen

Untersucht wurden 67 Männer und 70 Frauen im Alter von 14–77 Jahren. Bei den Männern lag die tägliche Ausscheidung des Cholesterins im Urin in einem 2s-Bereich von 0,3–2,9 mg/d, bei den Frauen in einem 2s-Bereich von 0,3–3,1 mg/d. Bei der Berechnung der Grenzen wurden die Logarithmen der Einzelergebnisse zugrunde gelegt, da am ehesten eine logarithmische Normalverteilung vorlag.

Harnblasenpapillom und Harnblasenkarzinom

Untersucht wurden 75 Patienten, 60 Männer und 15 Frauen, im Alter von 45–82 Jahren. Die Bereiche und Mediane des Cholesterins im Urin bei den Patienten mit urothelialen Karzinomen Grad 0–III sind in Tabelle 1 dargestellt. Eine eindeutige Abhängigkeit der Cholesterinausscheidung im Urin zum Differenzierungsgrad konnte nicht gefunden werden. Dagegen wurde in den fortgeschritteneren klinischen TNM-Stadien häufiger eine gesteigerte Cholesterinausscheidung im Urin beobachtet. Die Einzelwerte bei diesen Patienten sind bereits früher dargestellt worden (Jüngst et al. 1979b). Für Papillome errechnete sich eine Sensitivität von 64% für Gesamtcholesterin. Vergleichbare Ergebnisse wurden in den klinischen Frühstadien ($T_1N_0M_0$–$T_2N_0M_0$) gefunden. In den fortgeschritteneren klinischen Stadien des Harnblasenkarzinoms ($T_3N_0M_0$–$T_4N_4M_{1d}$) errechnete sich eine Sensitivität von über 90% unter Berücksichtigung der oberen 2s-Grenze von 3,0 mg/d.

Verlaufsbeobachtungen wurden zunächst bei 2 Patienten mit Harnblasenpapillomen vorgenommen, die transurethral reseziert wurden. Postoperativ kam es zu einer völligen Normalisierung der vorher deutlich erhöhten Cholesterinwerte im Urin. Cystoskopische Kontrollen ergaben keinen Hinweis für ein Lokalrezidiv im Einklang mit den im Normbereich liegenden Cholesterinwerten im Urin (Abb. 2).

Tabelle 1. Ausscheidung von Gesamtcholesterin im Urin bei 75 Patienten mit Harnblasenkarzinom in Abhängigkeit vom Differenzierungsgrad

Diff. Grad	n	Cholesterin mg/d Bereich	Cholesterin mg/d Median
Grad 0	24	0,7 – 80,0	6,3
Grad I	18	0,3 – 25,1	3,7
Grad II	17	0,6 – 52,0	11,9
Grad III	16	1,6 – 65,0	8,7

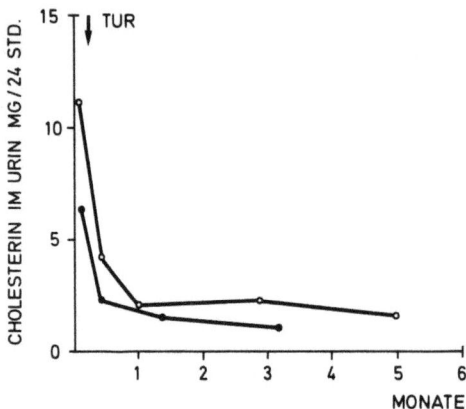

Abb. 2. Verlauf der Cholesterinausscheidung im Urin bei 2 Patienten mit Harnblasenpapillomen

Anhand ausgewählter Langzeitverläufe soll daneben gezeigt werden, wie eng das Vorliegen eines malignen Harnblasentumors mit der Cholesterinausscheidung im Urin korreliert ist. In Abb. 3 ist der Verlauf des Urincholesterins bei einem Patienten mit einem $T_2N_1M_0$-Tumor dargestellt. Nach transurethraler Resektion des Tumors kam es zu einer raschen Normalisierung des Urincholesterins. Die folgenden Werte wiesen ebenso wie die cystoskopischen Kontrollen auf die Rezidivfreiheit des Patienten hin. Bei einem weiteren Patienten (Abb. 4) fand sich präoperativ ein erhöhter Cholesterinwert von 7 mg/d, der postoperativ kurzfristig auf über 20 mg/d anstieg, sich dann aber innerhalb weniger Wochen normalisierte. Eine 2 Monate nach der Operation durchgeführte Kontrollcystoskopie ergab keinerlei Hinweis für ein Rezidiv. Die zu diesem Zeitpunkt gemessene Cholesterinausscheidung im Urin zeigte einen gering erhöhten Wert, der in den folgenden Monaten auf über 37 mg/d anstieg. Erst ½ Jahr nach der Operation konnte auch endoskopisch ein lokales Rezidiv nachgewiesen werden, das die erhöhte Cholesterinexkretion im Urin nachträglich erklärte. Nach erneuter transurethraler Resektion erreichte diese wieder Normalwerte.

Bei einem weiteren Patienten bestanden bereits Lungenmetastasen. Daher wurde eine Behandlung mit Bleomycin und Methotrexat durchgeführt. Als mögliches

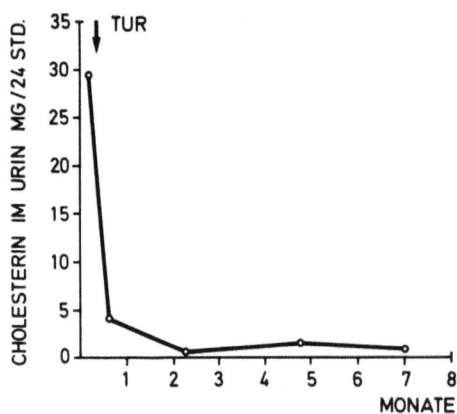

Abb. 3. Verlauf der Cholesterinausscheidung im Urin bei einem Patienten mit Harnblasenkarzinom $T_2N_1M_0$

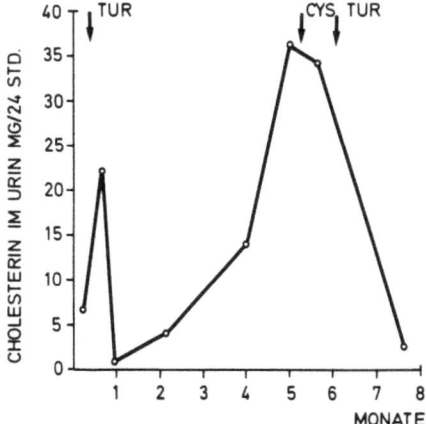

Abb. 4. Verlauf der Cholesterinausscheidung im Urin bei einem Patienten mit Harnblasenkarzinom $T_{1-2}N_1M_0$

Zeichen einer Remission kam es zu einer völligen Normalisierung der vorher erhöhten Cholesterinexkretion im Urin, die nach Absetzen der Cytostatika wieder in den pathologischen Bereich anstieg. Der Verlauf der Einzelwerte ist in Abb. 5 dargestellt. Aufgrund dieser Ergebnisse wurde eine systematischere Untersuchung des Cholesterins im Urin bei transurethral resezierten Patienten mit Blasentumoren durchgeführt. Aus praktischen Gründen wurde dabei die Bestimmung des Cholesterins in der Gesamtmenge des Morgenurins gegenüber der vorher ausschließlich verwendeten Messung im 24-Stundenurin bevorzugt, da vergleichende Untersuchungen ergeben hatten, daß die im Morgenurin ausgeschiedene Cholesterinmenge im Mittel ⅓ der Tagesausscheidung repräsentiert. So lag die Exkretion von Cholesterin im Morgenurin bei 43 klinisch gesunden Erwachsenen in einem 2s-Bereich von 0,1–1,0 mg/Morgenurin, mit einem Medianwert von 0,3 mg. Untersucht wurden 22 Patienten, 12 Frauen und 10 Männer, 6–12 Monate nach der transurethralen Resektion, die wegen eines G_1- Tumors erfolgt war. Von diesen 22 Patienten entwickelten 6 ein histologisch gesichertes Rezidiv, die übrigen waren im Beobachtungszeitraum offenbar rezidivfrei. Alle Patienten mit Tumorrezidiv wiesen über die Norm von 1 mg ansteigende Cholesterinwerte im Morgenurin auf, aber auch einige Patienten

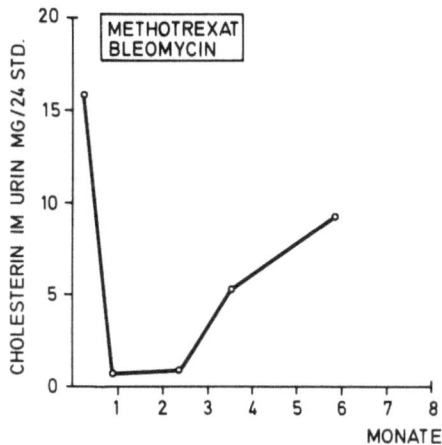

Abb. 5. Verlauf der Cholesterinausscheidung im Urin bei einem Patienten mit metastasierendem Harnblasenkarzinom unter cytostatischer Behandlung

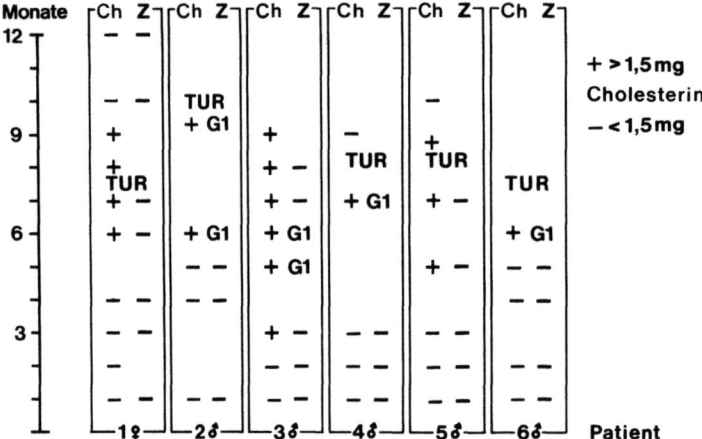

Abb. 6. Vergleich zwischen Zytologie und Cholesterin im Urin bei 6 Patienten mit G_1-Harnblasentumoren, die nach TUR ein Rezidiv bekamen

ohne Tumornachweis, offenbar als Folge urologischer benigner Begleiterkrankungen, wie z. B. eines Harnblasenulcus.

Vergleicht man den Cholesteringehalt des Morgenurins der 6 Patienten, die an einem Rezidiv erkrankten, mit den zytologischen Befunden, so ergeben sich folgende Verläufe (Abb. 6). Bei den Patienten 2, 4 und 6 stimmte der Verlauf der Cholesterinspiegel mit dem zytologischen Befund bis zur notwendigen Resektion überein. Dagegen waren bei den Patienten 1, 3 und 5 die Cholesterinspiegel bereits vor dem Erfassen eines zytologischen pathologischen Befundes erhöht.

Cholesterin im Urin in der Diagnostik urologischer Karzinome bei Patienten über 45 Jahren mit Mikrohämaturie

Untersucht wurden 119 Männer und 116 Frauen im Alter von über 45 Jahren mit einer bei der Routineuntersuchung des Urins im Institut für Klinische Chemie aufgefallenen Mikrohämaturie. Die Cholesterinbestimmung wurde wieder im Morgenurin aus den bereits vorher genannten Gründen durchgeführt. Die nach der Analyse vorgenommene Auswertung der Krankenunterlagen ergab das Vorliegen von urologischen Karzinomen bei 23 der 235 ausgewählten Patienten, mit einer Prävalenz von 15,9% bei den Männern und von 3,4% bei den Frauen. Dabei handelte es sich um 13 Harnblasentumoren, 4 Nierenkarzinome und 6 Prostatakarzinome. Bei 38 Patienten fanden sich verschiedene Erkrankungen der Niere sowie Adenome der Prostata mit Restharn, 28 Patienten wiesen Harnwegsinfektionen auf. Dagegen gab es bei 146 Patienten mit Mikrohämaturie keinen Hinweis auf eine Erkrankung des Urogenitalsystems. Die Bereiche und Mediane der Cholesterinausscheidung im Morgenurin bei diesen einzelnen Patientengruppen sind in Tabelle 2 dargestellt.

Für das untersuchte Kollektiv kann eine Korrelation von Sensitivität und Spezifität der Cholesterinbestimmung im Morgenurin für urologische Karzinome errechnet werden in Abhängigkeit von verschiedenen Diskriminationspunkten. Aufgrund

Urincholesterinbestimmung im Rahmen der Früherkennung und Verlaufskontrolle

Tabelle 2. Cholesterin im Morgenurin bei 235 Patienten mit Mikrohämaturie

Diagnose	n	Cholesterin mg/Morgenurin	
		Bereich	Median
Blasenkarzinom	13	0,4 – 13,1	4,3
Prostatakarzinom	6	0,2 – 76,0	5,7
Nierenkarzinom	4	0,9 – 52,3	4,1
Nierenadenom	1		1,8
Prostataadenom	3	0,2 – 4,4	2,3
Urolithiasis	12	0,1 – 9,6	1,1
Niereninsuffizienz	5	0,2 – 7,2	0,9
Nephrotisches Syndrom	4	0,3 – 33,4	4,2
Nierencyste u. sonstg. N.E.	13	0,1 – 10,4	0,7
Harnwegsinfektionen	28	0,1 – 1,7	0,4
Andere interne Erkrankungen	146	0,1 – 1,9	0,3

dieser Berechnung (Jüngst et al. 1982) liegt der optimale Diskriminationsbereich zwischen 0,5 und 1,0 mg/Morgenurin, da in diesem Bereich sowohl Sensitivität als auch Spezifität zwischen 80 und 90% liegen.

Die Wahrscheinlichkeit eines Patienten mit Mikrohämaturie, Träger eines urologischen Karzinoms zu sein, war z.B. bei einer Cholesterinexkretion im Morgenurin über 0,7 mg etwa 30× größer als bei einer Cholesterinausscheidung unter 0,7 mg (Abb. 7).

CHOLESTERIN IM URIN IN DER DIAGNOSTIK
TUMORBEDINGTER MIKROHÄMATURIEN

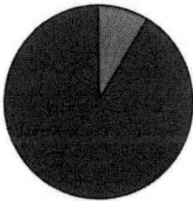

■ TUMORBEDINGTE MIKROHÄMATURIEN n= 23 (9,8 %)
■ MIKROHÄMATURIEN ANDERER URSACHE n= 212 (90,2%)

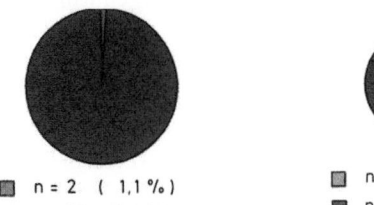

■ n = 2 (1,1 %)
■ n =178 (98,9 %)

■ n = 21 (38,2 %)
■ n = 34 (61,8 %)

Abb. 7. Cholesterin im Urin in der Diagnostik tumorbedingter Mikrohämaturien

Diskussion und Zusammenfassung

Obwohl eine gesteigerte Ausscheidung von Cholesterin im Urin bei Erkrankungen der Niere und des Urogenitaltrakts seit langem bekannt war, standen systematischeren Untersuchungen große methodische Probleme entgegen. Die zunächst angewendeten kolorimetrischen oder gravimetrischen Bestimmungen erforderten die Extraktion größerer Urinmengen.

Wegen der notwendigen Empfindlichkeit und Spezifität wurde ein gaschromatographisches Verfahren aufgebaut (Jüngst et al. 1979a). Der mit dieser Methodik bestimmte Intraassay-Vk war mit 5,9% ebenso zufriedenstellend wie der Intraassay-Vk mit 11,0%. Die so ermittelten Normalwerte stimmten mit anderen Untersuchern überein (Acevedo et al. 1974). Deutlich erhöhte Cholesterinwerte im Urin konnten bei Patienten mit Blasentumoren beobachtet werden, in etwa 60–90% in Abhängigkeit vom klinischen Stadium.

Es bestand keine Korrelation zum Grad einer Mikrohämaturie, doch waren bei diesen Patienten häufiger erhöhte Cholesterinwerte im Urin nachzuweisen als bei Patienten mit Blasentumoren ohne Mikrohämaturie. Der Befund eines erhöhten Urincholesterins ist jedoch nicht spezifisch für das Vorliegen eines Harnblasenkarzinoms. So findet man ebenfalls pathologische Werte bei Erkrankungen der Niere und auch anderen Erkrankungen des Urogenitaltrakts, wie bereits einleitend erwähnt. Bei Patienten mit Harnblasenpapillomen und Harnblasenkarzinomen normalisierte sich die erhöhte Cholesterinausscheidung im Urin nach transurethraler Resektion. In Einzelfällen konnte bereits vor dem cytologischen Nachweis eines Tumorrezidivs ein zunehmender Cholesterinanstieg im Urin nachgewiesen werden.

In einer abschließenden Untersuchung wurde überprüft, ob die Cholesterinbestimmung im Urin ein geeignetes Verfahren zur Diagnostik urologischer Karzinome, insbesondere der Harnblase, darstellen könnte.

Frühere Untersuchungen hatten gezeigt, daß wegen der geringen Tumorprävalenz bei unselektierten Kollektiven keine Erfolgsaussichten bestehen. Neben dem Lebensalter von über 45 Jahren wurde daher als zusätzliches Kriterium der Nachweis einer Mikrohämaturie gewählt um die Häufigkeit urologischer Karzinome zu steigern. Im untersuchten Kollektiv fand sich bei den 235 ausgewählten Patienten mit Mikrohämaturie eine hohe Prävalenz urologischer Karzinome. Sie betrug 15,9% bei den männlichen und 3,4% bei den weiblichen Patienten, bedingt durch die große Zahl von Patienten aus der Urologischen Klinik mit bekannten Tumorerkrankungen. Auffallend war, daß Patienten mit Mikrohämaturien ohne erkennbare urologische oder Nierenerkrankungen fast ausnahmslos eine normale Cholesterinexkretion im Morgenurin zeigten. Ein erhöhter Cholesterinwert im Urin fand sich vorwiegend bei urologischen Karzinomen und anderen nicht malignen Erkrankungen des Urogenitaltrakts. Bei einem Trennbereich von 0,5–1,0 mg/Morgenurin wiesen 80–90% aller urologischen Karzinome mit Mikrohämaturie einen erhöhten Cholesterinwert im Urin auf, dagegen nur 10–20% aller nicht karzinombedingter Mikrohämaturien.

Aufgrund von Krebsvorsorgestatistiken liegt die Wahrscheinlichkeit einer tumorbedingten Mikrohämaturie beim Mann bei 2–3%, bei der Frau dagegen unter 0,5%. Diese Tatsache ist auf die niedrige Prävalenz urologischer Karzinome in der Normalbevölkerung zurückzuführen.

Durch Cholesterinbestimmung im Urin bei Personen mit Mikrohämaturie könnte eine Gruppe mit besonders hohem Tumorrisiko von einer Gruppe mit geringem Tumorrisiko unterschieden werden. Im untersuchten Kollektiv mit Mikrohämaturie lag die Tumorinzidenz bei Patienten mit einem Cholesterin im Morgenurin kleiner 0,7 mg bei 1,2%, gegenüber 38,2% bei Patienten mit einem Cholesterin im Morgenurin größer 0,7 mg. Daraus wird gefolgert, daß die Cholesterinbestimmung im Urin zur Diagnostik der tumorbedingten Mikrohämaturie und damit zur Diagnostik urologischer Karzinome, insbesondere des Blasenkarzinoms beitragen kann. Ohne Zweifel steht die aufwendige gaschromatographische Bestimmung einer allgemeinen Verbreitung entgegen. Es besteht jedoch die Möglichkeit, diese durch einfachere photometrische Nachweisverfahren unter Verwendung enzymatischer Methoden zu ersetzen (Jüngst et al. 1982).

Die Ursachen einer erhöhten Cholesterinausscheidung im Urin sind bisher noch nicht völlig geklärt, dagegen ergaben Untersuchungen von Normalurinen mit Ultrazentrifugation und SDS-Polyacrylamid-Gelelektrophorese, daß das im Urin vorkommende Cholesterin aus Zellmembranen stammen könnte (Cenedella u. Belis 1981).

Erste eigene Untersuchungen deuten darauf hin, daß auch die gesteigerte Cholesterinexkretion im Urin überwiegend durch Zellmembrancholesterin bedingt ist, das offenbar im Urin in Form von makromolekularen Lipoproteinen vorliegt.

Literatur

Acevedo HF, Campbell EA, Saier EL, Frich JC, Merkow LP, Hayeslip DW, Bartok SP, Grauer RC, Hamilton JL (1973) Urinary cholesterol V. Its excretion in men with testicular and prostatic neoplasms. Cancer 32:196

Acevedo HF, Campbell EA, Frich JC, Dugan PJ, Saier EL, Merkow LP (1974) Urinary cholesterol VI. Its excretion in women with inoperable inflammatory carcinoma of the breast. Cancer 34:1727

Acevedo HF, Campbell EA, Frich JC, Merkow LP, Hayeslip DW, Gilmore J (1975) Urinary cholesterol VII. The significance of the excretion of nonesterified cholesterol in patients with uterine carcinomas. Cancer 36:1459

Acevedo HF, Campbell EA, Frich JC, Hayeslip DW, Gilmore J (1976) Urinary cholesterol VIII. Its excretion in women with ovarian neoplasms. Cancer 37:2847

Belis JA, Cenedella RJ (1979) Urinary nonesterified cholesterol excretion in adenocarcinoma of the prostate. Cancer 43:1840

Butenandt A, Dannenbaum H (1937) Über die Ausscheidung von Cholesterin im Harn. Z Physiol Chem 248:151

Cenedella RJ, Belis JA (1981) Studies on the source of urinary cholesterol in the normal male. J Lipid Res 22:122

Chu TM, Shukla SK, Mittelman A, Murphy GP (1975) Comparative evaluation of serum acid phosphatase, urinary cholesterol and androgens in diagnosis of prostatic cancer. Urology 6:291

Frick J, Spiteller G (1968) Cholesterin und Harntrakterkrankungen. Urologie Nephrol 61:833

Grunke W (1922) Über die Ausscheidung des Cholesterins im Harn. Biochem 132:543

Jüngst D, Pickel A, Stadler A, Marx FJ, Elsässer E, Karl HJ (1979a) Urinary cholesterol excretion in men with benign prostatic hyperplasia and carcinoma of the prostate. Cancer 43:361

Jüngst D, Pickel A, Stadler A, Marx FJ, Elsässer E, Karl HJ (1979b) Comparative evaluation of nonesterified and total urinary cholesterol in papilloma and carcinoma of the bladder. Cancer 43:2486

Jüngst D, Wallner J, Karl HJ (1980) Correlation of total cholesterol and protein in urine in patients with the nephrotic syndrome. Klin Wochenschr 58:1215

Jüngst D, Tauber R, Osterholzer M, Karl HJ (1981a) Is urinary cholesterol determination a possible screening test for urological carcinomas? Urol Res 9:1

Jüngst D, Wallner J, Pickel A, Stadler A, Eiermann W, Marx FJ, Karl HJ (1981b) Studies on the clinical significance of nonesterified and total cholesterol in urine. Klin Wochenschr 11:545

Jüngst D, Tauber R, Lazik E, Karl HJ (1981c) Urinary cholesterol in follow-up of patients with urologic carcinomas or benign prostatic hyperplasia. Urology 18:65

Jüngst D, Osterholzer M, Tauber R (1982) Urinary cholesterol in cancer screening. Urology 20:495

Urin-Marker beim Harnblasenkarzinom: Stellenwert der Urinenzymdiagnostik

R. Harzmann[1], D. Gericke[2], H. Groetsch[2] und K.-H. Bichler[1]

Dem Anliegen, mit Hilfe der Urindiagnostik Hinweise auf Frühstadien des Harnblasenkarzinoms zu erhalten, wurde umfassend durch Verbesserung und Vereinfachung der Urinzytologie Rechnung getragen. Über diese Technik hinaus besteht jedoch Interesse an labordiagnostisch erfaßbaren Frühindikatoren dieses Tumors.

Hier sollen zunächst die Markerqualitäten der Gruppe der Nichtenzyme diskutiert werden (Tabelle 1). Young et al. (1967) und Mc Gregor et al. (1977) messen der Änderung der *Aminosäureausscheidung* im Urin diagnostische Bedeutung zu. Die gaschromatographische Urinanalyse von 118 Harnblasenkarzinompatienten und 29 Normalpersonen ergab bei Tumorträgern erhöhte Werte von Leucin und Isoleucin. Bei Männern waren abhängig vom Grad der Tumorinfiltration Glycin, Prolin und Glutaminsäure erhöht, bei Frauen Valin, Serin, Aspartin, Phenylalanin sowie Lysin. Dagegen fanden sich erhöhte Histidin-Werte nur beim malignen Melanom (Young et al. 1967). Die *Beta-Aminoisobutyrsäure* – Katabolit von Thymidin – kann im Urin mittels Dünnschichtchromatographie nachgewiesen werden (Goedde u. Brunschede 1965; Nielsen et al. 1974), ist inkonstant erhöht beim Harnblasenkarzinom und korreliert mit der G-Kategorie, nicht jedoch mit dem T des Tumors (Nyholm et al. 1975; Irving 1977). Die Anwesenheit von Leukozyten kann die Werte verfälschen, wie dies generell für die Urinproteindiagnostik gilt (O'Brian et al. 1980). Pathologische Werte finden sich auch beim Burkitt-Lymphom, sind also nicht spezifisch für das Harnblasenkarzinom (Waalkes et al. 1976).

Der Stellenwert der *Urincholesterindiagnostik* kann derzeit aufgrund zu geringer Fallzahlen (Jüngst et al. 1979) nicht ausreichend abgeschätzt werden. Da eine Mi-

Tabelle 1. Literaturangaben zu Markerqualitäten der Gruppe der Nichtenzyme

Aminosäuren	Young et al.	(1967)
Amino-Isobutyrsäure	Nielsen et al.	(1974)
Cholesterin	Jüngst et al.	(1979)
3-Hydroxy-Anthranilsäure	Korosteleva et al.	(1979)
Sialinsäure	Dunzendorfer et al.	(1981)
Fibrinogen-Abbau-Produkte	Wajsman et al.	(1978)
Glycosaminoglycane	Hennessey et al.	(1981)
Guanosin-3-5-cykl. Monophosphat	Gutrie et al.	(1979)
Polyamine	Pastorini et al.	(1981)
Pseudouridin + methyl. Nukleoside	Irving	(1977)
Chinolin-Gruppe	Fujinaga et al.	(1980)

1 Abteilung für Urologie, Eberhard-Karls-Universität Tübingen, Calwer Straße 7, D-7400 Tübingen
2 Hoechst AG, D-6230 Frankfurt/Hoechst

krohämaturie – typischer Befund beim Harnblasenkarzinom – infolge des Cholesteringehaltes der Erythrozyten die Werte verfälschen kann, erscheint Zurückhaltung in der Bewertung dieses Verfahrens angebracht (siehe auch Arbeit Tauber u. Jüngst in diesem Buch). Wesentlich ist die Berücksichtigung weiterer Quellen des Urin-Cholesterins (Niere, Prostata).

Die *3-Hydroxy-Anthranilsäure* des Tryptophanstoffwechsels kann beim Harnblasenkarzinom mittels immunologischer Verfahren nachgewiesen werden. Sie fehlt in der gesunden Harnblase (Korosteleva et al. 1979). Auch hier bleiben größere Fallzahlen abzuwarten.

Fortgeschrittene Prostata-Karzinomstadien und frühe wie späte Stadien des Harnblasenkarzinoms zeigen erhöhte *Sialinsäurewerte* im Urin. Normalpersonen und Patienten nach erfolgreicher Therapie haben Normalwerte. Einschränkungen der Verwendbarkeit dieses diagnostischen Verfahrens liegen in seiner mangelhaften Spezifität (Dunzendorfer et al. 1981).

Fibrinogen-Abbauprodukte finden sich als Ausdruck erhöhter fibrinolytischer Aktivität des Tumorgewebes. Wajsman et al. (1978) beschreiben ausgehend von Urinuntersuchungen mittels Immunoassay am Beispiel von 56 Patienten eine Aussagesicherheit von 80% bei Kombination mit der Zytologie. Allerdings zeigen Patienten auch zwei Jahre nach klinisch vollständiger Tumorresektion erhöhte Werte.

Die Urinanalyse der *Glycosaminoglycane* (Gel-Filtration) hat nach Hurst et al. (1981) und Hennessey et al. (1981) vor allem dann ihre Bedeutung, wenn ein metastasierendes Harnblasenkarzinom vorliegt. In der Elektrophorese werden vier Banden gesehen, deren Charakteristika im Vergleich mit Urinbefunden gesunder Kontrollpersonen eine Aussagesicherheit von 92% für metastasierende und nicht-metastasierende Fälle ermöglicht. Basisinformationen zur Glycosaminoglycan-Diagnostik finden sich in den Beiträgen von Rübben et al. und Bichler u. Korn in diesem Buch.

Als genereller Karzinommarker wird das *zyklische Urin-Guanosin 3-5-Monophosphat (zyklisches GMP)* beschrieben (Gutrie et al. 1979). Hohe Werte finden sich in Abhängigkeit vom Differenzierungsgrad des Tumors beim Ovarial-, Magen- und Colon-Karzinom. Eine Spezifität für das Harnblasenkarzinom existiert somit nicht. Die *Polyamine* Putrescin, Spermidin und Spermin zeigen beim Harnblasen-Karzinom – und hier insbesondere das Putrescin – signifikant erhöhte, radioimmunologisch meßbare Werte (Pastorini et al. 1981). Limitierend wirkt allerdings die Tatsache, daß auch benigne Erkrankungen (Irving 1977) und andere urologische Malignome wie hypernephroides Karzinom, Prostata-Karzinom und Teratokarzinom des Hodens dieses Phänomen erkennen lassen (Sanford et al. 1975). Auch der Nachweis von *Pseudouridin und methylierten Nukleosiden (tRNA)* im Urin gelingt außer beim Harnblasenkarzinom bei einer Reihe anderer Tumorerkrankungen und gutartiger Befunde sowie nach Bestrahlung (Drahovski et al. 1964; Drahovski et al. 1965; Irving 1977), bietet also keine Hilfen für die Früherkennung bzw. Diagnostik des Harnblasenkarzinoms.

Chinolin-Bestandteile (Tryptophan-Metabolismus) zeigen im Urin beim Harnblasenkarzinom in 50% der Fälle signifikant erhöhte, für Mann und Frau charakteristisch differierende Werte (Fujinaga et al. 1980). Die Aussagesicherheit genügt jedoch nicht den Kriterien, die an einen Marker des Harnblasenkarzinoms gestellt werden sollten.

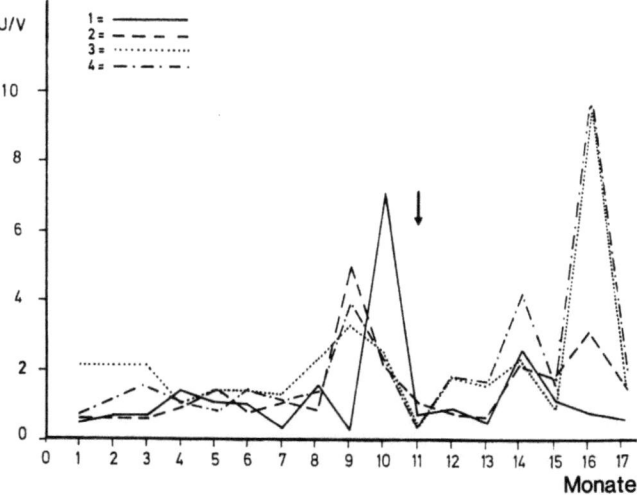

Abb. 1. Aktivitäten der sauren Urinphosphatase im Verlauf der Harnblasenkarzinominduktion beim Hund. Gruppen 1 und 2 als tumorfreie Kontrollen, Gruppen 3 und 4 die Karzinomgruppen repräsentierend. Erster Karzinomnachweis nach 11 Versuchsmonaten (*Pfeil*)

Über den Stellenwert der *Urin-CEA- und -TPA-Diagnostik* wird an anderer Stelle dieses Buches berichtet (Adolphs et al.).

Abbildung 1 zeigt eine Zusammenstellung der wichtigsten bisher untersuchten *Urinenzyme*. Nahezu alle diesbezüglichen Studien sind jüngeren Datums und leiten sich ab von Erfahrungen der Histochemie beim Harnblasenkarzinom. Grundlegende experimentelle Untersuchungen wurden von Kunze u. Schauer (1971) vorgelegt. Danach finden sich im Rahmen der Harnblasenkarzinogenese ein unschriebener Verlust der alkalischen Phosphatase im Urothel, eine deutliche Abschwächung der NADH-Diaphorase- und ein Anstieg der Succinat-Dehydrogenase-Aktivität. Von Aeikens (1981) werden diese Befunde bestätigt und ergänzt durch den Nachweis reduzierter Aktivitäten von unspezifischen Esterasen, der 5-Nucleotidase und der Beta-Glucuronidase.

Die Arylamin-Harnblasenkarzinogene inaktivierende *N-Acetyl-Transferase* (Lower et al. 1979) wurde bisher ebenso wie die *Glycosyl-Transferase* (Reutter 1979) und die *Xanthinoxydase* nur im Serum gemessen. Die *Adenosin-Deaminase* (Purinstoffwechsel) ist beim Harnblasenkarzinom in Leukozyten und Erythrozyten erhöht, Aussagen zur Urindiagnostik dieses Enzyms fehlen (Sufrin et al. 1978).

Gleiches gilt für die *Aryl-Hydrocarbon-Hydroxylase* (Paigen et al. 1979). In der Zellkultur zeigt das Harnblasenkarzinom anders als normales Urothel niedrige *Adenylat-Zyklase-Werte* (Droller 1976), die auf Zusammenhänge zwischen Zellwachstum und zyklischem AMP hinweisen.

Stadienabhängig ansteigende Aktivitäten der *Collagenase* werden in Tumorhomogenaten (Wirl u. Frick 1979), analoge Befunde der *Galactosyl-Transferase* in der Zellkultur festgestellt (Plotkin et al. 1979). Die hier genannten, im Rahmen der Harnblasenkarzinogenese interessierenden Enzyme wurden bisher im Urin unseres Wissens nicht untersucht.

Hinsichtlich ihres Stellenwertes als Marker des Harnblasenkarzinoms wurden bisher nachstehende *Urinenzyme* gemessen: die Beta-N-Acetyl-Glucosaminidase, die Arylsulfatase A und B, Alpha-Esterasen, die Beta-Glucuronidase, die Lactat-Dehydrogenase 1 bis 5 und die alkalische Phosphatase.

Die *Beta-N-Acetylglucosaminidase* spielt eine wichtige Rolle im Chondroitin- bzw. Hyaluronsäure-Metabolismus, insbesondere auch im Katabolismus der Mucoproteine des Bindegewebes. Erhöhte Gewebsaktivitäten finden sich abhängig vom Grading beim Harnblasenkarzinom (Carr u. Steyn 1972; Carr 1963). Ausgehend davon erscheinen Untersuchungen zur Aktivitätsveränderung dieses Enzyms im Urin (Wellwood et al. 1973; Wellwood et al. 1975; Maruhn 1976) von Interesse. Wichtig ist die Kenntnis von Urin-Aktivitätsanstiegen bei Nierenerkrankungen und Nierentransplantat-Abstoßung sowie beim Diabetes mellitus (Belifiori et al. 1974; Gorrod 1967; Wellwood et al. 1973, 1975).

Die *Urin-Aryl-Sulfatase* gehört zu den lysosomalen Enzymen und spielt eine wesentliche Rolle im Metabolismus der Arylaminkarzinogene. Nach Posey u. Morgan (1977) zeigte das Isoenzym A in 14 von 14 Harnblasenkarzinom-Fällen, das Isoenzym B in 24 von 19 Fällen erhöhte Aktivitäten.

Alpha-Esterasen haben im Urin beim Plattenepithelkarzinom der Bilharziose-Harnblase hohe Aktivitäten. Die Unterschiede zur Bilharziose-Harnblase ohne Karzinom sind jedoch nicht signifikant (El-Sewedy et al. 1978), so daß dieses Enzym wohl eher als ein Indikator des Bilharziosebefalls der Harnblase, nicht aber des Harnblasenkarzinoms angesehen werden muß. Nach Williams u. Cartwright (1978) bestehen darüber hinaus keine Aktivitätsunterschiede zwischen Harnblasenkarzinom-Kollektiven und Diabetikern.

Von allen Urinenzymen wurde die *Beta-Glucuronidase* am umfassendsten untersucht. Ihre Aufgabe liegt offensichtlich in der Aufhebung der N-Glucuronierung von N-hydroxylierten aromatischen Aminen. Die Beta-Glucuronidase stammt aus verschiedenen Quellen und zwar aus dem Urothel, dem Tubulusepithel und aus Harnblasenkarzinomgewebe. Auch E. coli und Pseudomonas-Spezies kommen als Quelle in Betracht (El-Aaser et al. 1979). Boyland et al. (1955) und Ichikawa et al. (1972) vermuten, daß glucuronierte Karzinogene mittels Hydrolyse, d.h. Beta-Glucuronidase im Harnblasenniveau freigesetzt werden und somit erhöhte Enzymaktivitäten auf die Karzinogenanwesenheit schließen lassen. Nach Tanaka (1977) werden mittels DEAE-Zellulose-Säulen-Chromatographie drei Fraktionen festgestellt, die beim Harnblasenkarzinom im Gewebe, aber auch im Urin erhöhte Werte zeigen. Klinische Konsequenz war die Einführung des Beta-Glucuronidase-Inhibitors Gluco-Saccharo-Lacton (Ichikawa et al. 1972), der allerdings bisher nicht überzeugt hat.

Von den Isoenzymen der *Lactat-Dehydrogenase* zeigt insbesondere die LDH 5 insofern interessante Befunde, als sie bei 11 von 17 Patienten mit Harnblasenkarzinom erhöhte Werte aufwies (Motomiya et al. 1975).

Die *alkalische Phosphatase* wurde in Urothelzellkulturen nachgewiesen. In 10 von 26 Fällen zeigte sie bei klinisch gesichertem Harnblasenkarzinom erhöhte Urinaktivitäten (Posey u. Morgan 1977).

Die vorliegende Untersuchung berücksichtigte unter experimentellen und klinischen Aspekten die Urinaktivitäten der Beta-N-Acetyl-Glucosaminidase, der Beta-Glucuronidase und der alkalischen Phosphatase. Ausschließlich experimentell wurde die saure Urinphosphatase, ausschließlich klinisch die Urinhyaluronidase gemessen. Dabei ging es auch um die Frage, ob diese Urinenzyme in der Lage sind, als Frühindikatoren des Harnblasenkarzinoms zu dienen.

Methodik

Bei 16 weiblichen Beagle-Welpen wurde mit Hilfe künstlicher Harnblasensteine, Orthoaminodiphenyl- und FANFT-Injektionen eine Harnblasenkarzinominduktion durchgeführt. Diese Induktion war nach Ablauf von jeweils 12 Monaten abgeschlossen mit dem endoskopisch sicheren Nachweis von invasiven Urothelkarzinomen. Bei diesen Tieren wurden die 24-Stunden-Urinvolumina bestimmt und hinsichtlich der Aktivität der sauren und alkalischen Phosphatase, der Beta-Glucuronidase und der Beta-N-Acetyl-Glucosaminidase untersucht. Die mit Pellets und FANFT behandelten Tiere (Gruppe 3) sowie die mit Pellets und OADP und FANFT therapierten Beagles (Gruppe 4) wurden verglichen mit Hunden der Versuchsgruppe 1 (Pellet ohne Karzinogen) und der Versuchsgruppe 2 (Pellet und OADP-Injektion). Dabei waren in Gruppe 1 10 Tiere und in Gruppe 2 6 Tiere enthalten.

Klinisch wurden Patienten mit Übergangszellkarzinomen der Harnblase entsprechend dem zytologischen Malignitätsgrad auf drei Gruppen verteilt und gesunden Kontrollpersonen gegenübergestellt. Untersucht und den Aktivitäten der Serumwerte gegenübergestellt wurden die alkalische Urinphosphatase, die Urin-Beta-Glucuronidase, die Urin-Beta-N-Acetyl-Glucosaminidase und die Urinhyaluronidase. Klinisch wie experimentell wurden jeweils 2 ml des 24-Stundenurins für 10 Minuten mit 1000 g in einer Kühlzentrifuge bei Temperaturen unter 10°C zentrifugiert. Der Überstand wurde über einen Zeitraum von 90 Minuten gegen fließendes Wasser in Serva-Visking-Schlauchsystemen 8–32 mit anschließender Volumenkorrektur dialysiert. Ein Teil der Proben wurde mit Hilfe der Gelfiltration gemessen. Als zweckmäßig erwiesen sich Sephadex-G 25 M-PD 10-Säulen (Pharmacia, Uppsala), durch die Verwendung von G 50 M ergaben sich keine Vorteile.

Die *saure Phosphatase* wurde am Substrat Natrium-p-Nitrophenylphosphat in Anwesenheit eines Citratpuffers (pH 4,5) gemessen.

Die *alkalische Phosphatase* hatte als Substrat Natrium-p-Nitrophenylphosphat, als Puffer wurde Diäthanolaminpuffer mit $MgCl_2$ verwandt (pH 9,8).

Die *Beta-Glucuronidase*bestimmung erfolgte in 0,1 mol Acetatpuffer bei einem pH von 4,60 in Anwesenheit von 4-Nitrophenyl-Beta-D-Glucuronid.

Die *Beta-N-Acetyl-Glucosaminidase*bestimmung verwandte als Puffer 0,1 mol.-Citratpuffer mit einem pH von 4,15. Als Substrat diente 4-Nitrophenyl-N-Acetylglucosaminid.

Die *Hyaluronidase* wurde nach dem Prinzip der Farbtesterfassung von Acetylglucosaminendgruppen erfaßt. Die pro Zeiteinheit freigesetzte Menge an Acetylglucosamin ist ein Maß für die Hyaluronidaseaktivität.

Ergebnisse

Experimentell

Die Aktivitäten der *sauren Urinphosphatase* zeigten in den ersten 8 Versuchsmonaten innerhalb der einzelnen Gruppen nur unerhebliche Differenzen. Zum Zeitpunkt des ersten Karzinomnachweises (nach 11 Monaten) zeigten alle Gruppen identische Werte. Bei weiterem Karzinomwachstum wurden zwar kurzfristig erhebliche Aktivitätssteigerungen in den Tumorgruppen (Gruppen 3 und 4) festgestellt, die dann jedoch zu den Werten der Kontrolltiere zurückfielen (Abb. 1).

Die Werte der *alkalischen Urinphosphatase* zeigten insbesondere in den Gruppen 1 und 2 (Kontrollgruppen ohne Tumor) innerhalb der ersten 11 Versuchsmonate deutlich erhöhte Werte. In diesen Versuchsgruppen war infolge der fehlenden bakteriostatischen bzw. bakteriziden Wirkung von FANFT die Rate der ausgeprägten Harnwegsinfekte deutlich höher als in den Gruppen 3 und 4. Zum Zeitpunkt der ersten Tumornachweise fand sich in den Gruppen 3 und 4 kein signifikanter Aktivitätsanstieg gegenüber den Werten der Gruppen 1 und 2 (Abb. 2).

Die *Urin-Beta-Glucuronidase* ließ innerhalb der ersten 13 Versuchsmonate, also auch nach dem ersten Tumornachweis in den Gruppen 3 und 4, keine Aktivitätsunterschiede zwischen den einzelnen Gruppen erkennen. Im 15. Versuchsmonat kam es zu signifikanten Aktivitätsanstiegen in den Gruppen 2, 3 und 4, die in der Folgezeit jedoch nicht mehr festgestellt werden konnten. Wesentlich ist, daß die Tumorgruppen (3 und 4) insgesamt keine signifikante Abweichung vom Kontrollkollektiv (Gruppen 1 und 2) zeigten (Abb. 3).

Von Monat zu Monat wechselnde Aktivitäten zeigte die *Urin-Beta-Glucosaminidase*. Deutliche Aktivitätszunahmen der Tumorgruppe 3 wechselten mit solchen der Pellet-Kontrollgruppe (Gruppe 1). Zum Zeitpunkt des ersten Tumornachweises und insbesondere in den Monaten 12 und 13 zeigten die Gruppen keine wesentlichen Aktivitätsunterschiede, auch zum Zeitpunkt danach ließen die Tumorgruppen 3 und 4 keine klare Abgrenzung gegenüber den Kontrollgruppen zu (Abb. 4).

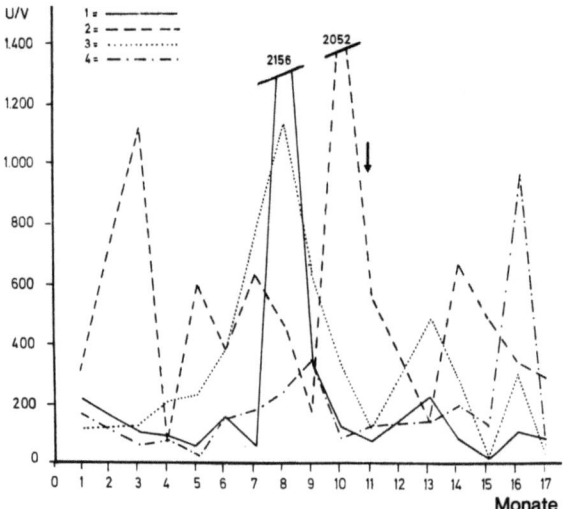

Abb. 2. Aktivitäten der alkalischen Urinphosphatase im Verlauf der Harnblasenkarzinominduktion beim Hund. Gruppen 1 und 2 der tumorfreien Kontrolle, Gruppen 3 und 4 dem Tumorkollektiv entsprechend. Erster Karzinomnachweis (Gruppen 3 und 4) nach 11 Monaten (*Pfeil*)

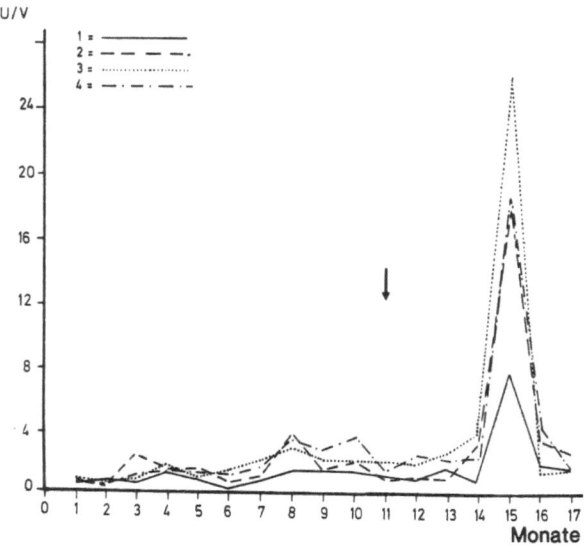

Abb. 3. Aktivitäten der Urin-Beta-Glucuronidase im Verlauf der Harnblasenkarzinominduktion beim Hund. Gruppen 1 und 2 dem tumorfreien, Gruppen 3 und 4 dem tumortragenden Kollektiv entsprechend. Erster Karzinomnachweis (Gruppen 3 und 4) nach 11 Monaten (*Pfeil*)

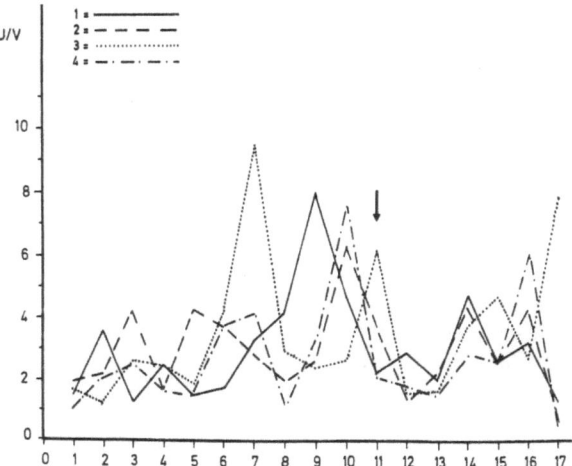

Abb. 4. Aktivitäten der Urin-Beta-N-Acetyl-Glucosaminidase im Verlauf der Harnblasenkarzinominduktion beim Hund. Gruppen 1 und 2 dem tumorfreien, Gruppen 3 und 4 dem tumortragenden Kollektiv entsprechend. Erster Tumornachweis (Gruppen 3 und 4) nach 11 Monaten (*Pfeil*)

Klinisch

Die *klinisch* gewonnenen Erfahrungen zeigten im Vergleich der Serumwerte mit den Urinaktivitäten der *alkalischen Phosphatase*, daß G_1-Tumoren in beiden Medien keine Aktivitätsunterschiede zum Kontrollkollektiv erkennen lassen. Die Serum- und Urinwerte von G_3-Tumoren liegen signifikant höher als die der G_1-Tumoren und der Kontrollen (Abb. 5a u. b).

Die Serum- und Urinaktivitäten der *Beta-Glucuronidase* lassen signifikante Unterschiede zwischen den G_1- bis G_3-Tumoren zum Normalkollektiv nicht erkennen.

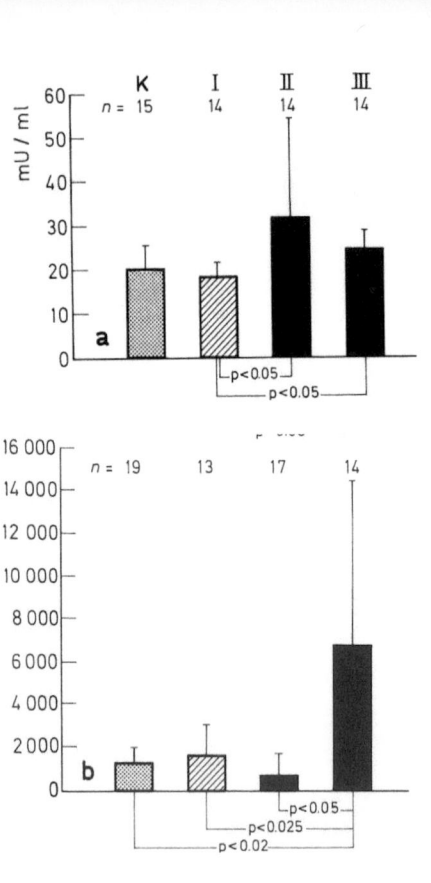

Abb. 5. Aktivitäten der alkalischen Phosphatase im Serum (a) und Urin (b) bei Patienten mit G_1- bis G_3-Urothelkarzinomen der Harnblase und bei Kontrollpersonen

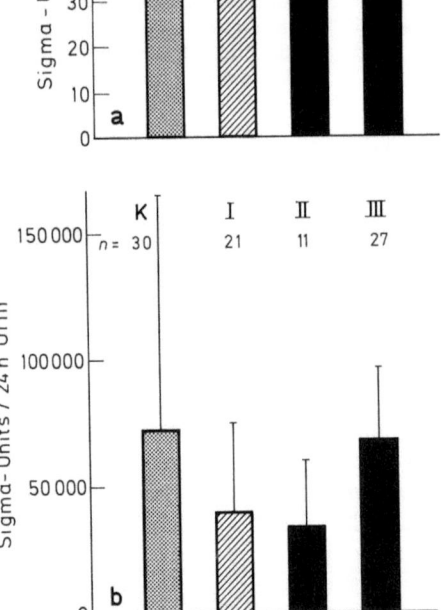

Abb. 6. Werte der Beta-Glucuronidase im Serum (a) und Urin (b) bei Patienten mit G_1- bis G_3-Karzinomen und bei Kontrollpersonen

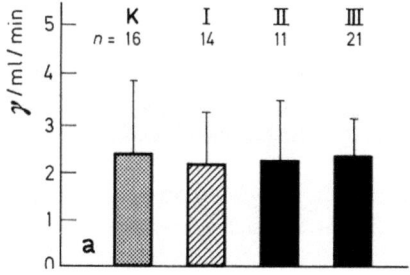

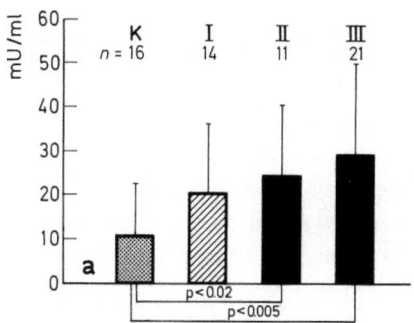

Abb. 7. Aktivitäten der Beta-N-Acetyl-Glucosaminidase im Serum (a) und Urin (b) bei Patienten mit G_1- bis G_3-Urothelkarzinomen der Harnblase und bei Kontrollpersonen

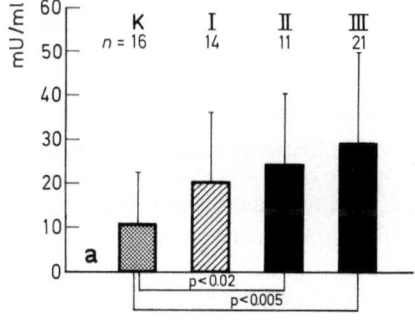

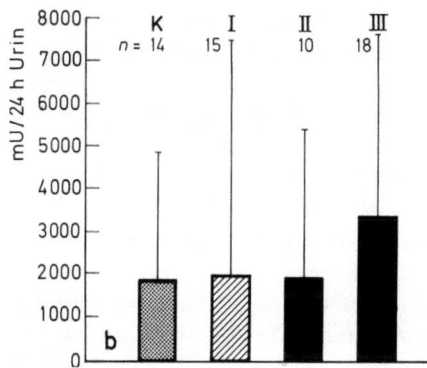

Abb. 8. Werte der Hyaluronidase im Serum (a) und Urin (b) von Patienten mit G_1–G_3-Urothelkarzinomen der Harnblase und bei Kontrollpersonen

Auffallend ist hier insbesondere bei der Untersuchung der Urinenzyme die hohe Schwankungsbreite der Werte (Abb. 6a u. b). Analoge Aussagen gelten für die *Serum- und Urin-Beta-N-Acetyl-Glucosaminidase*. Auch hier sind die Urinaktivitäten des Enzyms von erheblichen Schwankungsbreiten gekennzeichnet, signifikante Differenzen zum Normalkollektiv oder innerhalb der Tumorgruppe finden sich nicht (Abb. 7a u. b).

Die *Serum- und Urin-Hyaluronidase* läßt wiederum insbesondere bei der Urinanalyse hohe Schwankungsbereiche erkennen. Hier finden sich keine signifikanten Unterschiede zwischen den einzelnen Kollektiven. Die Serumwerte zeigen im Vergleich von G_2- und G_3-Tumoren mit dem Normalkollektiv zwar signifikant höhere Aktivitäten, Frühformen des Harnblasenkarzinoms lassen jedoch keine diagnostisch relevanten Veränderungen gegenüber dem Normalkollektiv erkennen (Abb. 8a u. b).

Diskussion

Die *experimentell* gefundenen Aktivitätsveränderungen der *sauren und alkalischen Urinphosphatase,* der *Urin-Beta-Glucuronidase* und der *Urin-Beta-N-Glucosaminidase* lassen die Aussage, daß diese Urinenzyme Markerqualitäten haben, nicht zu. Hierfür müßte gefordert werden, daß zumindest eines dieser Urinenzyme im Verlauf der Harnblasenkarzinominduktion signifikant von den Befunden der Kontrollgruppen 1 und 2 abweichende Werte im Sinne von Aktivitätszunahme oder Aktivitätsminderung erkennen läßt. Zwar zeigt die *saure Urinphosphatase* bei Tieren der Tumorgruppen 3 und 4 im 9. Versuchsmonat (Zeitpunkt des Carcinoma-in-situ-Nachweises) kurzfristig einen Aktivitätsanstieg, der sich jedoch von dem der Kontrollgruppe 2 (Pellets und Orthoaminodiphenyl) nicht signifikant unterscheidet. 16 Monate nach Versuchsbeginn, also bei bereits erfolgter Etablierung invasiver Urothelkarzinome liegen die Werte beider Tumorgruppen zwar signifikant über denen der Kontrolltiere, bleiben aber nicht auf diesem Niveau, sondern kehren zu dem der Kontrolltiere zurück. Somit zeigt die saure Urinphosphatase weder Frühstadien des Harnblasenkarzinoms, noch das infiltrierende Tumorwachstum mit ausreichender Sicherheit an. Die *alkalische Urinphosphatase* läßt im 3., 8. und 10. Versuchsmonat extreme Aktivitätssteigerungen erkennen, während FANFT-behandelte Tiere niedrigere Werte zeigen. Als Ursache ist die in beiden Kontrollgruppen beobachtete Häufung ausgeprägter Zystitiden als Folge der künstlichen Harnblasensteine zu diskutieren. Der Schweregrad der Harnwegsinfekte war in den FANFT-behandelten Gruppen 3 und 4 jeweils nur gering ausgeprägt, was auf die bakterizide Wirkung des Nitrofurantoinderivats FANFT zurückzuführen ist. Markerqualitäten hat auch dieses Urinenzym nicht. Die *Urin-Beta-Glucuronidase* zeigt für Tiere der Tumorserie leicht über denen der Kontrolltiere liegende Werte. Die Differenzen sind nicht signifikant. Ein offensichtlich unspezifischer Aktivitätsanstieg findet sich in den Gruppen 2, 3 und 4 15 Monate nach Versuchsbeginn, auch hier läßt sich keine klare Zuordnung zu den Tumorgruppen erkennen. Die *Urin-Beta-N-Acetyl-Glucosaminidase* zeigt für alle vier Versuchstiergruppen über den gesamten Kontrollzeitraum stark schwankende Werte. Ihre Beeinflussung durch die mehrfach nachweisbare

Mitbeteiligung des oberen Harntraktes an den entzündlichen Veränderungen der Harnblase muß diskutiert werden, da Nierenerkrankungen die Werte verändern können (Wellwood et al. 1975). Markercharakteristika für das Harnblasenkarzinom hat dieses Enzym ausgehend von den experimentellen Befunden nicht.

Die *klinische* Erfassung der *alkalischen Phosphatase* in Serum und Urin zeigte nur bei der Untersuchung des Urins signifikante Unterschiede. Von Interesse ist hier die erhebliche Aktivitätszunahme im G_3-Karzinomkollektiv im Vergleich zu den anderen Karzinomgruppen und den karzinomfreien Kontrollpatienten. Die geringe Fallzahl der Kollektive läßt eine endgültige Aussage nicht zu, von Interesse erscheinen Untersuchungen mit größeren Fallzahlen. Festzustellen bleibt jedoch, daß Frühformen des Harnblasenkarzinoms keine diagnostisch verwertbaren Enzymaktivitätsunterschiede zum Normalkollektiv aufweisen, weswegen die alkalische Urinphosphatase für die Früherkennung des Harnblasenkarzinoms ausscheidet. Die Serum- und Urin-Werte der *Beta-Glucuronidase* lassen einheitlich keine Differenzen zwischen den einzelnen Karzinomkollektiven und den Normalpersonen erkennen. Dies steht im Gegensatz zu den von Boyland et al. (1955) und Ichikawa et al. (1972) mitgeteilten Befunden. Somit weisen die eigenen Ergebnisse die Beta-Glucuronidase nicht als einen Indikator des Harnblasenkarzinoms aus. In identischer Weise gilt diese Aussage für die Ergebnisse der *Beta-N-Acetyl-Glucosaminidase*-Bestimmung. Weder im Serum, noch im Urin lassen sich Veränderungen der Enzymaktivitäten feststellen, die spezifisch für eine der vier Gruppen anzusehen sind. Die *Hyaluronidase* zeigt demgegenüber in ihren Serumaktivitäten signifikante Unterschiede zwischen dem G_2-, G_3-Karzinomkollektiv und der Gruppe der Normalpersonen bzw. der der G_1-Tumorpatienten. Die hier gefundenen Veränderungen sollten weitere Untersuchungen mit größeren Fallzahlen veranlassen. Demgegenüber bleiben die Urinbefunde des Enzyms ohne diagnostischen Aussagewert, da hier die Aktivitätsmittelwerte der Kontrollpersonen im gleichen Bereich wie die der G_1- und G_2-Karzinome rangieren.

Alle hier experimentell und klinisch untersuchten Urinenzyme zeigen im Gegensatz zu den in der Literatur niedergelegten Befunden keine Aktivitätsänderungen, die für die Verwendung eines dieser Enzyme als Marker sprechen. Insbesondere ist darauf hinzuweisen, daß keines dieser Enzyme die Forderungen erfüllt, die für die Früherkennung eines Harnblasenkarzinoms wichtig erscheinen. Ausgehend von den Literaturangaben und den eigenen Erfahrungen muß demnach festgestellt werden, daß derzeit abgesehen von der Urinzytologie kein mit dem Urin ausgeschiedenes Marker-Enzym, das für die Früherkennung des Harnblasenkarzinoms verwendbar wäre, existiert.

Zusammenfassung

Marker des Harnblasenkarzinoms, die mit dem Urin ausgeschieden werden, sind für die Früherkennung bzw. die Verlaufskontrolle des Harnblasenkarzinoms von großem Interesse. Die verschiedenen in der Literatur niedergelegten Bemühungen, einen solchen Marker zu finden, werden referiert. Eigene Untersuchungen beschäftigten sich mit dem diagnostischen Stellenwert der Urinenzyme. Im Rahmen der Harnblasenkarzinominduktion beim Hund wurden die saure und alkalische Urinphosphatase, die Beta-Glucuronidase und die Beta-N-Acetyl-Glucosaminidase untersucht. Dabei zeigten die Tiere, die als Folge einer Karzinogenexposition Karzinome entwickelten, keine vom Normalkollektiv signifikant abweichenden Werte. Somit erwiesen sich experimentell diese Urinenzyme hinsichtlich Markerqualitäten für die Früherkennung des Harnblasenkarzinoms als ungeeignet.

Klinische Untersuchungen erfolgten mitels Serum- und Urinanalysen von alkalischer Phosphatase, Beta-Glucuronidase, Beta-N-Acetyl-Glucosaminidase und Hyaluronidase. Diese Untersuchungen wurden bei G_1-, G_2- und G_3-Karzinom-Patienten durchgeführt und verglichen mit den Befunden eines Normalkollektivs. Dabei zeigte sich, daß die Serum-Hyaluronidase mit dem Grad der Entdifferenzierung erhöhte Werte aufweist, sämtliche anderen Enzyme aber weder im Urin noch im Serum diagnostisch verwertbare Veränderungen erkennen lassen. Die hier untersuchten Urinenzyme besitzen keine Markerqualitäten für das Harnblasenkarzinom.

Literatur

Aeikens B (1981) Histochemische Untersuchungen an menschlichen Harnblasentumoren. Urol Int 36:152–157

Belfiori F, Vecchio LL, Napoli E, Borzi V (1974) Increased beta-N-acetyl-glucosaminidase activity in diabetes mellitus. Clin Chem 20:1229–1230

Boyland E, Wallace DM, Williams DC (1955) The activity of the enzymes sulphatase and beta glucuronidase in the urine, serum and bladder tissue. Br J Cancer 9:62–79

Carr AJ (1963) Effect of some glycosidase inhibitors on experimental tumours in the mouse. Nature 198:1104–1105

Carr AJ, Steyn JM (1972) Glycolytic enzyme activity in bladder tomours. S Afr Med J 46:48–50

Drahovsky D, Winkler A, Skoda J (1964) Increased urinary pseudouridine excretion following irradiation. Nature 201:411–413

Drahovsky D, Winkler A, Skoda J (1965) Urinary excretion of pseudouridine in the course of x-ray therapy. Neoplasma 12:561–564

Droller MJ (1976) Differences in adenylate cyclase activities in murine normal cells and bladder tumor cells in tissue culture. Invest Urol 14:249–252

Dunzendorfer U, Katopodis N, Dnistrian AM, Stock CC, SChwartz MK, Whitmore WF jr (1981) Plasma lipid bound sialic acid in patients with prostate and bladder cancer. Invest Urol 19:194–196

El-Aaser AA, El-Merzabani MM, Higgy NA, Kader MMA (1977a) A study on the aetiological factors of bilharzial bladder cancer in egypt. 3. Urinary beta-Glucuronidase. Eur J Cancer 15:573–583

El-Sewedy SM, Arafa A, Abdel-Aal G, Mostafa MH (1979) The activities of urinary alpha-esterases in bilharziasis and their possible role in the diagnosis of bilharzial bladder cancer in egypt. Trans R Soc Med Hyg 72:525–528

Fujinaga T, Nakamura J, Sangen H, Okhawa T, Kido R (1980) A new method to determine urinary aninoline compounds in patients with bladder cancer. Invest Urol 17:416–418

Goedde HW, Brunsched H (1965) Beta-Aminosobutyric acid: a thin-layer chromatographic method for the quantitative estimation in human urine. Clin Chim Acta 11:485–490

Gorrod JW (1967) The interaction of aromatic amines and some hydroxylated derivatives with cellular processes. In: Deichmann W (ed) Bladder cancer. Aesculap Publishing 6 Birmingham Alabama, p 107–121

Guthrie D, Isah H, Latner GA (1979) Urine cyclic GMP: a possible biochemical marker for cancer. IRCS Med Sci 7:209

Hennessey PT, Hurst RE, Hemstreet GP, Cutter G (1981) Urinary glycosaminoglycan excretion as a biochemical marker in patients with bladder carcinoma. Cancer Res 41:3868–3873

Hurst RE, Hemstreet GP, Hennessey PT (1981) Abnormal urinary glycosaminoglycan excretion in bladder carcinoma. Am Urol Ass 76:112

Ichikawa T, The Japan Research Group of bladder cancer (1972) Clinical application of 2,5-Di-o-Acetyl-beta-D-Glucaro-(1-4)-(6-3)-Dilactone (SLA) to the bladder tumor with special reference to its effect on frequency of tumor recurrences. J Urol 108:571–576

Irving ChC (1977) Biochemically detectable tumor markers in Urine of bladder cancer patients. Cancer Res 37:2872–2874

Jüngst D, Pickel A, Stadler A, Marx FJ, Elsässer E, Karl HJ (1979) Comparative evaluation of nonesterified and total urinary cholesterol in papilloma and carcinoma of the bladder. Cancer 43:2486–2491

Korosteleva TA, Kliucharev BV, Benteleva TA (1979) 3-Hydroxyanthranilic acid content in the urine of bladder cancer patients. Vopr Onkol 25:36–39

Kunze E, Schauer A (1971) Enzymhistochemische und autoradiographische Untersuchungen an Dibutylnitrosamin-induzierten Harnblasenpapillomen der Ratte. Z Krebsforsch 75:146–160

Lower GM, Nilsson T, Nelson CE, Wolf H, Gamsky TE, Bryan GT (1979) N-Acetyltransferase phenotype and risk in urinary bladder cancer: Approaches in molecular epidemiology. Preliminary results in sweden and denmark. Environ Health Perspect 29:71–79

Maruhn D (1976) Rapid colorimetric assay of beta-galactosidase and N-acetyl-beta-glucosaminidase in human urine. Clin Chim Acta 73:453–461

Mc Gregor RF, Crawford R, Johnson DE, Brown B, Sharon MS, Johnston D (1977) Urinary amino-acid excretion. Comparison of normal individuals and patients with bladder cancer. Urology 9:538–542

Motomiya Y, Yamada K, Matsushima S, Jjyuin M, Jriya K, Okajima E (1975) Studies on urinary isoenzymes of lactic dehydrogenase and beta-Glucuronidase in patients with bladder tumors. Urol Res 3:41–48

Nielsen HR, Nyholm K, Sjölin K-E (1974) Relationship between urinary beta-Aminoisobutyric acid and transfer-RNA turnover in cancer patients. Cancer Res 34:3428–3432

Nyholm KK, Sjölin K-E, Hammer M, Knudsen J, Stahl D, Nielsen HR (1975) A study on the clinical significance of urinary beta-Aminoisobutyric acid in patients with urothelial tumours. Biomedicine 22:509–516

O'Brien P, Gozzo JJ, Monaco AP (1980) Urinary proteins as biological markers: bladder cancer diagnosis versus urinary tract infection. J Urol 124:802–803

Paigen B, Ward E, Steenland K, Havens M, Sartori P (1979) Aryl hydrocarbon hydroxylase inducibility is not altered in bladder cancer patients or their progeny. Int J Cancer 23:312–315

Pastorini P, Milano G, Toubol J, Raymond G, Cambon P, Lalanne CM (1981) The diagnostic and prognostic value of urinary polyamine measurement in bladder cancer. Urol Res 9:13–16

Plotkin GM, Wides RJ, Gilbert SL, Wolf G, Hagen JK, Prout GR (1979) Galactosyl transferase activity in human transitional cell carcinoma lines and in benign and neoplastic human bladder epithelium. Cancer Res 39:3856–3860

Posey LE, Morgan LR (1977) Urine enzyme activities in patients with transitional cell carcinoma of the bladder. Clin Chim Acta 74:7–10

Reutter W (1979) Testung von Serum-Glycosyltransferasen von Tumorpatienten vor und im Verlauf der Behandlung. Projekt-Status Bericht DFVLR:309

Sanford EJ, Drago JR, Rohner TJ, Kessler GF, Sheehan L, Lipton A (1975) Preliminary evaluation of urinary polyamines in the diagnosis of genitourinary tract malignancy. J Urol 113:218–221

Sufrin G, Tritsch GL, Mittelman A, Murphy GP (1978) Studies of lymphocyte adenosine deaminase activity in patients with renal and transitional cell carcinoma. Int Adv Surg Oncol 1:11–28

Tanaka K (1977) Beta-Glucuronidase in patients with bladder carcinoma. Acta Urol Jpn 23:557–565

Waalkes TPh, Gehrke ChW, Lakings DB, Zumwalt RW, Kuo KC, Jacobs SA, Borek E (1976) Beta-Aminoaciduria in patients with Burkitt's Lymphoma. J Natl Cancer Inst 57:435–438

Wajsman Z, Williams PD, Greco J, Murphy GP (1978) Further study of fibrinogen degradation products in bladder cancer detection. Urology 12:659–661

Wellwood JM, Ellis BG, Hall JH, Robinson DR, Thompson AE (1973) Early warning of rejection? Br Med J 2:261–265

Wellwood JM, Ellis BG, Price RG, Hammond K, Thompson AE, Jones NF (1975) Urinary N-acetyl-beta-D-Glucosaminidase activities in patients with renal disease. Br Med J 3:408–411

Williams DR, Cartwright RA (1978) The esterase-D polymorphism in patients with diabetes or carcinoma of the bladder and a matched sample of non-donor controls. Ann Hum Biol 5:281–284

Wirl G, Frick J (1979) Collagenase – a Marker enzyme in human bladder cancer? Urol Res 7:103–108

Young SE, Griffin AC, Milner AN, Stehlin JS (1967) Free aminoacids and related compounds in the blood and urine of patients with malignant melanoma. Cancer Res 27:15–17

Immundiagnostik beim Harnblasenkarzinom

H. W. BAUER [1]

Das Thema der Immundiagnostik beim Harnblasenkarzinom konzentriert sich auf die Beantwortung der Fragen: *Spielen immunologische Phänomene beim Harnblasenkarzinom eine Rolle, welche kennen wir und was ist bisher über deren klinische Bedeutung bekannt?*

Vom Selbstverständnis immunologischer Vorgänge her sind Immunreaktionen beim malignen Wachstum dann zu erwarten, wenn

1. *Neoplasien Oberflächenstrukturen ausbilden, in denen sie vom Wirtsorganismus als fremd erkannt werden* und
2. *das Immunsystem des Wirts dagegen aktiviert werden kann und Reaktionen zeigen kann.*

Das bedeutet also: nicht das Malignom selbst sondern erst die gegen den Tumor gerichtete Reaktion der körpereigenen Abwehr erlauben immunologische Diagnostik. Jede tierische Zelle ist im Grunde genommen durch verschiedene Membranantigene charakterisiert. Wir unterscheiden insbesondere:

Transplantationsantigene
Differenzierungsantigene
speziesspezifische Antigene und
Blutgruppenantigene.

Als Vorstufe all dieser Antigene mögen die fötalen Antigene genannt werden.

Der Nachweis, daß beim humanen Blasenkarzinom sich Antigene, die als tumorspezifisch anzusehen sind, ausbilden, ist bisher nicht erbracht worden. Bekannt sind im Tiermodell, das tumorspezifische Antigen des durch Methylcholanthren induzierten Blasensarkoms, sowie einige virusspezifische Antigene insbesondere durch Oncornaviren auf Zellinien humanen Blasenkarzinoms induziert.

Die durch die neoplastische Zelltransformation entstehenden Oberflächenstrukturen werden wie die physiologischen Antigene an der Zelloberfläche exprimiert und im Rahmen des normalen Zell-Turnovers abgegeben.

Für ihr Auffinden bedeutet das:
1. sie sind solange wie sie auf der Zelle festsitzen verantwortlich für die zellulären Phänomene und können mittels zellvermittelter Reaktionen nachgewiesen werden und
2. sind sie abgeschilfert und zirkulieren sie in der peripheren Blutbahn, sind sie Teil des humoralen Systems und können mit Hilfe serologischer Tests nachgewiesen werden.

---

1 Urologische Klinik und Poliklinik der LMU-München, Klinikum Großhadern, Marchioninistraße 15, D-8000 München 70

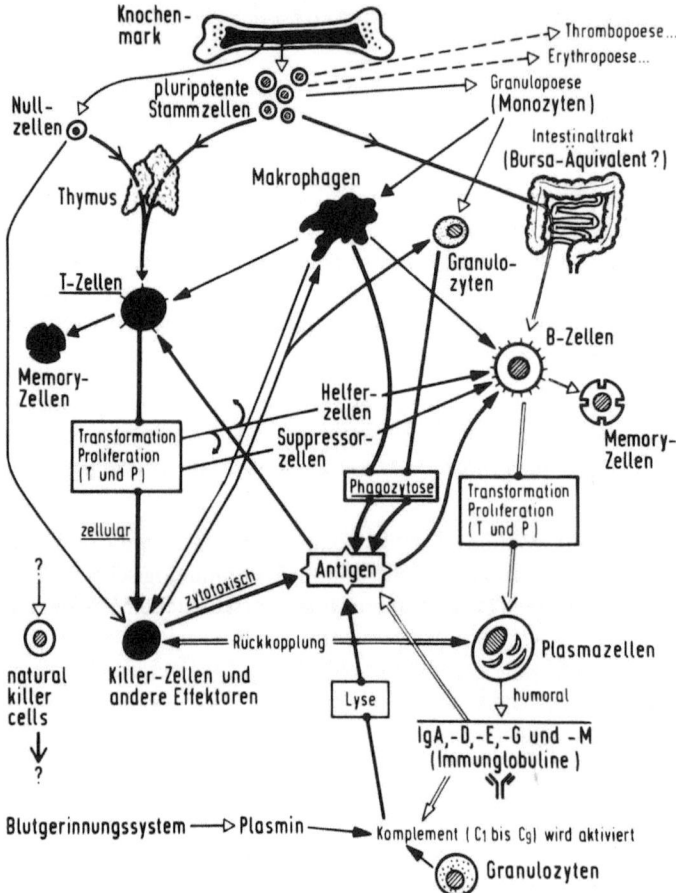

Abb. 1. Schema der Interaktionen des Immunsystems

An den *zellulär bedingten* Reaktionen sind verschiedene Zellarten beteiligt wie die *T-Lymphozyten,* die *B-Lymphozyten,* die *K-Zellen,* die *NK-Zellen* und die *Makrophagen* (Abb. 1).

In den meisten Fällen ist es das zelluläre System, das die erste Barriere gegen ein Neoantigen darstellt. Bei der Krebszelle sind es die erwähnten veränderten Oberflächenstrukturen, die primär von ganz bestimmten Lymphozyten erkannt werden. Bei intaktem Immunsystem stellt man es sich derart vor, daß sich die Lymphozyten an die Tumorzelle aufgrund ihrer Fremdantigene anlagern, gewisse Substanzen abgeben, die die Plasmamembran der Zellen verändern, z. B. in Form von Phospholipiden, und dadurch die Lyse der Krebszellen induzieren. Es gibt Lymphozyten, die diese Fähigkeit von vorne herein besitzen, ohne jemals mit einer Tumorzelle in Kontakt getreten zu sein. Sie werden aus diesem Grund als sogenannte *natürliche Killer-Zellen* (NK-Zellen) bezeichnet. Lymphozyten und Makrophagen wirken demgegenüber nach verschiedenen Mechanismen (Abb. 2):

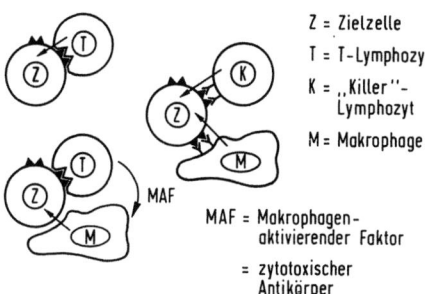

Abb. 2. Schema zellulärer Immunvorgänge

Z = Zielzelle
T = T-Lymphozyt
K = „Killer"-Lymphozyt
M = Makrophage
MAF = Makrophagen-aktivierender Faktor
= zytotoxischer Antikörper

1. Die T-Lymphozyten können nach erfolgter Sensibilisierung allein zytotoxisch wirken.
2. Die K-Zellen können zusammen mit Antikörpern zur Zytolyse fremder Zellen führen.
3. Die Makrophagen lysieren armiert mit Antikörpern nach Aktivierung mittels sogenannter Makrophagen aktivierender Faktoren von T-Lymphozyten.

Unabhängig von zellulären Bestandteilen gibt es dann noch die Komplement-Lyse, die hier nur der Vollständigkeit halber erwähnt werden soll.

Soweit einige Mechanismen, die für Nachweis immunologischer Reaktionen herangezogen werden können.

Im Brennpunkt des derzeitigen tumorimmunologischen Denkens stehen die monoklonalen Antikörper, sie erweitern die Möglichkeit, tumorimmunologischen Arbeitens ganz entscheidend. Aus B-Lymphozyten bilden sich auf Antigenreiz Plasmazellen aus, die nach ihrer Differenzierung imstande sind, spezifische Antikörper zu synthetisieren. Spritzt man nun z.B. einer Maus ein Fremdantigen, so kann sie als Antwort auf dieses Antigen aus ihrem Reservoir von 10 Mio. Möglichkeiten etwa 50 000 verschiedene Antikörper bilden. Das tut sie in Wirklichkeit zwar nicht, die Anzahl der unterschiedlichen Antikörper gegen die verschiedenen antigenen Determinanten ein und desselben Antigens sind jedoch willkürlich und immer noch beträchtlich.

Jeder im lymphatischen Gewebe zur Antikörperproduktion angestoßene B-Lymphozytklon produziert zwar ein und denselben Antikörper, aber die Vielzahl der Zellklone führt zu der *letztendlichen Heterogenität* dessen, was wir eine *spezifische Antikörperantwort* nennen.

Darüber hinaus erzeugt der Organismus auch gegen ein und dieselbe determinante Struktur mehrere Antikörperarten, die sich in der Genauigkeit unterscheiden, mit der sie auf die determinante Gruppe passen, was sich letztenendes in der Avidität ausdrücken läßt.

Köhler und Milstein gelang es 1975, antikörperproduzierende Lymphozytenklone mit Myelomzellen in Kontakt zu bringen und zu verschmelzen. Die dabei entstandenen Hybridzellen besitzen sowohl die Fähigkeit der Lymphozyten, die Antikörper gegen ein beliebiges Antigen zu synthetisieren, als auch die Eigenart der Myelomzellen, unsterblich zu sein. Dies bedeutet, daß sich diese Hybridzellen im Nährmedium zu einem Klon vermehren lassen, der unbegrenzt lebensfähig ist und dessen Zellen alle den gleichen, gegen nur eine determinante Struktur gerichteten Antikörper herstellen (Abb. 3).

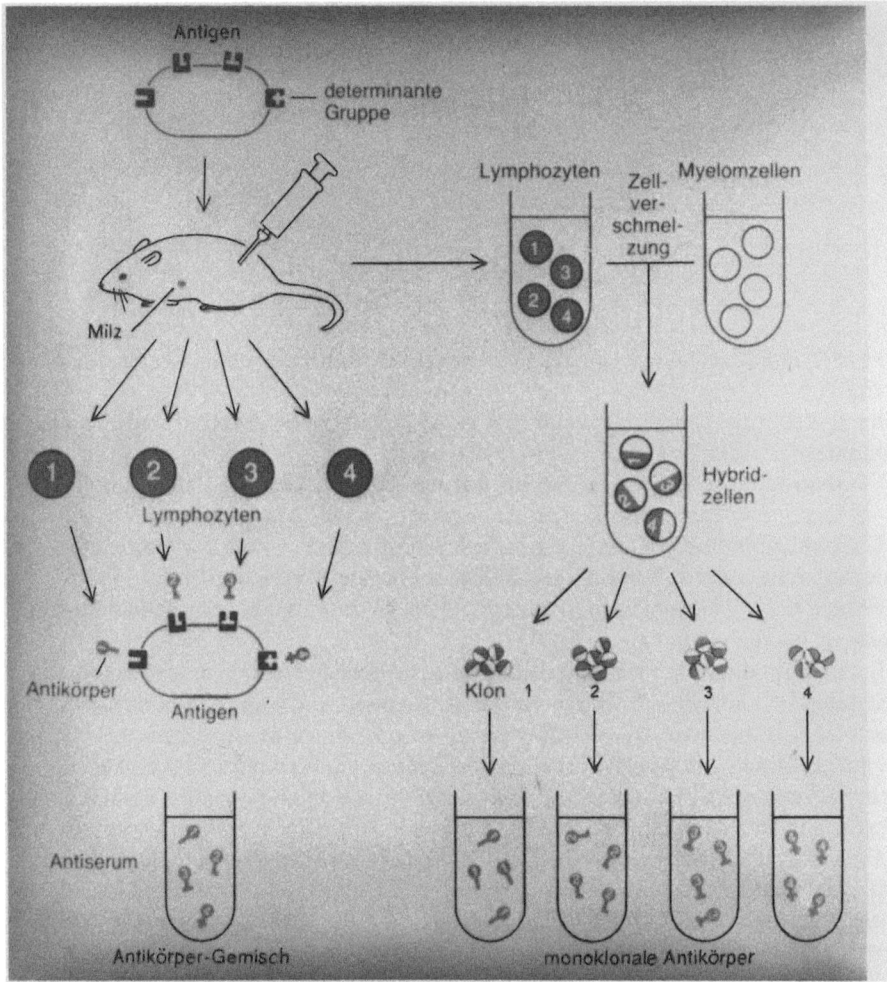

Abb. 3. Schema der Gewinnung monoklonaler Antikörper

Die monokonalen Antikörper stellen sich demnach dar als spezifisch zu definierende Substanzen, die aus einer Zellinie abstammen. Diesen monoklonalen Antikörpern wird in der gegenwärtigen Betrachtung tumorimmunologischer Fallfragestellungen ein großer Stellenwert zugewiesen, ohne daß jedoch für den konkreten Fall des Blasenkarzinoms derzeit schon klinisch relevante Ergebnisse bekannt sind. Dennoch soll hier auf die Möglichkeiten mit monoklonalen Antikörpern im Rahmen der klinischen Medizin hingewiesen werden.

Monoklonale Antikörper eröffnen die Möglichkeit, bestimmte Naturstoffe, beispielsweise das Interferon, zu reinigen. Besonders aussichtsreich ist die Verwendung monokonaler Antikörper zur Untersuchung biologischer Membrane, um die Differenzierung von Oberflächenantigenen verschiedener Zellpopulationen zu erfassen und zu differenzieren. So gibt es bereits monoklonale Antikörper, die für die Antigene humanpathogener Viren spezifisch sind. Auch das Erfassen sogenannter „schwacher Immunogene" auf einer Zelloberfläche, wie sie ja die tumorassoziierten Antigene wahrscheinlich darstellen, und wie sie im heterogenen Gemisch polyklonaler Antikörper immer untergehen, wird wahrscheinlich damit möglich sein. Darauf weisen bereits die erst jüngst publizierten Ergebnisse zum sogenannten Oxford-Antigen hin.

Allerdings tragen die Moleküle Merkmale der Maus, so daß sie nicht für den parenteralen Einsatz beim Menschen eignen. Zweifelsohne gibt es aber auch beim in vitro Einsatz noch Probleme zu lösen. So ist die Arbeit mit monoklonalen Antikörpern immer noch durch die Schwierigkeit mit der geringen Avidität monoklonaler Antikörper gekennzeichnet.

Dennoch besteht die berechtigte Hoffnung, daß in absehbarer Zeit mit monoklonalen Antikörpern der Nachweis von Monogangliosidantigenen im Serum von Patienten die Bestimmung fötaler Antigene wie z.B. des CEAs wegen der höheren Spezifität solcher Monogangliosidantikörper schon bald verdrängen wird.

Olsson und Kaplan (1981) konnten bereits zeigen, daß die Produktion von monoklonalen Antikörpern möglich ist, die sich auch für die Applikation im menschlichen Organismus eignen. Dies würde dann ermöglichen, monoklonale Antikörper gegen Tumorstrukturen radioaktiv zu markieren und damit auch im letzten Winkel des Organismus Diagnostik zu ermöglichen, sowohl hinsichtlich des Primärtumors als auch einer erfolgten Metastasierung. Die Immunologie steht hier am Anfang einer Entwicklung, deren Skizzierung hier im Rahmen dieses Beitrags nur die Herausforderung aufzeigen soll, die der Einsatz monoklonaler Antikörper auch auf dem Sektor des Blasenkarzinoms darstellt.

Nach diesem Ausblick in die Zukunft zurück zu den Möglichkeiten, die gegenwärtig vorhanden sind, um beim Blasenkarzinom Immundiagnostik betreiben zu können.

Allgemeine Parameter (Tabelle 1)

Schon 1971 zeigten Zacharski u. Linmann Arbeiten, die eine Abhängigkeit zwischen Gesamtlymphozytenzahl und Überlebensrate der Patienten beim Blasenkarzinom glauben machen wollten. Zu ähnlichen Ergebnissen unter Berücksichtigung der Differenzierung in T- und B-Lymphozyten kamen Amin et al. (1974), sowie Flamm u. Burkert (1982), Muhamel et al. (1982) und Eichenberg et al. (1980).

Catalona fand z.B. in 38% der Blasentumorpatienten eine verringerte Anzahl von T-Lymphozyten.

Tabelle 1. Allgemeine Parameter

Allgem. Lymphozytenzahl
Konzentration der T- und B-Lymphozyten
Monozytenkonzentration
Immunglobulinkonzentration
Konzentration der Komplementfaktoren

Auch wenn diese Ergebnisse bis in unsere Tage hinein immer wieder erhoben werden, muß doch aufgrund der vielen Möglichkeiten der Beeinflussung der Homöostase von Zellpopulationen jedem klar sein, daß hierbei weder eine Spezifität für das Blasenkarzinom noch für das Tumorwachstum im Allgemeinen vorliegen kann.

Ein wichtiger Punkt der Kritik, der hier ansetzen muß, und dies gilt auch für die nachfolgenden zellulären in-vitro-Tests, ist die Isolierung der Lymphozyten mittels Ficoll-Isopaque®, der heute gebräuchlichsten Methode. Diese Methode der Separation von Lymphozyten aus dem Vollblut führt zu einer nur unvollständigen Ausbeute und zu einem Verlust von T-Zellen (Brown u. Greaves 1974). Es ist deshalb durchaus vorstellbar, daß im Fall bestimmter Erkrankungen auch Lymphozytenpopulationen entstehen, die mit dieser Methode der Dichtegradienten-Zentrifugation nur in geringem Umfang separiert werden (Aiuti 1974). Im Organismus können diese Populationen aber gerade eine immunologische Funktion haben und bei dem durchgeführten in-vitro-Test infolge Fehlens zu einem falschen Ergebnis führen.

Hinsichtlich der Serumimmunglobulin-Konzentrationen fanden nahezu alle Autoren übereinstimmend keine Änderungen, die eine Korrelation mit dem Erkrankungsstadium beim Blasenkarzinom zuließen. Merrin und Hunt sowie Flamm und Burkert 1982 fanden sogar in weit fortgeschrittenen Erkrankungsstadien noch Normalwerte für die Serumimmunglobulinkonzentrationen. Änderungen hinsichtlich der Immunglobulinkonzentrationen sind lediglich im Urin beschrieben worden. Hier konnte ein Anstieg der IGM-Konzentration gezeigt werden.

Eine gewichtigere Rolle als die allgemeinen Parameter spielen zelluläre Reaktionen, ob nun in vivo oder in vitro durchgeführt. Letzten Endes haben alle diese Reaktionen im strengen Sinne einen unspezifischen Charakter, auch wenn eine Spezifität der Ergebnisse oft postuliert wird.

Zelluläre Parameter (Tabelle 2)

Zunächst sind da als in vivo-Reaktionen die Cutanteste mit Überprüfung der bedingten Immunreaktion des blasenkarzinomtragenden Individuums. Die verzögerte

Tabelle 2. Zelluläre Parameter

In vivo:
Hauttest mit Testantigenen, z. B. DNCB, DNFB, KLH
Hauttest mit Recallantigenen, z. B. Mumps, Streptokinase,
 Streptodornase, Tuberkulin, Candida, Trichophytin

In vitro:
Lymphozytentransformationstest (PHA, Con A)
Nachweis von Suppressorzellen
Zytotoxizitätstests
Migrationshemmtest Em-Test
Leukozytenadhärenztest PAL-Test
Test für Makrophagenaktivität

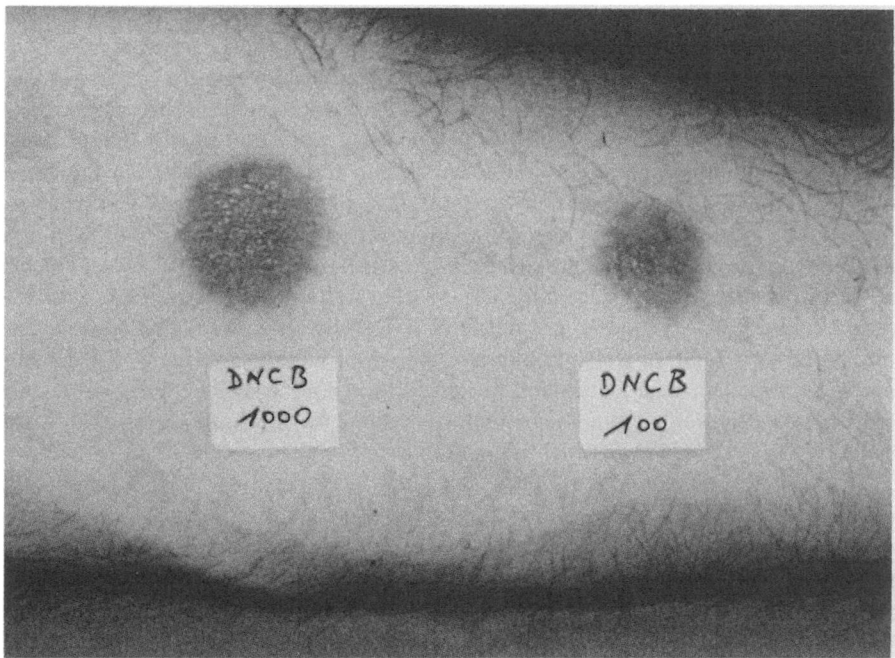

Abb. 4. In vivo Reaktion des DNCB-Cutantests

Überempfindlichkeit der Haut ist die klassische Manifestation einer zellulär bedingten Immunreaktion (Abb. 4).

DNCB oder DNFB sind die Mittel der Wahl, da im Normalkollektiv kein Primärkontakt zu erwarten ist und etwa 95% der Gesunden bei einmaligem Kontakt sensibilisiert werden. Antigene Eigenschaften erlangen diese Haptene durch kovalente Bindung an Proteine der Epidermis. In diesem Zustand führen sie dann zur Sensibilisierung von Lymphozyten. Beim DNCB-Test wird geprüft, inwieweit ein Organismus, für den dieses Antigen mit hoher Wahrscheinlichkeit unbekannt ist, zu sensibilisieren ist. Dies wird in einer Zweitexposition kontrolliert.

Wie Tabelle 3 zeigt, kann man eine subnormale Immunantwort in etwa 50% der Patienten mit einem Blasenkarzinom erwarten. Aus den Ergebnissen von Cunning-

Tabelle 3. Literaturübersicht zum DNCB-Cutantest

Blasentumor			Prozentsatz d. Immundefekte	Anzahl der Patienten
DNCB:	Decenzo	1975	60	48
	Catalona	1975	50	38
	Romas	1976	60	55
	Adolphs	1977	50	132
	Klippel	1978	60	200
	Bean	1978	25 – 65	53
	Brosman	1979	52 – 83	199
	Flamm	1982	56 – 67	40

ham, Catalona, Nelson und Romas geht hervor, daß DNCB anerge Patienten meist innerhalb kurzer Zeit verstarben und eine gewisse Korrelation zur Ausbreitung des Tumors bestand. Adolphs fand in 55% von 152 Blasenkarzinompatienten der Stadien 1 und 2 eine normale Hautreaktion. Die Abschwächung der Hautreaktion ging im Vergleich der Kollektive parallel zur Zunahme der Tumormasse. Dabei hatte auch die Strahlentherapie einen ähnlichen Effekt. Catalona fand bei 68 Patienten ohne Reaktion auf DNCB bereits im ersten Jahr ein Rezidiv. 58 davon verstarben in diesem Zeitraum. Dennoch ist die Korrelation zwischen Reaktivität auf DNCB und die Prognose des einzelnen Individuums nicht konstant. Der DNCB-Test sagt nichts aus über die spezifische immunologische Abwehr der Patienten gegenüber dem Tumor. Leider ist all den Studien mit der DNCB-Testung auch kaum eine Aussage dahingehend zu finden, in welch konkreten klinischen Situationen das DNCB-Ergebnis weiterhilft. Der Test ist einfach durchzuführen und vielleicht sollte zumindest ein negatives Ergebnis beim Blasentumorpatienten für die Indikationsstellung zur radikalen Zystektomie Berücksichtigung finden.

Als weiteres primäres Antigen wurden auch KLH verwandt. Dabei kann nicht nur die Fähigkeit des Individuums zur Sensibilisierung von T-Lymphozyten sondern auch von B-Lymphozyten überprüft werden. Für das Blasenkarzinom sind die diesbezüglichen Ergebnisse noch sehr divergent. Einschränkend sei noch erwähnt, daß bis heute nicht ganz geklärt ist, ob KLH überhaupt ein primäres Antigen darstellt (d.h. die Wahrscheinlichkeit, daß die Normalpopulation keinen früheren Kontakt damit hatte, sehr hoch ist).

Weitere Cutanteste wurden beim Blasenkarzinom mit sogenannten Recall-Antigenen, z.B. Mumps, Streptokinase, Streptodornase, Tuberkulin, Candida, Trichophytin durchgeführt. Diese Recall-Antigene sind Substanzen, mit denen der Organismus vor der Untersuchung entweder einen einmaligen Kontakt hatte oder auch in permanenter Auseinandersetzung steht. Das Handicap der Recall-Antigene ist, daß bei negativem Ausfall dies lediglich einen mangelnden Kontakt mit dem Antigen oder aber auch eine Schädigung des Immunserums bedeuten kann. Der Vergleich der Literatur mit den Ergebnissen von DCNB-Tests zeigt, daß die Information, die beim Blasenkarzinom zusätzlich gegenüber der DNCB-Testung gewonnen werden kann, gering ist (Tabelle 4).

In gewisser Weise als in vitro-Pendant zu den Intracutantesten fungieren die Lymphozytentransformationsteste. Die Lymphozytentransformation ist die Antwort auf einen Stimulus, der entweder unspezifisch durch Mitogene oder spezifisch durch

Tabelle 4. Literaturübersicht zur Wertigkeit der in vivo Cutantestung von Recallantigenen. (Tabelle 4 Roman 1976 aus Roman et al. 1976)

Blasentumor			Prozentsatz d. Immundefekte	Anzahl der Patienten
Recallantigen:	Olsson	1972	60	35
	Merrin	1974	40	10
	Romas	1976	59	55
	Flamm	1978	65	26
	Brosman	1979	38	199

sogenannte Tumorantigene oder was man dafür hält, erfolgen kann. Bei der Testdurchführung wird die DNA und RNA bzw. Proteinsyntheserate anhand inkorporierter radioaktiver Bausteine gemessen. Es gibt Ergebnisse von Brosman, die zeigen können, daß die durch PHA induzierte Lymphozytentransformation im frühen Stadium beim Blasenkarzinom normal, im fortgeschrittenen Stadium hingegen vermindert ist. Die unspezifische Stimulation durch PHA (Hämatoglutinin) oder Conn A oder andere Mitogene, seien sie nun auf T-Zellen oder B-Zellen gerichtet, spiegeln aber ebenso wenig wie die Cutantests den Grad der tumorspezifischen Tumorimmunität wider, sondern zeigen nur die allgemeine Reaktion dieser Zellen an (Abb. 5).

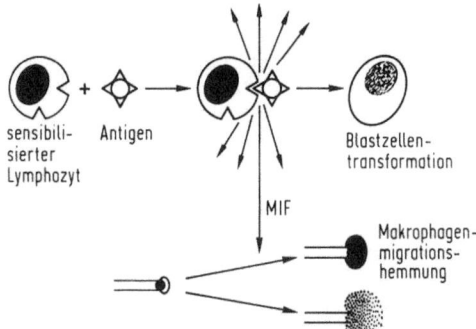

Abb. 5. Schema zu Transformations- und Migrationshemmtests

Darüber hinaus ist die Testdurchführung als solche störanfällig, so daß selbst statistisch gesicherte Unterschiede mit Vorsicht zu interpretieren sind, da Normalwerte gesunder Personen über den 2 s Bereich schwanken können.

Eine Stimulation mit autologem Tumorextrakt ist sicherlich angebrachter, allerdings ist er dann nur für die Verlaufskontrolle geeignet.

Bezüglich der Spezifität muß die kritische Frage gestellt werden: Spielt der in vitro gemessene Effekt in vivo die gleiche Rolle, anders ausgedrückt, spricht der Test für die vorhergehende Sensibilisierung durch ein Tumorantigen oder zeigt er nur eine Disparität der antwortenden Lymphozyten auf das betreffende Antigen an. Wie man weiß werden nicht alle Lymphozyten durch einen Antigenstimulus transformiert. Erst wenn gezeigt werden kann, daß ein tumorassoziiertes Antigen bei allen Blasenkarzinomen vorkommt, könnte der Lymphozytentransformationstest als Screening-Methode zu klinischen Studien eingesetzt werden.

In neuerer Zeit werden immunregulatorische Zellen, d.h. sogenannte Suppressorzellen für die beim Krebspatienten auftretende Immunsuppression verantwortlich gemacht. Die Suppressorzellfunktion ist in Tiermodellen gut dokumentiert und es konnte gezeigt werden, daß die selektive Destruktion von Suppressorzellen die Immunantwort gegen den Tumor verbessern kann.

Es gibt jedoch nur geringe Informationen über die Suppressorzellaktivität beim Menschen. Für das Blasenkarzinom hat diese Untersuchung Catalona durchgeführt. Er zeigte, daß das pflanzliche Mitogen Conn A in der Lage ist, Suppressor-T-Zell-Präkursoren zu aktivieren, d.h. die proliferative Reaktion von autologen Lymphozytensubpopulationen zu unterstützen. Einmal aktiviert, inhibieren diese Suppressorzellen in einer unspezifischen Art eine Reihe immunologischer Antworten. Dabei zeigte sich auch, daß alle Patienten mit einem Blasenkarzinom eine signifikante Suppressorzellaktivität in den regionalen Lymphknoten hatten. Diese war bei gesunden Kontrollen nicht vorhanden oder gegenüber einer spontanen Suppressorzellaktivität bei Kontrollgruppen erhöht. Momentan erscheint mir die Suche nach derartigen Suppressorzellen in den peripheren Lymphknoten der erfolgversprechendste Versuch zu sein.

Das Hauptaugenmerk ist jedoch auf die Elimination bzw. Erkennung der spontan vorhandenen Suppressoraktivität zu legen.

Cytotoxizitätsteste

Hinsichtlich der Cytotoxizitätsteste ist das Blasenkarzinom der wohl am intensivsten untersuchte Tumor. Aufgrund seiner Rezidivneigung ohne Progression und die irgendwann einmal auftretende Progression läßt immer den Gedanken an eine gestörte Immunbalance aufkommen und macht das Blasenkarzinom zu einem idealen Studienobjekt in dieser Hinsicht.

Die lymphozytische Reaktion beruht auf der Beobachtung, daß Lymphozyten von immunisierten Patienten die entsprechenden Ziel- oder Targetzellen zu zerstören vermögen, dabei wird eine targetzellspezifische T-Lymphozytotoxizität, eine antikörperabhängige lymphozytenvermittelte Lymphozytotoxizität durch K-Zellen und eine spontane zellbedingte Cytotoxizität durch NK-Zellen unterschieden. Die zahlreichen Varianten und Techniken dieser Tests einschließlich der Mikromethoden sind in den vergangenen Jahren derart ausgefeilt worden, daß die Reproduzierbarkeit was die technischen Parameter angeht, dem geforderten Standard entspricht. Bei der Beurteilung der Spezifität muß jedoch auch hier Kritik angemeldet werden. Neben der unterschiedlichen experimentellen Techniken müssen sowohl die Art der Lymphozytenpräparation als auch die verwendeten Tumorzellen in kalkül gezogen werden. Grundvoraussetzung für eine Aussagefähigkeit ist das Arbeiten im autologen System. O'Tool u. Perlman konnten zeigen, daß bei Blasenkarzinompatienten im Stadium T_1 und T_2 88% der Patienten zytotoxische Lymphozyten, im fortgeschrittenen Stadium dagegen nur 41% dieses Phänomens zeigten. Die gleiche Autorengruppe fand außerdem, daß die Strahlentherapie die präexistierende zelluläre Immunreaktion vermindert bzw. unterdrückt. Patienten, deren zelluläres Immunsystem sich nach der operativen Therapie wiedererholte, zeigt innerhalb des Beobachtungszeitraumes von 9 Monaten einen günstigeren Krankheitsverlauf als andere, bei denen diese Erholung in Form des Anstiegs des zytotoxischen Lymphozyten ausblieb, bei ihnen kam es während des Beobachtungszeitraumes zu Tumorrezidiven bzw. zur Metastasenbildung.

In einer weiteren Studie dieser Gruppe wurde gezeigt, daß die Lymphozyten von Blasenkarzinompatienten im Stadium T_2 zu 100%, im Stadium T_3 zu 80% und im Stadium T_4 zu 50% ihre volle Zytotoxizität nach Therapie wieder erlangen. Bei der histologischen Untersuchung der Operationspräparate ließ sich sogar eine gewisse Relation zwischen zytotoxischer Wirkung der peripheren Lymphozyten und dem

Ausmaß der lokalen Lymphozyteninfiltration feststellen. Letzteres wird ja seit langem bei allen soliden Tumoren als prognostisch günstiges Zeichen angesehen.

Die Schwierigkeiten bei diesen Tests liegen in der Kultivierung der Tumorzellen und in der einwandfreien Spezifitätskontrolle.

Im Hinblick auf die Selektion von Risikogruppen erscheint mir noch nachfolgende Arbeit erwähnenswert. Kumar et al. (1980) prüften aus einem Kollektiv von 100 Industriearbeitern die spontane T-Lymphozytotoxizität auf eine Blasenkarzinomkulturzellinie. Von diesen Arbeitern hatten 86 früher einmal eine Exposition eines potentiellen Blasenkarzinogens. Alle diese Patienten zeigten gegenüber einer Kontrollgruppe eine erhöhte Cytotoxizität. Bei den Patienten mit einer positiven Urincytologie war die Cytotoxizität um das zweifache erhöht. Auch wenn hier noch Kontrollen, sowohl im methodischen als auch von der Selektion her nicht alle Ansprüche erfüllt wurden, so sind das erste ermutigende Befunde im Hinblick auf die Dokumentation einer gesteigerten spezifischen Immunreaktivität während oder nach Karzinogen-Exposition eines Individuums beim Blasenkarzinom.

Migrationshemmtest (Abb. 5)

Sowohl die Makrophagen als auch die Granulozytenmigrationshemmung ist eine zelluläre Immunreaktion die in vitro gemessen werden kann. Physiologische Grundlage dieses Phänomens sind die Beobachtungen, daß ausdifferenzierte, durch ein bestimmtes Antigen sensibilisierte Lymphozyten einen Faktor produzieren, der sowohl die Makrophagen als auch die Leukozyten möglicherweise an der Abwanderung aus entzündlichen Gewebsarealen hemmt, daraus leitete sich die Bezeichnung makrophagenmigrationsinhibierender Faktor bzw. leukozytenmigrationsinhibieren-

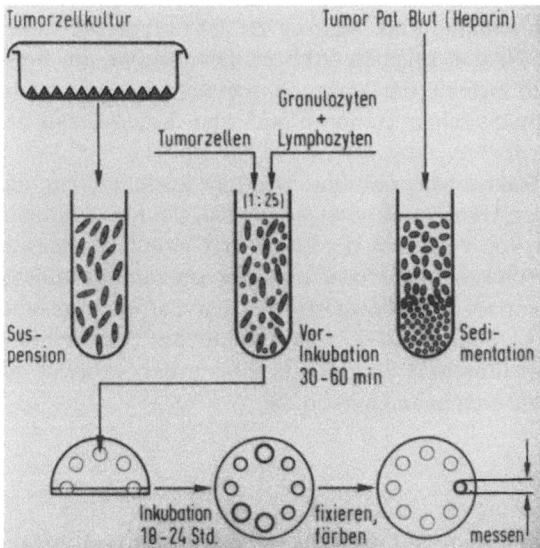

Abb. 6. Schema der Testdurchführung des Leukozyten-Migrationshemmtests mit der Agarose-Gel-Methode (Clausen)

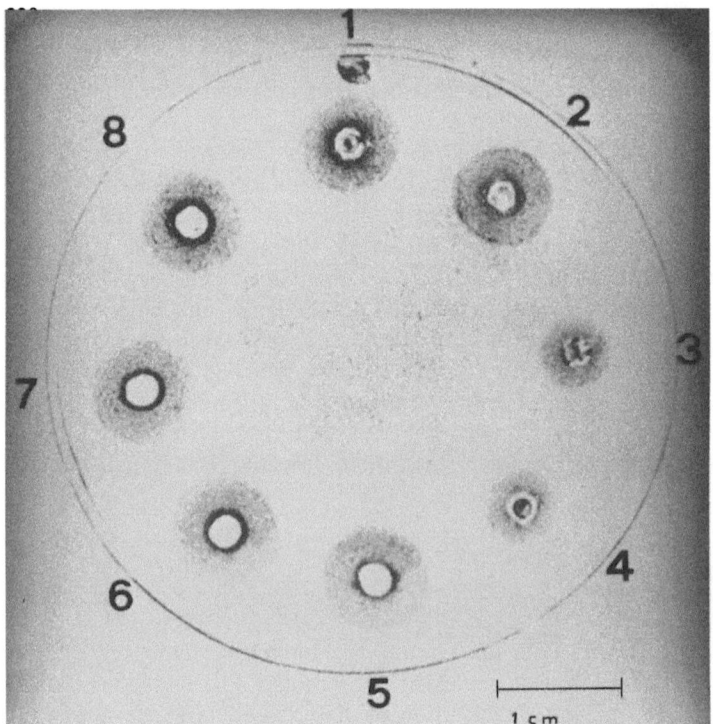

Abb. 7. Agargelplatte mit Hemmöfen unterschiedlichen Ausmaßes bei der Clausentechnik nach Ax-Behringinstitut

der Faktor ab. Die Testdurchführung ist relativ einfach. Während die Makrophagenmigrationshemmung in Kapillarröhrchen durchgeführt werden kann, hat Claussen für die Leukozytenmigrationshemmung die Agarose als Trägermedium eingeführt und dieser Methode seinen Namen gegeben (Abb. 6). Die Gruppe um Brosman konnte beim Blasenkarzinom Defekte der Makrophagenchemotaxis beobachten, aber keine sichere Korrelation zwischen Tumorausmaß und dem Ausmaß des chemotaxischen Defektes herstellen.

Der in vitro Nachweis des Makrophageninhibitionsfaktors korreliert gut mit dem in vivo Zustand der zellulären Hypersensitivität. Herr et al. fanden, daß beim Blasenkarzinom die Lymphozyten von Patienten, die keine verzögerte Hypersensitivitätsreaktion der Haut zeigten, auch keine Leukozytenmigrationshemmung aufwiesen. Gegenüber den Lymphozytentransformationstests und den Cytotoxizitätstests bietet die Migrationshemmung noch den Vorteil der Schnelligkeit der Testdurchführung. Die Migrationshemmung ist innerhalb eines Tages auswertbar während die anderen Tests mehrere Tage in Anspruch nehmen (Abb. 7).

Humorale Parameter

Hier sind es vor allen Immunkomplexe die für die abnehmende Zytotoxizitätsreaktionen bei Tumormengenzunahme verantwortlich gemacht werden. Die Immunkomplexe können je nach Molekulargewicht mit der Polyäthylenglykolmethode, wenn es sich um kleine molekulargewichtige Immunkomplexe, als auch mit der Ragj-Zellmethode oder mit der C_1q bestimmt werden. In der Ragj-Zellmethode lassen sich vor allem die Immunkomplexe mit höheren Molekulargewichten nachweisen. Sie sind es vor allem, die in der Tumorimmunologie eine Rolle spielen, und somit wird verständlich, daß Untersuchungen beim Blasenkarzinom mit der Polyäthylenglykolmethode Immunkomplexe nachzuweisen und diese mit dem klinischen Verlauf zu korrelieren ohne greifbares Ergebnis blieben. Andere immunregulatorische oder immunsuprimierende humorale Faktoren sind sogenannte Alpha-2-Globuline. Eines der wichtigsten Vertreter auch dieser Gruppen erscheint das Alpha 2 PAG zu sein. Von diesem Parameter gibt es aber beim Blasenkarzinom noch keine größeren Studien.

Zusammenfassung

Die Tumorimmunologie besteht im Humansystem nach wie vor hinsichtlich der Spezifität der Reaktion sowohl auf zellulärem als auch auf humoralem Sektor im Stadium der Beweisnot. Aus diesem Mangel heraus werden Untersuchungen, die die allgemeine humorale und zelluläre Immunkompetenz erfassen, herangezogen, deren klinische Relevanz jedoch nach wie vor fraglich ist. Einzelparameter eignen sich kaum, wenn immunologische Untersuchungen gemacht werden. So ist eine Palette verschiedener Tests aus den unterschiedlichen Gruppierungen notwendig. Die Tumorimmunologie ist auch in der Diagnostik beim Blasenkarzinom noch im Stadium des klinischen Experiments. Empfehlungen für die Routine können derzeit noch keine gegeben werden.

Literatur

Adolphs H-D, Steffen L (1977) Evaluation of the immunocompetence of patients with transitorial cell carcinoma of the bladder. Urol Res 5:29–33

Bean M (1977) Some immunological considerations relevant to the study of human bladder cancer. Cancer Res 37:2879–2884

Brosman S, Elhilali M, Vescera C, Fahey J (1979) Immune response in bladder cancer patients. J Urol 121:162–169

Catalona WJ, Smolev JK, Harty JI (1975) Prognostic value of host immunocompetence in urologic cancer patients. J Urol 114:922

Catalona WJ, Oldham RK, Herberman RB, Djeu JY, Cannon GB (1977) Lack of specifity of lymphocyte-mediated cytotoxicity against the bladder cancer cell line, T24. J Urol 118:254–257

Clausen JE (1971) Tuberculin-induced migration inhibition of human peripheral leucocytes in agarose medium. Acta Allergol (Kbh) 26:56–80

Cunningham AJ (1976) Self-tolerance maintained by active suppressor mechanisms. Transplant Rev 31:23–49

Decenzo JM, Howard P, Irish CE (1975) Antigenic detection and prognosis of patients with stage A transitional cell bladder carcinoma. J Urol 114:874–878

Eickenberg H-U, Thiel U, Ringert R-H (1978) Immunologie und Röntgendiagnostik. Verh. Ber. der Dtsch. Ges. für Urologie, 29. Tagung. Springer, Berlin Heidelberg New York, S 57–61

Flamm J, Burkert S (1982) Zur Korrelation des Immunprofils mit der lokalen Immunozyteninfiltration bei Harnblasentumoren. Urol Int 37:61–67

Flamm J, Sagaster P, Micksche M (1978) Klinische und immunologische Untersuchungen bei Patienten mit Harnblasentumoren. Urologe [A] 17:111–116

Herr H (1979) Suppressor cells in the pelvic lymph nodes regional to bladder cancer. J Surg Oncol 11:289–293

Klippel KF, Walz HP, Kreutz J, Moltke T (1978) DNCB-Test und Immunkompetenz. Münch Med Wochenschr 31:120

Köhler G, Milstein C (1975) Continuous cultures of fused cells secreting antibody of predefined specifity. Nature 256:495

Kumar S, Taylor G, Wilsor P, Hurst W (1980) Prognostic importance of specific immunoreactivity in occupational bladder cancer. Br Med J 1:512–513

Merrin C, Han T (1974) Immune response in bladder cancer. J Urol 111:170–172

Muhamel E, Shohat B, Servadio C (1982) Immunological profile of patients with transitional cell carcinoma of the bladder. Br J Urol 54:11–15

Olsson L, Kaplan HS (1980) Human-human hybridomas producing monoclonal antibodies of predefined antigenic specifity. Proc Natl Acad Sci 77:5439

Olsson CA, Rao CN, Menzoian JE, Byrd WE (1972) Immunologic unreactivity in bladder cancer patients. J Urol 107:607–609

O'Toole C, Perlmann P, Unsgaard B, Moberger G, Edsmyr F (1972) Cellular immunity to human urinary bladder carcinoma. I. Correlation to clinical stage and radiotherapy. Int J Cancer 10:77–91

Zacharski LR, Linman JW (1971) Lymphocytopenia: its causes and significance. Mayo Clin Proc 46:168

Instrumentelle Früherkennung

J. E. ALTWEIN[1]

Beim Hypernephrom, Prostatakarzinom und Harnblasenkarzinom fehlen in der Regel Frühsymptome, die den Patienten rechtzeitig zum Arzt führten. Selbst die Erstsymptome eines Harnblasentumors, etwa Hämaturie, Dysurie oder Pollakisurie treten auch bei den verschiedensten Zystopathien auf und geben nur selten Veranlassung zu einer gezielten Tumorsuche. Darüber hinaus beobachteten zahlreiche Patienten bereits früher ähnliche Symptome oder aber die Beschwerden bestehen nur temporär, so daß der Leidensdruck, eine wesentliche Voraussetzung für eine frühzeitig einzuleitende urologische Abklärung, fehlt. Auch die Erkenntnis, daß Hämaturien bei männlichen und weiblichen Individuen ab einem bestimmten Lebensalter hauptsächlich durch einen Blasentumor unterhalten werden hat ebensowenig die Situation gebessert wie das Aufstellen von Leitsätzen etwa, daß jede Dysurie oder Zystitis des über 40jährigen Mannes auf ein Blasenkarzinom verdächtig sei. Aufgrund dieser Erkenntnis und den Inzidenzschätzungen der American Cancer Society für 1982, wonach 9% der männlichen Tumoren und 4% der weiblichen Tumoren ihren Ursprung in der Harnblase haben (Silverberg 1982) geht die Notwendigkeit zu aktiven Früherkennungsmaßnahmen hervor.

Die einfachsten Möglichkeiten ergeben sich aus Harn-Reihenuntersuchungen unter Anwendung des o-Tolidin-Teststreifens, der zytologischen Auswertung des gefärbten Harnsedimentes oder der Exfoliativzytologie. Mit dem letzten Verfahren berichteten Cartwright et al. (1981) gute Erfahrungen bei der Blasentumorfrüherkennung von Arbeitern in der chemischen Industrie. Im Gegensatz zu diesen noninvasiven Verfahren ist die Eignung instrumenteller Verfahren für den Einsatz beim Massenscreening gering. Die Weltgesundheitsorganisation hat sechs Vorbedingungen (Abb. 1) für ein Massenscreening zur allgemeinen Krebsfrüherkennung aufgestellt (Wilson et al. 1968). Danach sind instrumentelle Verfahren besonders sinnvoll zum direkten Erkrankungsnachweis, um die Mortalität an dieser Erkrankung zu senken und die Lebensqualität des Betroffenen zu steigern, darüber hinaus sind sie bedingt für die gezielte Folgediagnostik und langfristige Betreuung Erkrankter sinnvoll und vertretbar. In der Praxis bedeutet dies, daß Patienten mit einem erhöhten Erkrankungsrisiko primär registriert sein müßten.

Ein wichtiger Faktor ist das Zigarettenrauchen, für das sich eine lineare Abhängigkeit bis zu einer Tagesdosis von 40 Zigaretten nachweisen läßt. Es gibt Schätzungen, nach denen die Inzidenz um 40% beim Mann bzw. 10% bei der Frau sinken würde, wenn lebenslang nicht geraucht würde. Allerdings ist der Kreis dieser freiwillig Exponierten zu groß, um ihn in den Zielgruppenkatalog (Tabelle 1) mitaufzunehmen. Der Zielgruppenkatalog wird von einer langjährigen Benzidinexposition

---

1 Urologische Abteilung, Bundeswehrkrankenhaus Ulm, Akademisches Krankenhaus der Universität Ulm, Oberer Eselsberg 40, D-7900 Ulm

Krebsfrüherkennungsmaßnahmen: Vorbedingungen für ein Massenscreening (WHO, 1968)	
Allgemein	Speziell Blasenkarzinom
① Wichtiges gesundheitliches Problem	+++
② Anerkannte Therapieverfahren anwendbar	++
③ Gezielte Folgediagnostik und langfristige Betreuung durch Gesundheitsorganisation	(+)
④ Geeigneter und wiederholbarer Test	+
⑤ Kosten - Nutzen - Relation bei Daueranwendung	++
⑥ Positive Fallfindung: Mortalität ↓ Lebensqualität ↑	++
	Instrumentelle Verfahren

Abb. 1

Tabelle 1. Instrumentelle Früherkennung des Blasenkarzinoms: Zielgruppen

Risikofaktoren		Latenz (Jahre)	Inzidenz (%)	Autor
Benzidin > 6 Jahre Exposition		13	52	Wendel et al. (1974)
Atypie des Urothels		?	36	Althausen et al. (1975)
Divertikel		10	28	Jacobi u. Altwein (1977)
Interstitielle Zystitis	♂	3	23	Utz et al. (1974)
	♀	< 1 – 20	1,3	
Leukoplakie		5 – 22	10	O'Flynn et al. (1974)
Neurogene Blase u. Dauer-Katheter		10	10	Kaufman et al. (1977)
Mikrohämaturie (asymptomat.) > 9 Erythrozyten/GF		1 – 8	7,3 1,6	Golin et al. (1980)
Benzidin ∅ 2 Jahre Exposition		18 – 48	7	Koss et al. (1969)
Zyklophosphamid		1 – 20	?	Petri u. Altwein (1978)
Radiotherapie (gyn.)		1 – 20	0,29	Duncan et al. (1977)
Cystitis cystica		?	?	Sarma (1978)

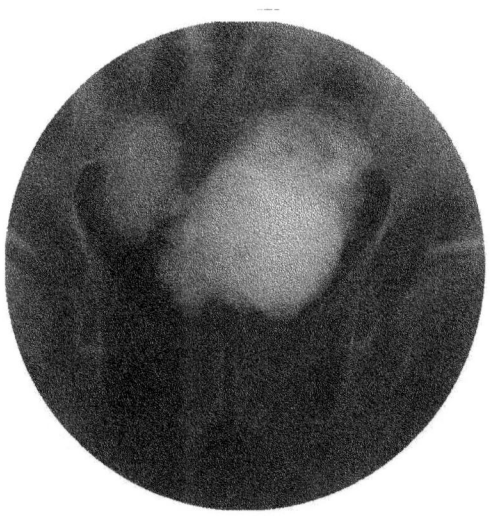

Abb. 2. Zystostomie-Zystogramm eines 60-jährigen Mannes. Enghalsdivertikel links

angeführt. Aus urologischer Sicht hat das Blasendivertikel (Abb. 2), die interstitielle Zystitis, die Leukoplakie und die neurogene Blase (Abb. 3) besondere Bedeutung. Als zuverlässigste Früherkennungsverfahren sind in Verbindung mit einer Exfoliativ- oder besser Spülzytologie die Zystoskopie mit multiplen systematischen Quadrantenbiopsien (sogenanntes Mapping) gerechtfertigt. Nicht in den Zielgruppenkatalog aufgenommen wurde das sogenannte Blasenpapillom, dessen Dignität nur scheinbar als gutartig zu klassifizieren ist. Immerhin rezidivieren nach den Erfahrungen von Greene et al. (1973) 73% der Papillome, wobei ein Anstieg im Differenzierungsgrad und Stadium des transurethral entfernten Papilloms beobachtet wird (Abb. 4). Die Bezeichnung $T_A G_0$-Urothelkarzinom der Harnblase wird der Langzeitprognose dieses Tumors eher gerecht. Noch problematischer ist das Carcinoma-

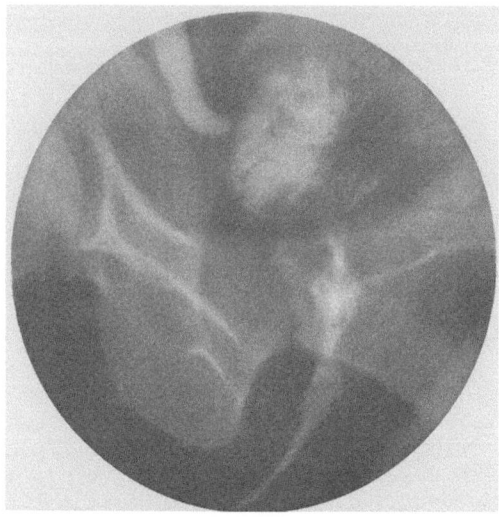

Abb. 3. Langjährige neurogene Blase mit Entwicklung eines Urothelkarzinoms ($T_{4b} N_+ M_0 G_3$) Zystogramm mit Reflux rechts. 53-j. Mann

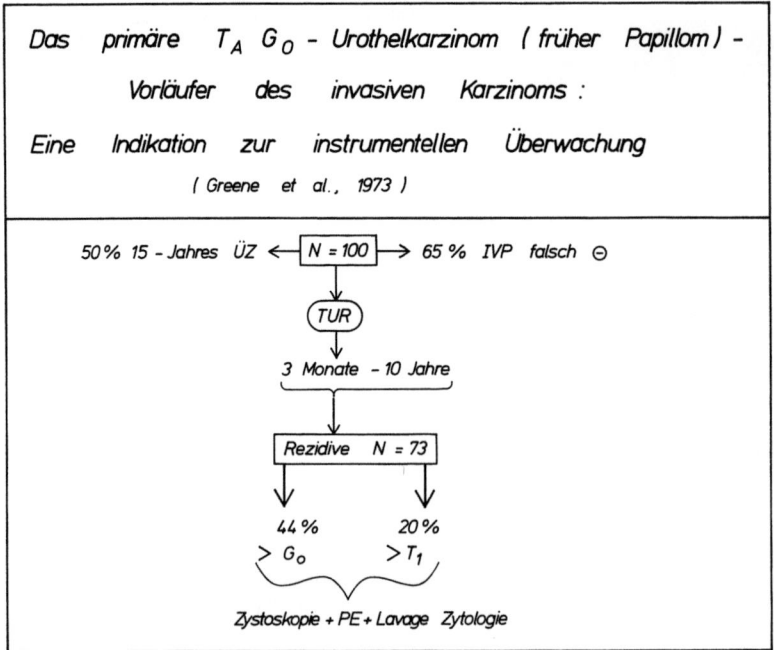

Abb. 4

Tabelle 2. Carcinoma in situ der Harnblase: Entwicklung eines infiltrierenden Tumors (Übersicht)

Autor (Jahr)	N	Progredienz	Latenz (Jahre)
Melamed et al. (1964)	25	9	<5
Koss et al. (1969)	13	7	1– 6
Kulatilake et al. (1970)	5	3	2
Utz et al. (1970)			
Diffus	62	37	<5
Farrow et al. (1977)			
Gemischt	58	8	<5
Sharma et al. (1970)	17	14	–
Yates-Bell (1971)	3	3	<3
Barlebo et al. (1972)	10	0	–
Anderson et al. (1972)	15	12	–
Skinner et al. (1974)	59	49	–
Riddle et al. (1975)			
Diffus	23	18	1–11
Fokal	13	1	1–16
Althausen et al. (1976)	12	10	1,5
Starklint et al. (1976)	43	23	>1
Total	358	194 (54%)	

Tabelle 3. Instrumentelle Früherkennung des Blasenkarzinoms: Techniken

		Stellenwert
Zystoskopie	+Quadranten-Biopsie	+++
	+Tetrazyklin-Fluoreszenz	(+)+
US	transurethral	(+)+
	perkutan	(+)
Röntgen	Urogramm	+
	CT	(+)
Laser	Hologramm	(+)

in-situ der Harnblase (Tabelle 2), das offenbar in der Atypie des Urothels seinen histogenetischen Aszendenten hat (Tabelle 1). Das Kontrollprogramm bei nachgewiesener Urothelatypie sollte Zytologie, Zystoskopie und Mapping-Biopsien umfassen.

Für die instrumentelle Früherkennung der angeführten Zielgruppen stehen im wesentlichen 4 Techniken zur Verfügung (Tabelle 3). Den höchsten Stellenwert hat die Zystoskopie mit systematischer Quadrantenbiopsie, wobei die Entnahmestellen der Schleimhaut in die sogenannte Blasenkarte (Hartung 1972) eingetragen werden. Für den beabsichtigten Zweck der Früherkennung ist eine derartige Untersuchung in Allgemeinnarkose allerdings unverhältnismäßig aufwendig und wird in der Praxis auf technische Schwierigkeiten stoßen. Statt dessen kann diese Untersuchung auch in einer Schleimhautoberflächenanästhesie, die beispielsweise nach Instillation von 100 ccm Novesine in die Blase ohne größere Beeinträchtigung des zu Untersuchenden erfolgen kann. Vor der cold-punch-Biopsie ist es zweckmäßig eine Spülzytologie zu gewinnen. Dabei orientiert sich die Anzahl der Bioptate nach der Rangordnung des Untersuchten im Zielgruppenkatalog. Die gerichtete Biopsie unter Anwendung der Tetrazyklinfluoreszenz ist dem Mapping-Verfahren unterlegen (Tabelle 4). Insbesondere werden Areale mit typischem oder dysplastischem Urothel nicht deutlich erkennbar markiert.

Für die Fahndung nach Erstmanifestationen eines Blasenkarzinoms beim Risikopatienten eignen sich röntgenologische Verfahren weniger; insbesondere sollte die Computertomographie allenfalls zur Überprüfung von Harnblasendivertikeln herangezogen werden, wenn diese zystoskopisch nicht einsehbar und sonographisch nicht zweifelsfrei zu beurteilen sind. Auch das Ausscheidungsurogramm leistet in seiner zystographischen Phase lediglich einen Beitrag bei ostiumnahen Tumoren

Tabelle 4. Tetrazyklin-Fluoreszenz von Blasentumorzellen (nach Angaben von Whitmore et al. 1968)

Indikation	Bewertung (in vivo/vitro)
Carcinoma-in-situ	↑ Rate falsch negativ
post-TURB	≥ Exfoliativ-Zytologie
HWI	störende Autofluoreszenz
post ↳ Urolithiasis	

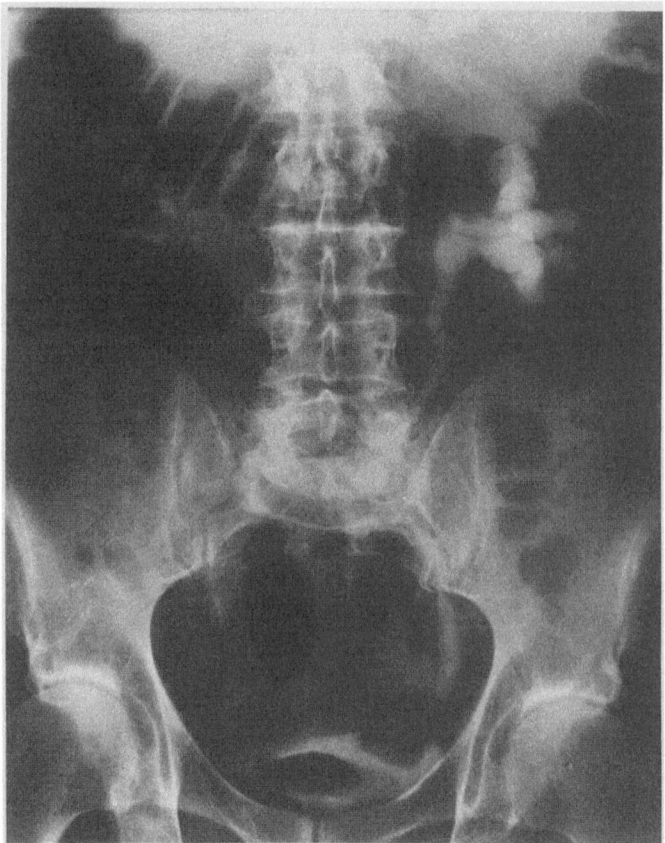

Abb. 5. Füllungsdefekt in der zystographischen Phase eines Urogramms. 50-j. Mann mit Blasenkarzinom $T_1 N_x M_0 G_2$

(Abb. 5), kann aber im Gegensatz zur Computertomographie Tumoren des oberen Harntraktes als Füllungsdefekt aufdecken. Deswegen sollte beim Patienten mit Phenacetinabusus trotz negativer Zytologie bei noch kompensierter Nierenfunktion hierauf nicht verzichtet werden.

Ein weiteres Verfahren ist die interferometrische Laserholographie (Hofstetter et al. 1979). Auch hierbei handelt es sich um ein invasives Untersuchungsverfahren, das wegen unvermeidbarer Artefakte zur Aufdeckung intraepithelialer Zellatypien nicht ausreichend empfindlich ist. Möglicherweise könnte es ein Hilfsmittel für die gezielte, im Gegensatz zur systematischen Quadrantenbiopsie, sein.

Ein besonderes Interesse für die Früherkennung verdienen die sonographischen Untersuchungsverfahren. Dabei stehen sich das non-invasive perkutane und das invasive transurethrale Verfahren gegenüber (Abb. 6). Bei beiden Methoden treten Täuschungen auf infolge Zystitis, Mucosahypertrophie, Trabekulierung der Blasenwand und Tumoren am Blasendach. Mit beiden Verfahren können Irregularitäten und Deformierungen der Blasenwand nachgewiesen werden. Darüber hinaus ist aber die Eignung des perkutanen Ultraschalls für den Frühnachweis des Blasenkar-

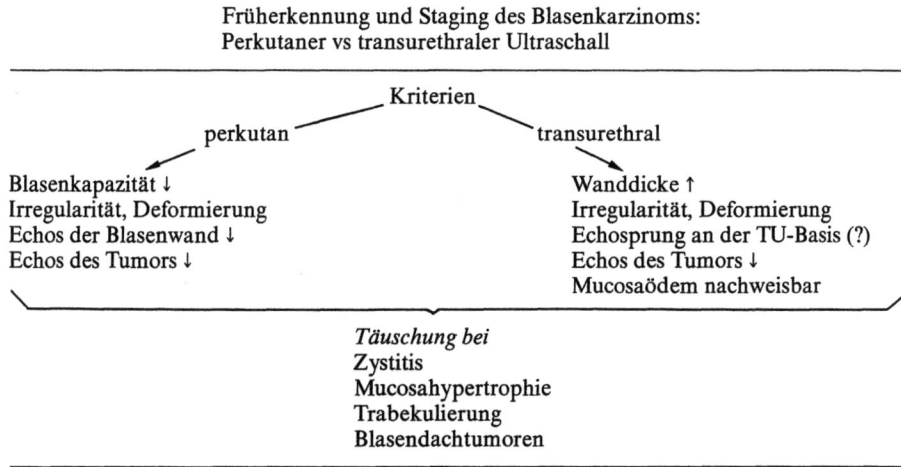

Abb. 6

Tabelle 5. Bewertung des perkutanen Ultraschall-Staging beim Blasenkarzinom (nach Angaben von Singer et al. 1981)

Infiltration	Sensitivität
T_{is}	? (0)
T_A T_1 T_2	55%
T_{3a}	100% (kleine Fallzahl)
T_{3b}	100% (kleine Fallzahl)

Tabelle 6. Diagnostischer Wert des perkutanen Ultraschall zum Blasenkarzinom-(Früh)-Nachweis (nach Angaben von Itzchak et al. 1981)

Sensitivität	Bezug
62%	global
33%	BCA < 0,5 cm
50%	– 1,0 cm
83%	– 2,0 cm
95%	> 2,0 cm
0%	Blasenhals-TU
16%	Vertex-TU
96%	Hinterwand-TU
100%	Seitenwand-TU

Tabelle 7. Transurethraler Ultraschall beim Blasenkarzinom (nach Angaben von Nakamura et al. 1980)

Histologie\US		T_1	T_2	T_3	Sensitivität
25	T_1	[24]	0	1	96%
2	T_2	0	[2]	0	(100%)
3	T_3	0	0	[3]	(100%)

zinoms mit einer Sensitivität von nur 55% ungenügend (Tabelle 5). Die Sensitivität beträgt 62% global und ist darüber hinaus beim kleinen oder ungünstig lokalisierten Tumor zu gering, um zuverlässige Aussagen treffen zu können (Tabelle 6). Besonders beim T_1-Tumor erweist sich der transurethrale Ultraschall aufgrund seiner höheren Sensitivität auch bei ungünstiger Tumorlokalisation oder Exophyten mit kleinem Durchmesser als leistungsfähiger (Tabelle 7). Im Vergleich zur Zystoskopie scheinen beide Verfahren unterlegen. Inwieweit die Kombination sonographischer Untersuchungsverfahren, vor allem des noninvasiven perkutanen Ultraschalls in Verbindung mit einer Exfoliativzytologie diesen Mangel zu beheben vermag, ist gegenwärtig unbeantwortet.

Zusammenfassung und Schlußfolgerung

Insgesamt sind instrumentelle Verfahren für die Früherkennung und für den Einsatz beim Massenscreening ungeeignet. Eine sinnvolle Begrenzung auf Zielgruppen mit hohen Risiko ist in jedem Falle zu fordern. Die Aufstellung eines entsprechenden Zielgruppenkatalogs ist dafür Voraussetzung. Eine Sonderstellung nehmen Patienten mit Phenacetinabusus und starke Zigarettenraucher ein, wobei auch der obere Harntrakt abzuklären wäre; denn gerade unter dem letztgenannten Umstand würde wiederum die Zielgruppe so groß, daß der Einsatz von Instrumenten scheitern muß.

Bei registrierter Zielgruppe haben non-invasive instrumentelle Untersuchungstechniken, also im wesentlichen der perkutane Ultraschall, große Vorteile, aber gegenwärtig ist die Sensitivität für eine zuverlässige Fahndung unzureichend. Unter den invasiven Verfahren genießt die Zystoskopie, besonders wenn sie mit einer Lavage-Zytologie und systematischer Quadrantenbiopsie kombiniert wird, die höchste Wertigkeit. Andere, theoretisch zur Verfügung stehende Verfahren werden in ihrer Leistungsfähigkeit folglich an dieser Untersuchungsmethode gemessen werden müssen. Gegenwärtig fehlt eine leistungsfähigere instrumentelle Methode zum frühen Nachweis dieser charakteristischerweise pan-urothelialen Erkrankung der Harnblase.

Literatur

Althausen AF, Prout GR jr, Daly JJ (1976) Noninvasive papillary carcinoma of the bladder associated with carcinoma in situ. J Urol 116:575

Anderson CK (1973) Current topics in the pathology of bladder cancer. Proc R Soc Med 66:283
Barlebo H, Sorensen BL, Ohlsen A (1972) Carcinoma in situ of the urinary bladder. Scand J Urol Nephrol 6:213
Cartwright RA, Gadian T, Garland JB, Bernard SM (1981) The influence of malignant cell cytology screening on the survival of industrial bladder cancer cases. J Epidemiol Comm Health 35:35
Duncan RE, Benett DW, Evans AT, Aron BS, Schellhas HF (1977) Radiation induced bladder tumors. J Urol 118:43
Farrow GM, Utz DC, Rife CC et al. (1977) Clinical observations on sixty-nine cases of in situ carcinoma of the urinary bladder. Cancer Res 37:2794
Golin AL, Howard RS (1980) Asymptomatic microscopy hematuria. J Urol 124:389
Greene LF, Hanash KA, Farrow GM (1973) Benign papilloma or papillary carcinoma of the bladder? J Urol 110:205
Hartung R (1982) Endoskopische Diagnostik. In: Hohenfellner R, Zingg EJ (Hrsg) Urologie in Klinik und Praxis, Band I. Thieme Stuttgart, New York, S 234
Hofstetter A, Böwering R, Keidtisch E, Wachutka H (1979) Interferometric Laser holography for determination of the localization and extent of bladder tumors. Eur Urol 5:120–127
Itzchak Y, Singer D, Fischelovitch Y (1981) Ultrasonographic assessment of bladder tumors. I. Tumor detection. J Urol 126:31
Jacobi GH, Altwein JE (1977) Divertikeltumoren der Harnblase. Akt Urol 11:243
Kaufman JM, Fam B, Jacobs SC (1977) Bladder cancer and squamous metaplasia in spinal cord injury patients. J Urol 118:967
Koss LG, Melamend MR, Kelly RE (1969) Further cytologic and histologic studies of bladder lesion in workers exposed to paraaminodiphenyl: Progress report. J Natl Cancer Inst 33:233
Kulatilake AE, Chisholm GD, Olsen EGJ (1964) In situ carcinoma of the urinary bladder. Proc R Soc Med 63:95
Melamed MR, Voutsa NG, Grabstaldt H (1964) Natural history and clinical behavior of in situ carcinoma of the human urinary bladder. Cancer 17:1533
Nakamura S, Niijima T (1980) Staging of bladder cancer by ultrasonography: A new technique by transurethral intravesical Scanning. J Urol 124:341
O'Flynn JD, Mullaney J (1974) Vesical leukoplakia progressing to carcinoma. Br J Urol 44:31
Petri E, Altwein JE (1978) Cyclophosphamid und Harnblasenkarzinom. Dtsch Med Wochenschr 103:30
Riddle PR, Chisholm GD, Trott PA et al. (1975) Flat carcinoma in situ of bladder. Br J Urol 47:829
Sarma KP (1978) Cystitis cystica (cystosis) with bladder cancer. J Urol 120:169
Sharma TC, Melamed MR, Whitmore WF jr (1970) Carcinoma in situ of the ureter in patients with bladder carcinoma treated by cystectimy. Cancer 26:583
Singer D, Itzchack Y, Fischelovitch Y (1981) Ultrasonographic assessment of bladder tumors. II. Clinical staging. J Urol 126:34
Silverberg E (1982) Cancer Statistics 1982. CA 32:15
Skinner DG, Richie JP, Cooper PH, Waisman J, Kaufman JJ (1974) The clinical significance of carcinoma in situ of the bladder and its association with overt carcinoma. J Urol 112:68
Starklint H, Jensen NK, Thyro E (1976) The extent of carcinoma in situ in urinary bladders with primary carcinomas. Acta Pathol Microbiol Scand 84:130
Utz DC, Zincke H (1974) The masquerade of bladder cancer in situ as interstitial cystitis. J Urol 111:160
Utz DC, Hanash KA, Farrow GM (1970) The plight of the patient with carcinoma in situ of the bladder. J Urol 103:160
Wendel RG, Hoegg UR, Zavon MR (1974) Benzidine: A bladder carcinogen. J Urol 111:607
Whitmore WF jr, Bush IM (1968) Ultraviolet Cystoscopy. JAMA 203:1057
Wilson JMG, Jungner G (1968) Principles and practice of screening for disease. Public Health Papers 34. WHO Genf
Yates-Bell AJ (1971) Carcinoma in situ of bladder. Br J Surg 58:359

Sachverzeichnis

Absorptionsbilder 89, 91–93, 95
Acenapthen 26, 35
Acetyl-Glucosaminidase 198–200, 201, 203–206
Acetyl-Transferase 197
Acriflavin-Feulgen SITS 89, 91–93, 95
Adenosin-Deaminase 197
Adenylat-Zyklase 197
Aflatoxin 8, 29
Agarosegel-Methode 219, 220
Alpha-Esterasen 198
Amaranth 8
Ames-Test 7, 28–36
Amine, aromatische 1, 2, 4, 18, 20, 22, 26, 49, 56, 69
Aminoazobenzol 49
Aminodiphenyl 1, 7, 8, 25, 30, 34, 35, 37, 56, 191, 204
Aminoisobutyr-Säure 195
Aminosäure-Ausscheidung 169, 195
Analgetika (s. a. Phenacetin) 14, 19–23, 37, 50, 57
   Nephropathie 14, 19–23
   Tumorinduktion 14
Aneuploidie 89, 99, 101, 105, 114, 115, 118, 122
Anilin (s. Thiodianilin, Methylenchlor-Anilin)
Anthranil-Säure 195, 196
Antigen, tumorassoziiertes 145–149, 210
Antikörper, monoklonale 211–213
Antiserum 133, 137
Arbeitsmedizin 1–9, 34
Arbeitsplatz-Belastung 1, 2, 7, 8, 34
Artefakte 91–94
Aryl-Amin-Karzinogene (s.a. Karzinogene) 4–6, 198
Aryl-Hydrocarbon-Hydroxylase 197
Aryl-Sulfatase 166, 198
Aspartin 195
Atypie 66, 71, 72, 109, 227, 228, 230
Auramin 37
Autoradiogramm 54, 109–111, 114–118

Bandeira simplicifolia (BSA) 125
Benzidin 1, 6, 7, 26, 37, 49, 56, 223, 224
Berufskrebs 1, 2, 8, 25
Beta-Glucuronidase 166, 197–202, 204–206

Beta-2-Microglobulin 166
Bildanalyse 89–97
Bildspeichersystem 90
Bildsystem, automatisiertes (s.a. LEYTAS) 89, 91–96
Bilharziose 2, 4, 11, 25, 26, 37, 40, 112, 198
biological monitoring 8
Bleomycin 188, 189
Blutgruppenantigene 124, 125, 130, 136–138, 141, 142, 166, 167
  , -isoantigene 136

Carcinoma in situ (s.a. Harnblasen-Karzinom) 16, 39, 42, 43, 45, 67, 68, 71, 72, 110, 120, 137, 141, 204, 225–227
CEA 124, 125, 133, 145–155, 197
Cetyltrimethylammoniumbromid (CTAB) 157
Chemotherapie, lokale (s.a. Zytostase) 105, 106
Chinolin 195, 196
Chlornaphazin 37, 56
Cholesterin-Ausscheidung 185–196
  , -Bestimmung 186, 187
Chondroitin-ABC-Lyase 169
  , -AC-Lyase 169
  , -4-Sulfat 160, 161, 171–180
  , -6-Sulfat 160, 161, 171–180
Chromatin 89, 91–93, 96
Chromogene 8
Co-Karzinogen 38, 39, 47, 49, 50, 56
Cold punch-Biopsie 227
Collagenase 197
Computertomographie 228
Coreprotein 160
Cutan-Test 214–216
Cyclamat 4
Cyclophosphamid s. Zyklophosphamid

Dermatansulfat 160, 161, 171–180
Dextran 166
Diaminoanisol 7
Dianisidin 37
Dibutyl-Nitrosamin 41, 42, 49, 69
Diploidie 100, 101
Di-Saccharid-Einheiten 160
Divertikel 112, 224, 225, 227
DNCB 215

DNFB 215
DNS 89, 91–93, 96, 98–108
  Autoradiographie 109
  Histogramm 98, 99, 107, 111, 118
  Verteilung 118–120
Dominant lethal test 27
Druckindustrie 25
Dünnschichtchromatographie 169, 174
Dysplasie 66, 71, 72, 109–123, 137, 138, 140, 141
  Grade 111, 113, 119, 120
  urotheliale 109, 110, 113–115, 119, 120
Dysurie 223

Elektronenmikroskopie (s.a. Raster-Elektronenmikroskopie) 75–88
  Gefrierbruchtechnik 79
Enterobacteriaceae-Oxigenase-Test 7
Enzymdefekt, praeneoplastischer 39, 40, 42, 43
Erythrozyten-Adhärenz-Test (s.a. SRCA) 125, 137
Euploidie 89, 99, 101, 114–116, 118, 122

FANFT 8, 25, 30, 31, 34, 69, 74, 84, 199, 200, 204
Farbtests 8
Fibrinogen-Abbauprodukte 166, 195, 196
FITC 125, 132
Fluoreszenzbilder 89, 90, 95, 130, 133
Formylamin-Nitrofuryl-Thiazol (s. FANFT)
Friseur-Handwerk 2
Früherkennung 21, 89, 98, 109, 121, 124, 133, 185, 191, 223–239
Frühsymptome 223
Fucose 162

Galactosyl-Transferase 197
Galaktosamin – s. Hexosamin
Galaktose 160, 162
Gasarbeiter 2, 25
Gesamtlymphozytenzahl 213
Gluco-Saccharo-Lacton 198
Glucosamin s. Hexosamin
Glucuronsäure-Konjugat 8
Glutaminsäure 195
Glycin 195
Glycokalix 164
Glycolipoide 133
Glycoproteine 126–128, 132, 133, 156, 162, 167, 171
Glycosaminoglycane (GAG), Ausscheidung 156–159, 160–180, 195, 196
  Bestimmung 156, 160
  , -Circadian-Rhythmus 158
  und Harnsteinleiden 157, 158, 165

Glycosyltransferase 197
Grading (s. Malignitätsgrad)
Gummiindustrie 2, 25

Hämaturie 186, 190–192, 223, 224
Hämodialyse (bei Analgetika-Nephropathie) 21
Haloalkane 4
Harnblasenentleerungsstörung, neurogene 25, 64, 224, 225
Harnblasenkarzinom, Adeno 112
  Altersverteilung 112
  Epidemiologie 1–9, 25
  Induktion 1, 2, 18, 25, 199, 204
  Inzidenz 223
  Klassifizierung 89, 91–96
  Latenzperiode 18, 19, 25
  Plattenepithel 25, 112
  Praevention 1, 25, 26, 35
  Prognose 167, 179, 180
  Rezidiv 121, 124, 136, 141
  Urothel 112, 120, 122, 136, 138, 187, 190, 193
Harnblasensteine 25, 30, 199, 200, 204
Harnleiterkarzinom 14, 17, 18, 26, 34
Harnsediment 223
Harnwegsinfekt 146
Helix pomatia (HPA) 125
Heparansulfat 160, 171–180
Heparin 160, 161, 165
Heparinidase 175
Hepatitis 145
Hexosamin (s.a. Glycosaminoglycane) 160, 161, 169
Histidin 195
Histochemie 197
Histogramm 99
Histologie 109–114
host mediated assay 27
Hyaluronidase 160, 161, 171, 199, 203–206
hypernephroides Karzinom 223
Hypertetraploidie 100–102, 105, 106

Ifosphamid 26
Imidazolderivate 26
Immunantwort, spezifische 211
Immundiagnostik 210–222
Immunfluoreszenz 89, 124
Immunglobulin 214
  Peroxydasekomplex 137
Immunhistochemie 126, 136
Immunkompetenz 221
Immunkomplex 220
Immunperoxydase 124, 125, 130, 137, 141
Immunsystem 210
Immunzytologie 124, 125, 132

Sachverzeichnis

Impulszytophotometrie (s.a. Zytophotometrie)   94, 98, 102–104, 109, 111, 115, 118
  Sensitivität   102–105
  Spezifität   102–105
Industrialisierung   2, 25, 35
INH   8
Initiation   4, 38, 39, 43, 44, 56
Isoleucin   195

Junction (s. Zellmembran)

Kabel-Industrie   2, 25
Kaffeekonsum   4, 37, 47, 48, 57
Kapillarosklerose   14
Karzinogen   1–9, 19, 20, 22, 25–27, 38, 39, 45, 50, 56, 67, 141, 206
  Erfassung   27–35
  inkomplettes   38, 56
  komplettes   38, 39, 45, 50, 56
Killerzellen (NK-Zellen)   210, 211, 218
KLH   215, 216
Kloaken-Epithel   65
Koffein (s. Kaffeekonsum)
Kohlehydratstrukturen   125
Kohlenwasserstoffe, polyzyklische   49
Kokerei-Arbeiter   8
Krankenschwestern, Karzinogen-Exposition   8
Kunststoff-Industrie   2

Lactatdehydrogenase (LDH), -Isoenzyme   198
Laserhologramm   223, 224, 227, 230
Latenzzeit   2, 18, 19, 25, 26
Lektine   125, 128, 130, 137
Leucin   195
Leukoplakie (s.a. Plattenepithelmetaplasie, epidermaler Typ)   64, 71, 72, 224, 225
LEYTAS   89–96
Lipoproteine   193
Lymphozyten, B- und T-, Migrationshemmtest   210, 211, 213, 216–219
  Migrationshemmtest   210, 211, 219
  Separation   214
  Transformationstest   216, 217
Lysin   195

Magenta   37
Makrophagen   210, 211, 219
Malignitätsgrad   89, 99, 105, 110, 111, 115, 120–122, 124, 125, 130, 141
Mapping (s.a. Quadrantenbiopsie)   225, 227, 228
Marker   195, 208
Markierungsindex   111, 114, 115, 118–122
Mehrstufenkarzinogenese, multifaktorielle   38–40, 42–44, 47, 48, 56, 57

Membranantigen   136
Metaplasie   63, 66, 112, 138
  drüsige   64, 65
  Plattenepithel-M., epidermaler Typ   64
  Plattenepithel-M., vaginaler Typ   63
  von Brunn-Epithelnester   65, 68, 69, 70
Methotrexat   188, 189
Methylcholanthren   210
Methylenbenzylamin   7
Methylenchlor-Anilin (MOCA)   1
Methylnitro-Anthrachinon   7
Methylnitrosamin   219
Metronidazol   8
Migrations-Hemm-Test   219
Mikrohaematurie   186, 190–192
Mikropapillome (s.a. Papillome)   66
Mikrovilli   75
Mitoseindex   114, 115
Mucopolysaccharide, saure (s.a. GAG)   156, 162
Mucopolysaccharidosen   156, 162
Mutagenese-Test   7, 8, 27–29
Mutagenität   8, 25, 34

NADH-Diaphorase   197
Naphthylamin   1, 3, 5–7, 25, 35, 37, 47, 56
NCA   133
Nephritis, interstitielle   14, 19
Neuraminsäure   162
Nierenbeckenkarzinom   14, 17–19, 26, 34
Nitrat   4, 40, 49
Nitroaromate   6
Nitrofurantoinderivate   25, 30, 31, 34, 35, 69, 199, 200
Nitrosoharnstoff   4
Nucleotidase   197

Oberflächenantigene   125, 131, 132
Oncornaviren   209
Opium   26
Ornithindecarboxylase   166
Ortho-Anisidin   7

Papanicolaou   90, 93–95, 111, 114, 115, 118, 121, 122
Papillennekrose   52, 54, 55
Papillom   66, 67, 72, 110, 112, 114, 115, 119, 187, 192, 225, 226
Paracetamol, invertiertes   20, 44, 68, 69
Peroxydase-Methode   125
Phenacetin (s.a. Analgetika)   4, 14–16, 22, 23, 26, 32–35, 41, 50, 54–56, 223, 228
Phenol   47, 49
Phenylendiamin   7
Phenylalanin   195
Phosphatase, alkalische   39, 40, 42, 43, 197–202, 204–206
  saure   197–200, 204, 206

Plasmalemma 124
Plattenepithelmetaplasie, epidermaler
  Typ 64
  vaginaler Typ 63, 142
Ploidie 89, 95
Pollakisurie 223
Polyamine 166, 195, 196
Polyoma Virus 160
Präkanzerose (s.a. Papillom, Dysplasie) 16
Praziquantel 8
  Antigen 152
Proliferations, Kinetik 98–123
  , Stimulation 38, 39, 43, 50, 54
Prolin 195
Promotion 4, 38, 39, 41, 44, 56, 57
Prostata, Hyperplasie 120
  Karzinom 223
Proteoglycane 156, 160, 161
Pseudouridin 195, 196
Pyridoxin 26
Pyrolyseprodukte 2, 3

Quadrantenbiopsie (s.a. Mapping) 225, 227, 228

Raffinerie-Arbeiter 8
Rasterelektronenmikroskopie (s.a. Elektronenmikroskopie) 170, 179
Recall-Antigen (s.a. Cutan-Test) 216
Regeneration 50, 52, 55
Revertanten-Kolonien 32, 33
Risikoberufe 1–9, 25, 26, 35, 37

Saccharin 4
Salmonella typhimurium (Oxigenase-) Test 7, 28, 32, 35
Sarkom, Leiomyo- 18, 122
  undifferenziertes 18, 122
Screening 96, 228, 229
SDS-Polyacrylamid-Gelelektrophorese 193
Serin 195
Sialinsäure 195–196
Sigma-Karzinom 26
S-9 Mix 32–34
Sonographie 228–230
  Sensitivität 229
SRCA – (s. Erythrozyten-Adhärenz-Test)
Steinkohlen-Teer-Industrie 2
Strahlentherapie 4, 142, 224
Succinat-Dehydrogenase 197
Süßstoffe 4, 26, 41
Supressorzellaktivität 217
Surface-Coat 164, 165
Synkarzinogenese 55

Tetrachlor-Benzidin 7
Tetraploidie 101

Tetrazyklin-Fluoreszenz 227
Textilfärbung 2, 25
Texturanalysator 90
Thiodianilin 7
Thorotrast 18
Thymidin 109, 111
Toluidin 7, 230
TPA (tissue polypeptide antigen) 197, 145–153
Transmissionselektronenmikroskopie (s.a. Elektronenmikroskopie) 170, 178
Transplantations-Antigen 7
Trimethylanilin 209
Trypsin 170
Tryptophan 26
Tumorantwort, humoral 220
  zellulär 214–220
Tumorimmunologie 210–220
  humoral 220
  zellulär 214–220
Tumorstammlinie 89, 95

Überwachung 8, 25, 26
UICC 109, 138
Ulex europaeus (UEA) 125, 137
Ureterosigmoidostomie 26
Urinenzyme 197–208
Urinproteine 195
Urin-Zytologie (s. Zytologie)
Urogramm 227, 228
Urokinase 166
Uronsäure 156, 157, 160, 166, 169
Urothel-Karzinom (s. Harnblasen-, Harnleiter-, Nierenbecken-Karzinom)
Urothel-Hyperplasie 39, 43, 50, 52, 54, 55, 65, 66, 71, 72, 109, 119, 120, 140
  atypische 66, 71, 72, 109
  papilläre 66, 71, 72
Urozystitis (s. Zystitis)

Valin 195
Vitamin A 44, 64

WHO 109, 118, 138

Xanthinoxydase 197

Zellinien 164, 176
Zellkern 89, 96
Zellkultur 169, 170, 197, 198
Zellmembran 74–76, 79, 80, 82, 124, 133
  Desmosomen 80–82, 84
  GAP-Junction 82–84, 87
  TIGHT-Junction 79, 80, 84, 87
  Vakuolen 75–78, 84
Zellsektion 91, 92, 94, 95

Sachverzeichnis 237

Zellzyklus 99, 100
  Mitose 100
  Ruhephase 99, 101
  S-Phase 100, 106, 114, 115, 118
Zielgruppenkatalog 223–225, 227, 230
Zigarettenkonsum 3, 4, 8, 20, 26, 33, 35, 37, 45–47, 52, 223, 230
Zyklophosphamid 4, 26, 27, 50, 54, 224
Zystitis 165, 204
  cystica 44, 69, 71, 112
  glandularis 44, 65, 69, 71
  interstitielle 224, 225

Zystogramm 227
Zystoskopie 185, 187, 225, 227
Zytologie 22, 69, 89–98, 109, 111, 115, 118, 120, 121, 124–135, 185, 190, 195, 196, 223, 225, 230
Zytophotometrie (s.a. Impuls-Zytophotometrie) 94, 98, 111, 118
Zytostase (s.a. Chemotherapie) 105, 106, 142, 189
Zytotoxizitäts-Test 218

W. Leistenschneider, R. Nagel

Praxis der Prostatazytologie

Technik und Diagnostik

1984. 246 großenteils farbige Abbildungen, 27 Tabellen.
Etwa 250 Seiten
Gebunden DM 190,–
ISBN 3-540-13083-7

Inhaltsübersicht: Einleitung. – Technische Grundlagen der Aspirationsbiopsie. – Zytologisches Mikroskopieren. – Normalbefunde. – Atypien. – Nebenbefunde. – Artefakte. – Primäre Karzinomdiagnostik. – Grading des Prostatakarzinoms. – Therapiekontrolle durch Regressionsgrading. – Sarkome. – Sekundärtumoren der Prostata. – Zytologie der Prostatitis. – DNS-Zytophotometrie. – Ergebnisse der Zellkern-DNS-Analyse durch Einzelzell-Zytophotometrie beim Prostatakarzinom. – Literatur. – Sachverzeichnis.

Der Band behandelt alle heute bekannten und gesicherten Aspekte der Prostatazytologie, die für Klinik und Praxis relevant sind. Er vermittelt die Grundlagen der Technik und ihre Anwendung und demonstriert die Leistungsfähigkeit der Prostatazytologie.
Ein entscheidender Vorteil des Buches liegt in der umfassenden Darstellung nicht nur der Primärdiagnostik, sondern vor allem auch der zytologischen Verlaufskontrolle des nicht operablen, fortgeschrittenen Prostatakarzinoms unter den verschiedenen Therapieformen. Diese Befunde sind noch niemals zusammenfassend publiziert worden.
Weiterhin werden die bisher ebenfalls nur am Rande behandelten entzündlichen Erkrankungen der Prostata (Prostatitis) mit ihren zytomorphologisch recht unterschiedlichen Erscheinungsbildern dargestellt. Weitere Themen sind die Sekundärtumoren der Prostata sowie die DNS-Zytophotometrie, deren Grundlagen und Ergebnisse in dieser Form hier erstmals publiziert werden. In jedem Abschnitt werden neue und standardisierte Klassifikationen angegeben.
Der Band zeichnet sich durch eine optimale Darstellung des sehr informativen und großenteils farbigen Bildmaterials aus.

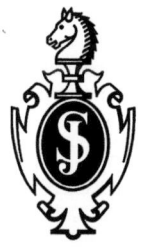

Springer-Verlag
Berlin
Heidelberg
New York
Tokyo

W. Mauermeyer

Transurethrale Operationen

Mit Beiträgen von K. Fastenmeier, G. Flachenecker, R. Hartung, G. H. Schlund, W. Schütz

1981. 240 Abbildungen, 14 Farbtafeln. XXVI, 523 Seiten (Allgemeine und spezielle Operationslehre, Band 8. 3., völlig neubearbeitete Auflage, Teil 1). Gebunden DM 480,- Subskriptionspreis (gilt bei Verpflichtung zur Abnahme aller Bände des Handbuchs) Gebunden DM 384,-. ISBN 3-540-10957-9

Inhaltsübersicht: Arbeitsräume für transurethrale Operationen. - Instrumente und Instrumentenpflege. - Präoperative Maßnahmen. - Allgemeine Resektionstechnik: Technik und Methodik des Schneidens. - Spezielle Resektionstechnik. - Die Technik der Blutstillung. - Transurethrale Operationen in der Harnblase. - Sonderformen der Elektroresektion am Blasenhals. - Die Lithotripsie. - Die Zeiss-Schlinge und das Einlegen von Ureterdauerkathetern. - Endoskopische Operationen in der Harnröhre. - Die Bougierung der Harnröhre. - Die Nachbehandlung nach der Operation. - Grundsätze ärztlicher Aufklärung von transurethralen Operationen. - Lernen und Lehren der transurethralen Operationstechnik. - Tafelteil. - Literaturverzeichnis. - Sachverzeichnis.

Diese Operationslehre ist der Extrakt aus 30 Jahren Operationserfahrung eines der Pioniere seines Faches, der mehr als 10 000 transurethrale Operationen ausgeführt oder mitbeobachtet hat. Seit den klassischen Werken von NESBIT und BARNES 1943 ist der Stoff nicht mehr in so ausführlicher Weise dargestellt worden.
In einer fast 30jährigen Lehrtätigkeit hat der Autor die transurethralen Operationsmethoden einer großen Zahl von Urologen vermittelt; er kennt die typischen Fehler und Gefahren und beschreibt - ohne „Werkstattgeheimnisse" - detailliert die Möglichkeiten zu ihrer Vermeidung und zur Korrektur. Alle mitgeteilten Operationstechniken sind tausendfach erprobt, verbessert und didaktisch so dargestellt, daß sie nachvollziehbar sind - auch für Urologen, die nicht an einem endoskopischen Zentrum ausgebildet wurden.

Besonderen didaktischen Wert hat die Darstellung der „Grundtechnik" der Resektion, die seit der ersten deutschen TU-Operationslehre des gleichen Autors 1962 in keinem anderen Buch in dieser klaren Weise gezeigt wurde.

Der komprimierte, einprägsame Text wird durch zahlreiche anschauliche schematische Abbildungen ergänzt. Brillante Farbphotographien wurden ausgewählt, wenn sie besser als Zeichnungen oder Beschreibungen eine bestimmte Situation darstellen.

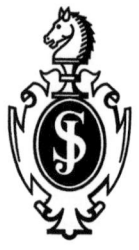

Springer-Verlag
Berlin
Heidelberg
New York
Tokyo

MIX
Papier aus verantwortungsvollen Quellen
Paper from responsible sources
FSC® C105338

If you have any concerns about our products,
you can contact us on
ProductSafety@springernature.com

In case Publisher is established outside the EU,
the EU authorized representative is:
**Springer Nature Customer Service Center GmbH
Europaplatz 3, 69115 Heidelberg, Germany**

Printed by Libri Plureos GmbH
in Hamburg, Germany